Moderne Medizin – Chance und Bedrohung

Interdisziplinärer Dialog – Ethik im Gesundheitswesen

Herausgegeben von

DIALOG ETHIK
Interdisziplinäres Institut für Ethik im Gesundheitswesen

Band 2

PETER LANG
Bern · Berlin · Bruxelles · Frankfurt am Main · New York · Oxford · Wien

Ruth Baumann-Hölzle

Moderne Medizin – Chance und Bedrohung

Eine Medizinethik entlang dem Lebensbogen

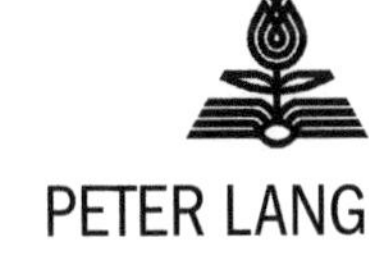

PETER LANG
Bern · Berlin · Bruxelles · Frankfurt am Main · New York · Oxford · Wien

Bibliografische Information Der Deutschen Bibliothek
Die Deutsche Bibliothek verzeichnet diese Publikation in der Deutschen Nationalbibliografie; detaillierte bibliografische Daten sind im Internet über ‹http://dnb.ddb.de› abrufbar.

ISBN 978-3-03911-492-4
ISSN 1424-6449

2. Auflage

Hochfeldstrasse 32, Postfach 746, CH-3000 Bern 9
info@peterlang.com, www.peterlang.com, www.peterlang.net

Für Katrin Bärtschi-Meier

Freiheit ist das bewusste Gestalten
von Abhängigkeiten.
Sommer 2000

Vorwort

In der Begegnung mit kranken Menschen und bei eigenen Krankheitserfahrungen hat sich mir immer wieder die Frage nach dem Verhältnis von Leiblichkeit und Wille gestellt. Einerseits verändert Krankheit die Menschen, auch ihren Willen, und andererseits vermag Willenskraft das Kranksein zu beeinflussen. In der Krankheit steht der ganze Mensch auf dem Spiel. Krankheit fordert heraus, macht betroffen und lässt ein ganzes System, das Gesundheitswesen, entstehen. Hinter einer Krankheit lauert der Tod. Ihm zu begegnen tut weh, denn er erzwingt bei den Menschen Abschied, Trennung und Neubeginn. In der Agonie des äussersten Leids und Schmerzes wandelt sich der Tod vom beängistigenden Abgrund zur ersehnten Zuflucht. Das verlangt von den Menschen sehr viel Kraft. Kraft, die nicht immer und nicht bei allen vorhanden ist. Krankheit überfordert. Entsprechend bringt der Mensch dem Tod, dem Sterben, dem Leid, dem Schmerz und der Abschiedlichkeit des menschlichen Lebens Widerstand entgegen. Die moderne Medizin ist sehr erfolgreich in diesem Widerstand und die Reichweite menschlicher Handlungsmacht in der Medizin ist heute sehr gross. Die Menschen wurden aus vielen Abhängigkeiten befreit. Die Erfolge der Medizin verführen die Menschen dazu zu glauben, dass sie eines Tages aus ihrer Leiblichkeit, und damit aus ihrer Abhängigkeit und Bedürftigkeit, ausziehen könnten. Das Handeln, welches aus dieser Illusion heraus entworfen wird, erzeugt seinerseits neues Leid und neuen Schmerz. Die Menschen werden den Stachel der Ambivalenz zum Guten und zum Schlechten in ihrem Handeln nie los.

In den vorliegenden Aufsätzen habe ich stets versucht, die autonomen und die abhängigen Seiten des Menschseins in einem integralen Menschenbild zusammen zu denken. Bezugspunkt dabei ist das menschliche Leben, welches als Träger des Menschseins an dessen Geheimnis teilhat, ohne dieses preisgeben zu können. Menschliches Leben hat deshalb keinen Preis, sondern eine Würde, weshalb es nicht ungefragt zum Mittel zum Zweck gemacht werden darf. Allein auf diesem Satz, welcher die Menschenrechte, die Freiheit, die Demokratie und die Solidarität begründet, basiert meine ethische Urteilsbildung. Dieser Satz ist für mich Ausgangs-, Bezugs- und Endpunkt jeder ethischen Urteilsbildung in einer humanen, pluralistischen Gesellschaft. Der Würdebegriff ist kein Qualitätsbegriff, keinem menschlichen Leben kann deshalb Würde abgesprochen werden. Dort, wo menschliches Leben ungefragt instrumentalisiert wird, steht die Humanität einer Gesellschaft selbst auf dem Spiel.

Der medizinische Fortschritt erzwingt Güterabwägungen mit menschlichem Leben. Auch wenn die Medizintechnologie zunehmend auf die Spitze getrieben wird, so vermag auch sie nicht, den Menschen Lust und Last ihrer Leiblichkeit zu nehmen. Die Leiblichkeit macht die Menschen zu freien und gleichzeitig zu abhängigen, bedürftigen Wesen, welche für ein humanes Leben gegenseitig auf Solidarität angewiesen sind. An diese Humanität hoffe ich, mit meinen Überlegungen einen Beitrag leisten zu können. Ob mir dies gelungen ist, darüber haben andere zu entscheiden.

Die meisten Gedanken und Überlegungen dieses Buches sind im Gespräch mit Menschen entstanden, mit denen ich in den letzten Jahren gemeinsam Wege gegangen bin. Viele von ihnen leben nicht mehr, sind tot. Warum das so ist, darauf habe ich keine Antwort. Nur eines ist mir dabei klar geworden, dass Abschiedlichkeit genauso zum Menschsein gehört wie Geburtlichkeit und dass es das eine ohne das andere nicht gibt. Dem Leid, dem Schmerz, dem Zerfall und dem ständigen Sterben können wir ohnehin nur Beziehung entgegensetzen. Schicksalsfäden zerschneiden, trennen und weben neue Lebendigkeit in Abhängigkeit und Freiheit!

Was zum Schluss bleibt ist das Danken. Hervorheben bei diesem Dank möchte ich Thomas Gröbly, der sich mit viel Einsatz um das Manuskript dieses Buches verdient gemacht hat. Danken möchte ich all meinen Weggefährtinnen und Gefährten, ganz besonders meiner Familie. Sie haben mir Freiheit zugestanden und mich getragen.

Ruth Baumann-Hölzle
Wolfhausen im Oktober 2000

Inhalt

Bezugspunkt

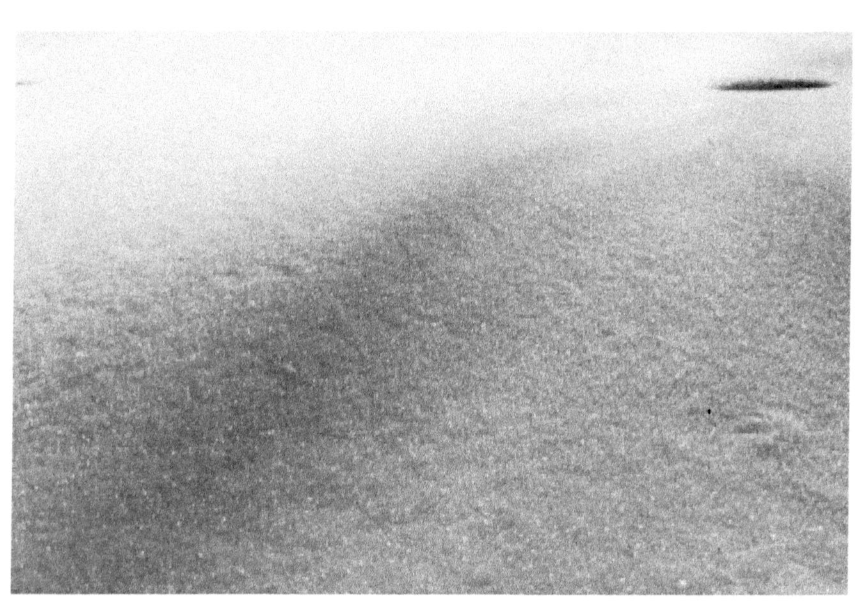

Es ist ein wunder
Was ist ein wunder?

Gezeugt zu werden
Zu zeugen
Geboren zu werden
Zu gebären
Gelebt zu werden
Zu leben
Geschaffen zu werden
Zu schaffen
Geträumt zu werden
Zu träumen
Geliebt zu werden
Zu lieben
Gebraucht zu werden
Zu brauchen
Gedacht zu werden
Zu denken
Gefühlt zu werden
Zu fühlen
Gestorben zu werden
Zu sterben

Es ist ein wunder
Ist es ein wunder?
Es ist

Kurt Marti: Leichenreden 1976

Die Bedeutung menschlichen Lebens in der Medizin?[1]

Ethischer Referenzpunkt oder zu gestaltende Materie?

In der Volksabstimmung vom 17. Mai 1992 wurde Artikel 24 novies der schweizerischen Bundesverfassung über den Schutz des Menschen und seiner Umwelt gegen Missbräuche der Fortpflanzungs- und Gentechnologie angenommen. Die erste Etappe der den Humanbereich betreffenden Ausführungsgesetzgebung ist bis Ende Oktober 1995 in der Vernehmlassung. Das Schweizervolk hat sich mit diesem Bundesverfassungsartikel 24 novies klar dafür entschieden, das menschliche Leben weiterhin als ethischen Referenzpunkt für das Handeln in der Humanmedizin gelten zu lassen. Dieser Position steht ein Handlungsverständnis gegenüber, welches von einem absoluten Recht auf Selbstbestimmung der Menschen über ihr Leben ausgeht und sich an einer Leidensminimierung und Glücksmaximierung orientiert. Der folgende Beitrag zeigt die Entwicklung der beiden Positionen auf und analysiert das jeweilige Autonomieverständnis.

Referenzpunkt des Handelns in der Medizin des Abendlandes war bis zur Moderne das menschliche Leben per se. Grundsätzlich bestand eine Scheu, über das Leben eines anderen Menschen verfügen zu wollen. So wurde in der Antike die Chirurgie lange Zeit abgelehnt. Die Lebenserhaltung war oberstes Handlungsprinzip in der Medizin, und wenn dies nicht mehr möglich war, hatte sich das medizinische Handeln auf die Leidenslinderung zu bescheiden. Das menschliche Leben war wertsetzend, da die Pflicht zu seiner Erhaltung und Würdigung das Formulieren einer Wertepyramide ermöglichte. Die Möglichkeit der Tötung wurde abgelehnt. Eine Sonderstellung dabei hatten ausserhalb der offiziellen Medizinethik die Selbsttötung und der Schwangerschaftsabbruch inne, welche über Jahrhunderte hinweg kontrovers diskutiert wurden. Der Arzt war seinen Patienten und Patientinnen gegenüber direkt verant-

1 Veröffentlicht in: Neue Zürcher Zeitung, Nr. 245, 21./22. Oktober 1995.

wortlich. Diesem traditionellen Handlungsmodell tritt ein Autonomiemodell gegenüber, das nicht mehr das menschliche Leben als wertsetzend akzeptiert, sondern neu das Recht des Menschen auf Selbstbestimmung über sein Leben zum Ausgangspunkt ethischer Urteilsbildung macht. Interessant dabei ist, dass der von Immanuel Kant (1724–1804) herausgearbeitete Autonomiebegriff, welcher gegen die instrumentelle Vereinnahmung der Menschen postuliert wurde, zugleich die Entwicklung zur autonomen Selbstsetzung der Menschen einleitete.

Autonomie und Menschenrechte

Kant arbeitete die Autonomie des Menschen auf dem Hintergrund der preislosen Würde des menschlichen Lebens heraus. Weil der Mensch nach Kant Zweck an sich selbst ist und nicht für fremde Zwecke instrumentalisiert werden darf, ist er autonom. Damit begründet nach Kant die Würde die menschliche Autonomie. Niemand hat das Recht, Übergriffe auf menschliches Leben vorzunehmen: Freiheit, Gleichheit, Brüderlichkeit und Schwesterlichkeit gelten allen Menschen unabhängig von ihrer Rasse oder sonstigen Eigenart. In der Formulierung der Menschenrechte wurde das Verständnis des menschlichen Lebens als ethischer Bezugspunkt endgültig festgeschrieben. Wohl wurden Güterabwägungen mit menschlichem Leben vorgenommen, wurde gekämpft für den Frieden und die Freiheit. Dahinter stand immer die Absicht, das Leben und die Autonomie von allen Menschen zu schützen.

Neben dieser Entwicklung auf die Menschenrechte hin begann sich eine andere Entwicklung abzuzeichnen, welche ebenfalls erst durch das autonome Selbstverständnis der Menschen bei Kant möglich geworden war. Kants Ideal des freien, zeitlosen Subjektes, das kraft seiner Rationalität zur Erkenntnis der transzendentalen Welt fähig ist, wurde von Johann Gottlieb Fichte (1762–1814) weiterentwickelt und gipfelte in der Vorstellung, dass das Ich als alle Dinge bestimmend zu denken sei. Diese Entwicklung lässt sich am Beispiel des Würdebegriffes bei Fichte nachzeichnen. Würdig ist der Mensch nach Fichte dann, wenn er der Natur sein Gepräge geben kann. Neu begründet nicht mehr die Würde die Autonomie, sondern umgekehrt basiert die Würde auf der Fähigkeit des Menschen, die Welt autonom zu gestalten. Lag es zuerst noch ausserhalb des menschlichen Vorstellungsvermögens, das menschliche Leben der Gestaltungsfähigkeit des Menschen unterzuordnen, so machte der Ende des 19. Jahrhunderts einsetzende Säkularisierungsprozess genau dies möglich. Danach bestimmt nicht mehr das Schicksal oder der Wille Gottes über das menschliche Leben, sondern die Menschen haben die Verantwortung zur absoluten Selbstbestimmung zu übernehmen. Es war Friedrich Nietzsche (1844–1900), der den Gedanken dieser absoluten menschlichen Autonomie zu Ende zu denken wagte und die Umwertung der Werte erkannte, welche damit einhergehen würde.

Menschliches Leben als Material

Wird das menschliche Leben als vorgegebener Bezugspunkt für das Handeln aufgegeben, wird es zum Material, das gestaltet werden kann. Ziel und Zweck dieser Umgestaltung sind die Weiterentwicklung der Gattung Mensch und die Befreiung des Menschen vom Leiden, welches sich in Krankheit, Behinderung, Sterben und Tod äussert. Die Menschen werden neu verantwortlich für Alter, Krankheit, Behinderung, Sterben und Tod. Dort, wo es den Menschen nicht gelingt, diese Lebenswiderstände zu überwinden, werden sie schuldig. Menschliches Leiden wird in den persönlichen Verantwortungsbereich verwiesen. Dort, wo die Widerständigkeit zu gross wird, d. h. bei schweren Krankheiten und Behinderung, gerät der einzelne Mensch in Versuchung, seine Verantwortung wahrzunehmen, indem er sich tötet oder zur Tötung freigibt.

Utilitarismus

Dieses Denken fand in der philosophischen Position des Utilitarismus, welchem vom Prinzip der Nützlichkeit ausgeht, seine Formulierung. Der alles bestimmende Wert ist die Erfüllung der menschlichen Bedürfnisse und Interessen, wobei es den einzelnen überlassen bleibt, worin sie ihr Glück erwarten. Im Zentrum steht das allgemeine Wohlergehen. Das Handeln des Einzelnen ist an den Konsequenzen für das Wohlergehen der Gesellschaft zu messen. Der Utilitarismus vermag dem Einzelnen in der Gesellschaft keine gerechte Behandlung zu garantieren. Minimalkonsens der Handelnden untereinander ist der, dass die Autonomie derer nicht verletzt werden darf, die fähig sind, in der Gesellschaft ihre Interessen zu vertreten. Der andere Mensch kann so nur als zu überwindender Widerstand und Konkurrent wahrgenommen werden.

Je mehr Möglichkeiten sich die Menschen schaffen, Abläufe effizienter und schneller zu gestalten, desto weniger Zeit haben sie. Diese Zeitnot scheint mir der erschaffenen Effizienz linear zuzunehmen. Wer nicht mithalten kann, wird mit dem Stigma „behindert“ zurückgelassen. Schon heute gilt: Wer etwas ist und etwas sein will, kann es sich nicht leisten, Zeit zu haben. Gesundheit und Krankheit lassen sich geradezu mit den Kategorien der Zeit definieren: Wer gesund ist, hat keine Zeit und wer Zeit hat, ist irgendwie nicht gesund. Der Zwang zur Effizienz fegt einem Wirbelsturm gleich über das Leben der Menschen hinweg und läuft letztlich ins Leere, weil kaum mehr ein Mensch diese Zeitansprüche zu erfüllen vermag.

Überwindung von Zeit und Leid?

Der Wert eines Lebens bemisst sich im Rahmen solchen Denkens am Mass seiner Effizienz, gemessen in Form seiner wirtschaftlichen Produktivität. Nichtproduktives Leben ist wertlos.

Der Anspruch auf eine absolute Selbstbestimmung der Menschen über sein Leben führt zu zweierlei Illusionen. Irrig ist zunächst der Glaube daran, dass die Menschen eines Tages fähig sein werden, sich ihrer Zeitlichkeit und Geschichtlichkeit zu entledigen, dass menschliches Leben auf ein absolutes zeitloses, autonomes Subjekt hin anstrebt. Das wäre die Befreiung des Menschen von sich selbst für sich selbst. Mit diesem Paradox hat sich der Mensch das Programm seiner eigenen Selbstaufhebung formuliert. Die andere Illusion besteht in einem

Evolutionsmaterialismus, wonach die Menschen ihre Materie „Mensch“ so weiterentwickeln können, dass sie diese Materie eines Tages von jeglichem Leiden befreien vermögen und dann absolut glücklich sein werden. Diesem illusionären Denken liegt die optimistische Erwartung zugrunde, wonach sich der menschliche Handlungsspielraum ständig erweitern kann.

Die beeindruckenden Möglichkeiten der modernen Medizin nähren die Hoffnung, dass die Medizin den Menschen die letzte Befreiung von ihren Leiden bringen wird. Auf dem Hintergrund dieser Hoffnung wird die Freigabe menschlichen Lebens zu Versuchszwecken gefordert, wie z.B. die Embryonenforschung, die Präimplantationsdiagnostik oder die Transplantation von embryonalen Zellen in das Gehirn anderer Menschen. Geleitet von solchem Zweckoptimismus, werden die Kontrasterfahrungen, welche das moderne Leben begleiten, völlig ausgeblendet.

Kontrasterfahrungen

Angesichts der zum Teil sehr negativen Konsequenzen der modernen Technologien ist es wohl eher optimistisch anzunehmen, dass die Menschen mit ihren Entscheidungen evolutiv neue Freiräume erschliessen. Es könnte vielmehr sein, dass die Menschheit im Hinblick auf ihre Entwicklung eher an einer Schwelle steht, an der die menschliche Handlungsfreiheit auf Grund der negativen Auswüchse und Folgen ihrer Erfindungen zunehmend eingeschränkt wird. Die Menschheit ist gleichsam in einer positiven Evolution des Wissens und in einer negativen Evolution der Folgen dieses Wissens begriffen. Allein die Kontrasterfahrungen, dass mit dem menschlichen Handeln viele indirekte, nicht beabsichtigte und irreversible Konsequenzen einhergehen, sollte die Achtung vor dem Vorgegebenen – zu dem auch das menschliche Leben gehört – wecken, welches sich der endgültigen technologischen Vereinnahmung entzieht. Nicht Illusionen, sondern der Bezug zum realen Menschen sollte das Handeln in der Medizin bestimmen.

Spannungsfeld zwischen Gebundenheit und Freiheit

Dem absoluten Autonomieverständnis, welches das menschliche Leben als manipulierbares Material ansieht, steht ein Autonomieverständnis gegenüber, das in Anlehnung an die traditionelle Auffassung der medizinischen Ethik an der Vorgegebenheit des Lebens als ethischem Referenzpunkt anknüpft und das die Autonomie nach Kant in der preislosen Würde menschlichen Lebens begründet sieht. Menschliches Leben ist, ontologisch gesehen, ein Subjekt, welches sich jeglicher instrumentellen Vereinnahmung entzieht. Dadurch entsteht die Herausforderung an die Menschen, dieser Subjekthaftigkeit mit ihrem Handeln zu entsprechen.

Die Subjekthaftigkeit menschlichen Lebens kommt bei Menschen, welche sich zu freien Persönlichkeiten entwickeln konnten, am stärksten zum Ausdruck. Ausgehend von der Erfahrung, dass der Mensch erst in der Begegnung mit einem Du zu einer freien Persönlichkeit werden kann, entsteht auf der Handlungsebene die Verpflichtung der Menschen untereinander, sich gegenseitig bei dieser Entwicklung zu helfen. Eine solche Entwicklung ist nur möglich, wo Menschen untereinander gebunden sind. Menschliches Leben zeichnet sich durch die Spannung zwischen Freiheit und Gebundenheit aus. Erst Gebundenheit ermöglicht überhaupt Freiheit. Nur Kinder, welche während ihrer Jugend Bindungen an ihre Bezugspersonen erfahren, können sich zu freien Menschen entwickeln. Jede gelungene Beziehung eröffnet neue Freiheiten für die in Beziehung stehenden Menschen. In gelungenen Beziehungen begegnen sich die Menschen als Lebenspartner und nicht als Konkurrenten im Wettlauf mit der Zeit. Eine Beziehung kann nur gelingen, wenn Menschen sich Zeit füreinander nehmen.

Existentielle Beschränkung

Aber Beziehungen gelingen nicht immer. Sie können auch scheitern und die Menschen, anstatt sie zu befreien, versklaven. Eine absolute Entsprechung einer Persönlichkeit mit ihrem Subjektsein auf der ontologischen Ebene wird es nie geben. Es gelingt dem Menschen immer nur bruchstückhaft, frei und autonom zu sein.

Die existentielle Gebundenheit menschlichen Lebens ist durch die Inkarnation des Ichs in einen zeitlichen, sterblichen Leib gegeben. Menschliche Freiheit ist ohne Leiblichkeit und damit ohne Geschichtlichkeit, Zeitlichkeit und Widerständigkeit nicht zu haben. Menschliches Leben ist deshalb immer beschränktes Leben. Leiden, Sterben, Tod, Krankheiten und Behinderungen gehören zur existentiellen Grundverfassung der Menschen. Unbeschränkte Freiheit und menschliches Leben ohne Leiden gibt es nicht. Damit ist nichts über den Sinn des Leidens ausgesagt, es ist nur die Feststellung, dass zum freien Menschen die Fähigkeit zu leiden gehört. Es gibt keinen objektiven Sinn für das Leiden, und es ist blanker Zynismus, wenn versucht wird, einem Menschen von aussen irgendeinen Sinn seiner Krankheit einzureden. Es gibt nur eine subjektive Sinnerfahrung von leidenden Menschen, welche für eine bestimmte Lebenssituation eine Deutung gefunden haben.

Medizinischer Handlungsauftrag

Medizinisches Handeln hat den Auftrag, den Leib so zu erhalten und zu pflegen, damit ein Mensch die Möglichkeit hat, mit anderen Menschen ungehindert und frei in Beziehung zu treten. Therapeutisches Handeln erreicht dort seine Grenzen, wo die Möglichkeit, mit einem Menschen Beziehungen verbal oder averbal aufzunehmen, irreversibel erloschen ist, sei es, weil er oder sie irreversibel im Koma liegt, sei es, weil das Leiden irreversibel so gross ist, dass eine Beziehungsaufnahme unmöglich geworden ist. In Situationen, in denen eine Subjekt-Subjekt-Begegnung mit einem Patienten definitiv nicht mehr möglich ist, besteht die Pflicht, therapeutische und lebensverlängernde Massnahmen zu unterlassen. Ausschlaggebend bei diesen Entscheiden ist nicht die schlechte Lebensqualität der Patienten, sondern die faktische Unmöglichkeit, die Patientin als Subjekt zu behandeln.

Der Anspruch auf Seiten des Patienten, als Subjekt behandelt zu werden, wird nicht aufgegeben, sondern gerade gegenüber einer sich sonst verselbständigenden Technik betont. Das medizinische Handeln hat sich in diesen Situationen auf die Leidenslinderung zu beschränken. Güterabwägungen über das Unterlassen von medizinischen Handlungen sind genauso angesagt wie der Wechsel von therapeutischen zu palliativen Massnahmen. Technische Massnahmen haben grundsätzlich darin zu bestehen, Leiden zu überwinden, und nicht, es zu verlängern oder sogar neues Leiden zu erzeugen.

Die Option der Tötung wird zur Leidensüberwindung immer wieder erwogen. Dem ist entgegenzuhalten, dass in der Tötungshandlung menschliches Leben zum verfügbaren Objekt instrumentalisiert wird. Damit widerspricht der Akt der Tötung dem Anspruch des Menschen, Subjekt zu sein. Einzig Notwehr bei Konflikten zwischen Subjekten kann eine Tötung legitimieren.

Schwierige Entscheidungsfindung

Die Entscheidung darüber, ob bestimmte medizinische Massnahmen bei einem Menschen sinnvoll sind oder nicht, ist zusammen mit dem Patienten zu fällen, wobei dem Patienten der Stichentscheid zukommt. Die Schwierigkeit, welche sich hier stellt, liegt vor allem darin, dass Patienten und Patientinnen gerade in den Situationen, in denen sie am wenigsten zu autonomen Entscheidungen fähig sind, gefordert sind, Entscheide mit grosser Tragweite für ihr Leben zu fällen. Medizinisches Handeln sollte daher auf eine Erhöhung der Entscheidungskompetenz der Patienten und Patientinnen angelegt sein, indem sie umfassend und verständlich aufgeklärt werden.

Es ist der Anspruch auf Subjekthaftigkeit jedes Menschen anzuerkennen, und seine Teilautonomien sind zu stützen. Dort, wo ein Mensch fähig ist, über sich selbst zu bestimmen, soll er dies auch tun können. Andererseits sind die Autonomieeinschränkungen eines Patienten zu berücksichtigen. Die Bruchstückhaftigkeit der menschlichen Autonomie lässt jede Entscheidung zum Prozess werden, in dem es die Lebensgeschichte und den Lebenskontext eines Menschen in die Erwägungen einzubeziehen gilt. Eine Entscheidung als Prozess geschieht in der Begegnung zwischen Menschen. Dort, wo sich Menschen begegnen, entsteht etwas Drittes, welches über die sich begegnenden Menschen hinausgeht.

Dieses Geschehen zwischen Menschen ist nur beschränkt planbar. Damit eine solche Begegnung möglich ist, sind bestimmte Rahmenbedingungen notwendig. Es braucht auf beiden Seiten die Bereitschaft, sich überhaupt auf eine solche Begegnung einzulassen, und es setzt voraus, dass sich die Menschen gegenseitig als Subjekt würdigen. Wo eine solche Würdigung nicht da ist, werden Entscheidungsprozesse dieser Art verunmöglicht. Dann bestimmt entweder die Ärztin oder der Patient. In einer echten Begegnung kann diese Polarität und der damit einhergehende Machtkampf überwunden werden. Es werden Entscheidungen möglich, die dem Leben eines Menschen angemessen sind.

Frage nach dem Menschsein

Jeder Mensch findet sein Leben vor. Diese allen Menschen gemeinsame Erfahrungstatsache macht das menschliche Leben zum allgemeinverbindlichen Referenzpunkt für das Handeln. Die menschliche Freiheit ist deshalb in das Leben eingebunden und begrenzt. Der Handlungsentwurf, welcher dem Menschen absolutes Recht, über das Leben zu verfügen, zuspricht, blendet diese Realität menschlichen Lebens aus. Damit werden die Bindungen der gegenseitigen Verpflichtung und Solidarität der Menschen aufgelöst. Freiheit ohne Bezugspunkt wird schrankenlos und pervertiert zur Willkür. Soll menschliches Leben der Willkür preisgegeben werden oder nicht?

In schwierigen Entscheidungen, zu denen die Möglichkeiten der modernen Medizin herausfordern, stellen sich nicht allein technische oder medizinische Fragen. Die Frage nach dem Menschsein selbst ist gestellt. Seit je haben die Menschen versucht, diese Frage nach der eigenen Existenz zu beantworten. Sollte es eines Tages mittels medizinischer Eingriffe gelingen, diese Frage zu ersticken?

Literatur:

Baumann-Hölzle, Ruth: Das menschliche Genom, eine zu bewahrende Ressource oder manipulierbares Material? In: Rehmann-Sutter/Müller: Ethik und Gentherapie. Attempto-Verlag, Tübingen 1995, S. 188–194.

Höffe, Ottfried: Lexikon der Ethik. Becksche Verlagsbuchhandlung, München 1992.

Hühn, Lore: Fichte und Schelling oder: Über die Grenze menschlichen Wissens. J.B. Metzlersche Verlagsbuchhandlung, Stuttgart 1994.

Kant, Immanuel: Grundlegung zur Metaphysik der Sitten. Reclam-Verlag, Stuttgart 1988.

Ethik und Medizin[1]

Die Nachfrage nach der Ethik in den verschiedensten Disziplinen ist zurzeit gross, und ethische Kommissionen schiessen wie Pilze aus dem Boden. Es ist symptomatisch für die heutige Zeit, wenn auch in der Medizin nach der Ethik gefragt wird. Diese Nachfrage beweist, dass wir in einer allgemeinen Krise der Wirklichkeitsbewältigung stecken und auf der Suche nach neuen Handlungsorientierungen sind. Angesichts der modernen Gesellschaft mit ihrem grossen Chancen- und Riskikopotential wird es neu bewusst, dass das Handeln nicht selbstverständlich ist, sondern der Orientierung bedarf. Da heute die Religion als Handlungsorientierung an Autorität verloren hat, hofft man, dass eine rationale Ethik ihre Rolle übernimmt. Man gibt der Ethik die Aufgabe, die neue Wirklichkeit, wie sie durch das technische Wissen gestaltet wird, zu bewältigen. Die Wirklichkeitsbewältigung wird also an die Ethik delegiert, und es besteht dabei die Gefahr, dass man sich bei dieser Aufgabenteilung der eigenen Verantwortung entzieht. Indem die Ethik im Nachhinein angefragt wird, d.h. dann wenn die Umgestaltungen bereits vollzogen sind, hinkt die Wirklichkeitsbewältigung immer hintendrein, und eine prospektive Wirklichkeitsgestaltung aufgrund von ethischen Gesichtspunkten wird fast verunmöglicht. Für die Ethik besteht in dieser Situation die Gefahr, dass sie den Status Quo sanktioniert oder wirkungslose Richtlinien formuliert. Es wird allgemein empfindlich reagiert, wenn die Ethik den Status Quo grundsätzlich in Frage stellt und eine Handlungsänderung verlangt. Der technologische Imperativ, wonach sich die Technik in einer eigenen Dynamik immer schneller entwickelt, scheint keine ethische Verschnaufpause zu tolerieren.

Ethische Reflexion braucht Zeit und fragt die Menschen nach ihrer Lebensweise. Die technische Zivilisation lässt den Menschen jedoch weder die Zeit noch die Musse, über ihre Art zu leben nachzuden-

1 Veröffentlicht in: Schweizerische Ärztezeitung, Band 71, Nr. 7, 14. Februar 1990, S. 256–274. Dieser Text wurde als Referat am FMH-Seminar vom 18. Mai 1989 in Zürich gehalten.

ken. Wer in dem atemberaubenden Tempo der modernen Welt mithalten will, muss sich grundsätzlich beeilen, oder er wird zum Aussenseiter, dem die nötigen Informationen fehlen, wenn er mitreden will. Die moderne Lebensweise und die Ethik, welche über diese Lebensweise Aussagen machen will, scheinen sich gerade auszuschliessen. Ethisches Nachdenken wird zum Luxus, den man sich vielleicht einmal leistet, wenn man Zeit hat. Nur eben – wer hat heute schon Zeit?

Gerade in der Medizin wird das technische Wissen immer grösser, und die Zeitspirale ihres Wissens dreht sich immer schneller. Man nehme nur das Beispiel der modernen Genetik: Erkenntnisse, welche noch vor ein paar Jahren als völlig unmöglich angesehen wurden, gehören heute bereits zur Selbstverständlichkeit. Die Fülle des Wissens bedrängt den einzelnen Arzt und die Ärztin in den verschiedensten Bezügen: Von den Patienten und Patientinnen, weil sie mit den neusten Methoden behandelt werden wollen, von den eigenen Ansprüchen, ein Arzt oder eine Ärztin zu sein, die sich in den modernen Methoden auskennt, und vom Fachkollegium her, wo man gerne mithalten will. Am ausgeprägtesten wirkt sich die Wissensfülle auf das Studium aus. Das Medizinstudium ist heute auf technisches Wissen ausgerichtet, und von den Menschen, um die es eigentlich ginge, ist kaum mehr die Rede. Der Mensch ist für die Spitzenmedizin längst kein Subjekt mehr, sondern ein Objekt ihres technischen Wissens geworden.

Die Krise der Person innerhalb der modernen Medizin spiegelt die Krise der Person in der modernen Gesellschaft überhaupt. Nun, worin besteht diese Krise?

Berechtigte Freiheits- und Autonomieansprüche des Menschen haben eine Eigendynamik entwickelt und den Menschen aus seinen sozialen Bezügen herausgerissen. Der moderne Mensch will keine bindenden Verpflichtungen eingehen, sondern spontan und unabhängig leben. Den Preis, den er und sie für diese Unabhängigkeit bezahlen, ist die Beziehungslosigkeit und Einsamkeit. Man mag hier einwenden, dass die Welt noch nie so kommunikativ gewesen sei und die Menschen noch nie von so vielen Verpflichtungen eingenommen worden seien. Dem kann entgegnet werden, dass diese Beziehungen sehr oft funktional als zweckgebundene Beziehungen ausgedünnt sind, wie z.B. Geschäftsbeziehungen, etc.

Der moderne Mensch träumt von der absoluten Autonomie; die Folge davon ist jedoch an vielen Orten eine immer grösser werdende Abhängigkeit von technischen Sachzwängen, die sich auf künftige Generationen zu erstrecken beginnt. Entsprechend ist das Selbstverständnis des modernen Arztes und der Ärztin als Spitzentechniker: Ihre sehr beeindruckenden Möglichkeiten verführen sie schnell zu Allmachtsphantasien. Wer sich selber als allmächtig ansieht, darf sich aber auch keine Schwäche erlauben, und Entscheidungen müssen frei und unabhängig in eigener Regie gefällt werden. Die Hierarchie an den Spitälern spricht hier eine deutliche Sprache: Je weiter oben auf der Hierarchieleiter, desto einsamer müssen die schwerwiegenden Entscheide über Leben und Tod getroffen werden. Dabei haben diese Entscheide mit dem Anwachsen des technischen Wissens immer weiter reichende Folgen. Eine Verantwortung, die wohl jeden Menschen überfordert, der sich über sie Gedanken macht. Also auch die Ärzte zahlen ihre Autonomie mit dem Preis der Einsamkeit (die Einsamkeit der Krankenschwestern ist anderer Natur, soll aber hier auch erwähnt sein).

Wie lassen sich diese Gegebenheiten verändern? Wie kann sich die Ethik wieder aktiv an der Wirklichkeitsgestaltung beteiligen? Der allgemeine Ruf nach der Ethik stimmt trotz allen Sachzwängen hoffnungsvoll. Dahinter verbirgt sich ein kleiner Rest an Veränderungsbereitschaft und an Offenheit für eine andere Sichtweise des Menschen. Es ist wohl die Person im Menschen, die sich gegen ihr eigenes Verschwinden zu wehren beginnt. Der Mensch als Person ist nicht das autonome, einsame Individuum, sondern der Mensch, der sich seines Verwiesenseins auf andere Menschen bewusst ist und in Beziehung mit Mensch und Natur steht. Das Leben der Person gestaltet sich in der Zwiesprache mit den Menschen und der Natur. Diese Sprachfähigkeit der Person ist zu betonen, denn der beziehungslose Mensch spricht nur noch in Selbstgesprächen, welche als Fachsprachen in Erscheinung treten. Interdisziplinäre Gespräche sind daher schon rein vom Sprachproblem her sehr schwierig. Experten von verschiedenen Gebieten können sich kaum mehr miteinander verständigen. Das Sprachproblem tritt nun auch im interdisziplinären Dialog zwischen Medizin und Ethik auf, denn die medizinische Fachsprache wird von den Ethikern und Ethikerinnen nicht verstanden, umgekehrt verstehen Mediziner und Medizinerinnen die ethische Fachterminologie nicht. Das gegenseitige Verstehen setzt aber ganz bestimmte Bedingungen voraus. Beide Dialogpartner müssen sich auf die Welt des Gegenübers einlassen und zum anderen hin grundsätzlich offen sein. Jede Seite ist verpflichtet, der anderen Seite die notwendige Information zukommen zu lassen und zwar in einer allgemein verständlichen Sprache und nicht in einem Fachjargon, der mehr ver- als enthüllt. Ein Diskurs ist nur möglich, wo verständlich gesprochen wird.

Wo ist der Diskurs zwischen Medizin und Ethik anzusiedeln? Beide befassen sich mit dem menschlichen Lebensfeld: Während die Medizin an diesem Feld direkt Hand anlegt, reflektiert die Ethik über die medizinischen Behandlungsmethoden, indem sie nach dem Wie? Und dem Was? fragt.

Vor der Entwicklung der Spitzentechnik in der Medizin drehte sich die ethische Fragestellung hauptsächlich um das Wie?: Wie gestaltet sich das Arzt-Patient-Verhältnis, wie kommt die Person innerhalb des Spitalbetriebes zu ihrem Recht, wie können Experimente mit Menschen verantwortet werden, etc. Je mehr Möglichkeiten die Medizin jedoch entwickelt, um in das Leben selbst eingreifen zu können, desto aktueller werden die Fragen nach dem Was?: Was für Methoden wollen wir überhaupt, dienen sie noch der Person oder stellen sie reine Manipulation mit menschlichen Leben dar?

Solange die medizinischen Eingriffe ihre Grenzen am Anfang und am Ende des Lebens erfuhren, stellte das medizinische Handeln für die Ethik kein grundlegend neues Problem das. Der Begriff des Lebens brauchte nicht weiter definiert zu werden. Anders jedoch heute, wo immer tiefer in das Geheimnis des Lebens eingegriffen wird und das Leben selbst zur Diskussion zu stehen beginnt. Medizinische Eingriffe können rein körperliche Vorgänge aufrechterhalten, können Leiden qualvoll verlängern oder neues Leben künstlich zeugen. Angesichts dieser neuen Möglichkeiten muss das Leben selbst definiert werden – die ethisch wohl schwierigste Frage, die sich der Mensch überhaupt stellen kann. Er und sie, die letztlich selbst nie wissen, wer sie sind, sollen sich selber definieren. Hinzu kommt das Problem der Autorität: Wem wollten wir eine Lebensdefinition anvertrauen, aufgrund von was für Kriterien, wie setzt sich eine solche Definition durch, etc.? Wer bewahrt die Menschen davor, dass diese Autorität nicht eines Tages missbraucht wird?

Die Definitionsfrage des menschlichen Lebens gleicht dem Ertrinkenden, der sich an den eigenen Haaren aus dem Sumpf retten soll. Wir müssen anerkennen, dass die Medizin die Menschen damit vor ein unlösbares Problem gestellt hat, welches die Verantwortbarkeit des Menschen übersteigt. Wem oder was gegenüber soll der Mensch als verantwortlich bezeichnet werden können in einer pluralistischen Gesellschaft, wenn nicht dem Leben gegenüber? Könnte es vielleicht aber auch sein, dass sich das Definitionsproblem hauptsächlich da zu stellen beginnt, wo der Mensch grundsätzlich eigenmächtig über das Leben verfügen will? Hätten sich manipulative Methoden am Anfang und am Ende des Lebens überhaupt entwickelt, wenn das menschliche Leben als Person geachtet worden wäre und nicht als Objekt missbraucht? Und doch – die neuen Möglichkeiten der Medizin sind nun einmal da und lassen uns keine Wahl: Wir kommen nicht darum herum, das Leben selbst zu definieren. Im Bewusstsein, dass dies eigentlich unmöglich ist, müssen wir uns gemeinsam an eine Definition herantasten, die der Unverfügbarkeit menschlichen Lebens grösstmöglichen Raum lässt. Im Folgenden soll ein solcher Definitionsversuch gewagt werden.

Vergegenwärtigen wir uns noch einmal: Der Mensch als Person lebt aus den Beziehungen heraus, das „In-Beziehung-Stehen" mit anderen Menschen und der Welt ist konstitutiv für das Personsein überhaupt. Eine Person kann ohne Beziehungen gar nicht gedacht werden. Ob diese „In-Beziehung-Stehen" bei der Definitionsfrage eine Hilfe sein könnte? Jedoch nicht in dem Sinne, dass nur davon ausgegangen wird, dass Beziehungen nur rational gelebt werden, denn bei Beziehungen ist der ganze Mensch miteinbezogen. Es versteht sich von selbst, dass menschliches Leben auch zukünftiger Beziehungen nicht beraubt werden darf und menschliches Leben solange als personhaftes Leben geachtet werden muss, als eine Beziehung – ob nur noch körperlich, seelisch oder geistig – in Zukunft wieder möglich sein könnte.

Das Kriterium der Beziehung hat umso mehr Gewicht, als Beziehungen zu einem gelungenen Leben gehören. Und auf das Gelingen des Lebens sind letztlich Medizin und Ethik ausgerichtet: Die Ethik denkt allgemein darüber nach, wie das Leben geführt werden muss, dass es gelingt; die Medizin versucht, Störungen, welche dem gelungenen Leben abträglich sind, zu beheben. Die Medizin hat jedoch nicht den Auftrag, neues Leben zu schaffen, sondern das vorgegebene Leben so zu behandeln, dass es seine persönlichen Möglichkeiten entfalten kann. Diese „persönlichen Möglichkeiten" eines Lebens sind Auftrag und Grenze des medizinischen Handelns überhaupt. Sowohl Ethik wie Medizin haben sich letztlich immer vor dem personhaften Leben zu verantworten.

Zum Schluss sei kurz auf die Rolle der christlichen Ethik eingetreten, auf welche an der Tagung immer wieder hingewiesen wurde. Die christliche Ethik muss sich, genauso wie die anderen Disziplinen, den Bedingungen eines interdisziplinären Diskurses anpassen, d.h. ihre Terminologie muss verständlich sein. *Paulus* selbst spricht im ersten Brief an die Korinther davon, dass wir Menschen mit unserer Sprache ein- und nicht ausschliessen sollen (1. Kor. 14). Das Proprium christlicher Ethik soll in einer allgemein verständlichen Sprache formuliert werden, aber das Proprium christlicher Ethik soll dann auch zur Sprache kommen! Die christliche Ethik hat die Aufgabe, das Gelingen des Lebens mit dem Lebenssinn in Zusammenhang zu bringen, denn von christlicher Warte aus kann ein Leben nur dann gelingen, wenn in ihm auch ein Sinn gesehen wird. Der Sinn menschlichen Lebens gründet in der christlichen Tradition letztlich allein in einer lebendigen Gottesbeziehung, welche jeder äusseren Bestimmung und jedem Zugriff entzogen bleibt. Die Gottesbeziehung weist auf die Unverfügbarkeit menschlichen Lebens hin: Menschliches Leben, in welchem Zustand auch immer, ist wertvolles Leben. Leben ist grundsätzlich „therapiewürdig". Diese letzte Unverfügbarkeit menschlichen Lebens zeigt, dass von aussen letztlich nie entschieden werden kann, ob ein Leben noch Sinn hat oder nicht. Dieses grundsätzliche Einstehen für das Leben erfährt seine Grenze an Gottes Schöpferhandeln selbst: In Gottes Reich sind Leben und Tod aufgehoben. Der Mensch hat nicht den Auftrag, selbst Leben zu schaffen, und der Tod setzt menschlichem Handeln unwiderruflich ein Ende. Am Anfang wie am Ende des Lebens steht die Würde der Person im Zentrum: Unwürdige Experimente mit Embryonen sind abzulehnen, und unwürdige Lebensverlängerungen haben vor würdiger Sterbebegleitung – nicht Sterbeförderung – zurückzutreten.

Aber auch die christliche Ethik weiss keine Patentrezepte für die Probleme in der modernen Medizin und ist auf den Diskurs mit ihr angewiesen. Fragen wie „Wann können lebensverlängernde Massnahmen eingestellt werden oder nicht?“ können nur ganz persönlich von Mensch zu Mensch beantwortet werden. Der Entscheid, welche Massnahmen als würdig oder unwürdig anzusehen sind oder nicht, kann nur in der konkreten Situation gefällt werden. Ein grosse Hilfe zur Klärung ist hier sicherlich das Gebet.

Auch das christliche Gedankengut weist auf die Beziehungsstruktur des menschlichen Lebens, wie des Lebens überhaupt, hin. Gerade in der christlichen Tradition kommt diese Beziehungsstruktur immer wieder neu zur Sprache. Eine lebendige Gottesbeziehung befreit die Menschen von der Last der Allmacht und ihrer unmenschlichen Verantwortung und spricht allen Menschen, ob gesund oder krank, einen Platz in der Schöpfung zu.

Entstehung und Wandel der Ethik-Diskussion in der Medizin[1]

Moral, Ethos und Ethik

Normalerweise handeln Menschen aufgrund von bewährten und verinnerlichten Werten und Normen entsprechend ihrem persönlichen Handlungsentwurf selbstverständlich, ohne ihr Handeln bewusst zu bedenken. Veränderte Lebensumstände und neue Erkenntnisse können den persönlichen Handlungsentwurf und als Folge davon die Selbstverständlichkeit des Handelns in Frage stellen. Tritt eine Situation der Verunsicherung und des Verlustes selbstverständlicher Handlungsorientierung ein, bedarf es der ethischen Reflexion, welche zu einem neuen Handlungsentwurf und damit zu neuen Selbstverständlichkeiten im Sinne eines Ethos und einer Moral verhilft. Moral und Ethos als Sinnhorizont ermöglichen einem Menschen, seine persönlichen Lebenserfahrungen zu einer Lebensgeschichte zu verweben, die für ihn oder für sie Sinn macht. Ohne einen solchen Sinnhorizont geraten die Menschen in eine Identitätskrise. Das persönliche Selbstverständnis, Ethos und Moral stehen in einem engen Zusammenhang. Es ist Aufgabe der Ethik, Rahmenbedingungen zu schaffen, die es jedem einzelnen in einer pluralistischen Gesellschaft erlauben, seine eigene persönliche Geschichte entsprechend seiner Moral zu leben. Moral und Ethos werden durch Ethik sowohl ermöglicht als auch begrenzt. Eine Ethik hat ihre Legitimität heute dadurch auszuweisen, dass sie den gesellschaftlichen Pluralismus mitträgt und schützt. Während sich also Moral und Ethos durch Selbstverständlichkeit auszeichnen und als persönliches Wertgefüge den Menschen Sinn und damit gleichsam einem Haus Geborgenheit vermitteln, ist Ethik die Reflexion über die Moral und das Ethos. Dabei werden die Selbstverständlichkeiten des bisherigen Handelns hinterfragt und es wird nach neuen Handlungsorientierungen gesucht.[2]

1 Veröffentlicht in: VSAO Journal des Verbands Schweizerischer Assistenz- und Oberärzte/-innen, Nr. 8, 18. Jahrgang, Dezember 1999.

2 Baumann-Hölzle, Ruth: Autonomie und Freiheit in der Medizinethik. I. Kant und K. Barth. Alber Verlag, Freiburg im Br. 1999.

Geschichtlicher Überblick über die medizin-ethische Urteilsbildung

Referenzpunkt des Handelns in der Medizin des Abendlandes war bis zur Moderne das menschliche Leben per se und die medizin-ethische Urteilsbildung wurde vom Paradigma der „Heiligkeit des Lebens" bestimmt. Grundsätzlich bestand eine Scheu, über das Leben eines anderen Menschen verfügen zu wollen. So wurde in der Antike die Chirurgie lange Zeit abgelehnt. Die Lebenserhaltung war oberstes Handlungsprinzip in der Medizin, wenn dies nicht mehr möglich war, hatte sich das medizinische Handeln auf die Leidenslinderung zu bescheiden. Das menschliche Leben war wertsetzend, da die Pflicht zu seiner Erhaltung und Würdigung das Formulieren einer Wertepyramide ermöglichte. Medizinisches Handeln war ein Kampf gegen den Tod für das Überleben. So wird auch im im Kernstück der medizinischen Ethik durch die Jahrhunderte, dem Eid des Hippokrates aus dem 5./4. vorchristlichen Jahrhundert, bis in unsere Zeit die Möglichkeit der Tötung abgelehnt. Dabei eine Sonderstellung eingenommen haben die Selbsttötung und der Schwangerschaftsabbruch, welche über Jahrhunderte hinweg ausserhalb der offiziellen Medizinethik kontrovers diskutiert wurden. Der Arzt war seinen Patientinnen und Patienten direkt verantwortlich. Diese Verantwortung wurde von den Ärzten im paternalistischen Sinn wahrgenommen, indem sie alleinige Entscheidungskompetenz beanspruchten und innehatten. Der ärztliche Entscheidungsspielraum wurde vorwiegend durch die Grenzen des medizinischen Könnens beschränkt. Der Einsatz aller zur Verfügung stehenden Mittel der Lebenserhaltung war angesichts der wenigen Handlungsmöglichkeiten im Sinne des „technischen Imperativs" obersten Pflicht. Solange die Wahlmöglichkeiten klein waren, mussten deshalb kaum Güterabwägungen zwischen den zur Verfügung stehenden Mitteln durchgeführt werden. Entsprechend war die medizinische Ethik vorwiegend Tugendethik, in der die ärztliche Haltung gegenüber den Patienten thematisiert wurde. Dieses Tugendmodell ist heute noch dominant bei der Ethikvermittlung in der Ausbildung zum Mediziner und Medizinerin in Europa: Am Vorbild des Chefarztes während der Visite sollen die Assistenten und Assistentinnen moralisches Verhalten lernen.

Bei dieser Entscheidungsweise werden die technischen Möglichkeiten zum moralisch Geforderten. Diese Handlungsmaxime des technischen Imperativs war so lange unproblematisch, als die Handlungsmöglichkeiten der Medizin beschränkt waren. Moralisches Handeln in der Medizin war deshalb lange Zeit selbstevident gewesen und hat kaum irgendwelcher Rechtfertigungen verlangt. Man hat davon ausgehen können, dass die Möglichkeiten der Lebenserhaltung und der Leidenslinderung auch der Lebendigkeit dienen. In der Postmoderne hat das medizinische Handeln diese Selbstevidenz verloren. Auch für die Anwendung von lebenserhaltenden Massnahmen wird zunehmend Rechtfertigung eingefordert, denn die Möglichkeiten der Überlebenshilfe können in die schwierigsten Leidenssituationen führen, und es gibt zunehmend medizinische Handlungsmöglichkeiten, die nicht alle Menschen mit ihrem Lebensentwurf vereinbaren können.

Solange es zum Beispiel nicht die Möglichkeit der künstlichen Ernährung gab, war die Pflicht zur Ernährung unproblematisch. Heute hingegen bedarf die Frage, ob ein sterbender Menschen künstlich ernährt werden soll oder nicht, einer sorgfältigen Güterabwägung im Einzelfall. Das ärztliche Können kann also selbst zum Problem werden. Jetzt, wo es möglich geworden ist, menschliches Leben massgeblich zu verlängern und zu erhalten, wird die Behandlung der Frage vordringlich, wann, wie lange und mit welchen Mitteln menschliche Körperfunktionen aufrecht erhalten werden sollen und wie lange dem Tod sinnvoll widerstanden werden soll. Das Patientenwohl und die medizinischen Handlungsmöglichkeiten können miteinander in Konflikt geraten. Das Überleben kann dem ethischen Diskurs nicht mehr einfach als oberste Norm zugrunde gelegt werden, sondern es wird Gegenstand desselben. Diese Entwicklung ist für die medizin-ethische Urteilsbildung folgenschwer. Der medizinische Fortschritt erzwingt Güterabwägungen mit menschlichem Leben. Es stellt sich dabei die Frage nach den Gütern, welche dabei in die Waagschale geworfen werden sollen.

Vom Paternalismus- zum Autonomiemodell in der Moderne und Postmoderne[3]

Auf diesem Hintergrund der Ambivalenz des medizinischen Fortschritts und des modernen Autonomieethos ist in der westlichen Medizinethik das Paternalismusmodell, bei dem der Arzt für die Patientin entscheidet, vom Autonomiemodell, bei dem die Patientin das Recht auf „informed consent" hat, abgelöst worden. Die Forderung nach „informierter Zustimmung" wurde explizit erstmals explizit 1957 formuliert. Danach wird in der neueren Medizinethik die letzte Entscheidungsverantwortung den Patientinnen und Patienten zugesprochen. Schliesslich handelt es sich um Leib und Leben des Patienten oder der Patientin. Diese Forderung nach „informierter Zustimmung" auf Seiten der Patienten und Patientinnen hat auch Eingang in die moderne Rechtssprechung gefunden. Rechtlich wird deshalb neu die Arzt-Patientenbeziehung als Behandlungsvertrag zwischen Ärztin und Patientin ausgelegt. Dem traditionellen paternalistischen Handlungsmodell mit alleiniger Entscheidungskompetenz des Arztes oder der Ärztin wird so ein Autonomiemodell entgegengesetzt, das nicht mehr das menschliche Leben als wertsetzend akzeptiert, sondern neu das Recht des Menschen auf Selbstbestimmung über sein Leben zum Ausgangspunkt ethischer Urteilsbildung macht.

Diese Verschiebung vom Paternalismus- zum Autonomiemodell in der medizin-ethischen Urteilsbildung kann nicht abgehoben von anderen gesellschaftlichen Entwicklungen betrachtet werden. Das Autonomieethos und die zunehmende Individualisierung führten hin zur heutigen pluralistischen Gesellschaft, der der gemeinsame Sinnhorizont abhanden gekommen ist. In diesem gesellschaftlichen Kontext kann ausser in Ausnahmefällen niemand mehr stellvertretend für jemand anderen entscheiden. Dies hat sich für das medizinische Handeln auch im Gesetz niedergeschlagen: Jede medizinische Handlung, die ohne Einwilligung der Patientin vorgenommen wird, gilt als Körperverletzung und kann bestraft werden, selbst wenn sie zur Lebenserhaltung geschieht. Einzig legitime Ausnahme davon ist die Notfallsi-

3 In diesem Aufsatz werden die Ethikkommissionen, welche Forschungsprotokolle beurteilen, nicht berücksichtigt.

tuation bei einem nicht-einwilligungsfähigen Patienten. Mit dieser Verankerung des Anspruches der Patientin auf Autonomie im Gesetz hat theoretisch eine grundsätzliche Demokratisierung in der medizinethischen Urteilsbildung stattgefunden. Gegenüber der Patientenautonomie wird den Leistungserbringerinnen und -erbringern Gewissensfreiheit zugestanden. Ein Patient hat deshalb das Recht, jede medizinische Leistung zu verweigern, nicht aber das Recht, jede medizinische Leistung einzufordern. Kompliziert wird die Situation durch die zusätzliche Rechtsbestimmung, wonach der Mediziner aber auch zur Hilfeleistung verpflichtet ist. Im Konfliktfall zwischen Ärztin und Patient wird denn auch zwischen diesem Recht auf Gewissensfreiheit und der Verpflichtung zur Hilfeleistung abgewogen, welche sich als sogenannt „moralisches Dilemma" gegenüberstehen können.

Das Autonomiemodell ist u. a. wegweisend von Beauchamp und Childress mit ihrem Buch „Principles of Biomedical Ethics"[4] beschrieben und weiterentwickelt worden. Dieses Standardwerk der modernen Medizinethik zeigt auch den Wechsel von der vorherrschenden Tugend- zur Normenethik in der medizin-ethischen Urteilsbildung an. Denn ihre vier Prinzipien, d. h. das Autonomieprinzip, das Nicht-Schadens-Prinzip, das Wohltunprinzip und das Gerechtigkeitsprinzip, sind ein Instrument, um in moralischen Dilemmasituationen verschiedene, sich im Dilemma widerstreitende Normen gegeneinander abwägen zu können. Dieser Wechsel von der Tugend- zur Normenethik ist für die Medizinerinnen und Mediziner insofern von Bedeutung, als sie neu zusätzlich über die Kompetenz der moralischen Güterabwägung verfügen und ihr Handeln aufgrund von bestimmten Normen begründen und rechtfertigen können sollten. Bei diesen Güterabwägungen im Einzelfall am Krankenbett geht es darum, die medizinische Handlungsmöglichkeit auf ihre Menschengerechtigkeit hin zu prüfen. Als Handlungskriterien sind dabei die Pole Freiheitlichkeit – Verantwortlichkeit, Unabhängigkeit – Abhängigkeit und Zeitlichkeit – Sterblichkeit bei der Urteilsbildung zu berücksichtigen. Dieser Handlungsspielraum beim einzelnen Patienten wird begrenzt durch verbindliche, gesellschaftliche Regelungen und Gesetze einerseits und durch standesethische Richtlinien andererseits. Sie sorgen für die Gesellschaftsverträglichkeit der

4 Beauchamp/Childress: Principles of Biomedical Ethics. New York, Oxford 1979 (4. Überarb. Aufl. 1994).

von der Gesellschaft im Einzelfall zur Verfügung gestellten medizinischen Handlungsoptionen, indem sie die Solidargerechtigkeit der Gesunden mit den Kranken und die Verteilungsgerechtigkeit der Kranken untereinander garantieren.

Wichtige internationale Dokumente

Das Konzept der „informierten Zustimmung“ wurde auf dem Hintergrund der Ereignisse der menschenverachtenden Forschungsuntersuchungen durch Ärzte während dem Zweiten Weltkrieg implizit im so genannten „Nürnberger Kodex“ von 1947 formuliert. Darin werden die Ärzte erstmals in der Geschichte verpflichtet, von ihren Patienten und Probanden deren freie und informierte Zustimmung zu einem Forschungsvorhaben einzuholen. 1964 kam es zur „Deklaration von Helsinki“, welche den Forderungen des Nürnberger Kodexes Nachdruck verlieh und diese zudem weiter ausbaute.[5] 1975 hat der Weltärztebund diese, „Helsinki-Tokio-Deklaration“ genannnte Empfehlung verabschiedet. 1982 formulierte die Weltgesundheitsorganisation WHO auf dem Hintergrund der Helsinki-Tokio-Deklaration internationale Richtlinien zur biomedizinischen Forschung am Menschen.[6] Viel zu reden gibt nach wie vor das am 4. April 1997 vorgeschlagene „Übereinkommen zum Schutz der Menschenrechte und der Menschenwürde im Hinblick auf die Anwendung von Biologie und Medizin“ des Europarates, welches allen Mitgliedstaaten des Europarates, der Europäischen Gemeinschaft, den Nichtmitgliedstaaten, die an der Ausarbeitung dieses Übereinkommens beteiligt waren, und allen zum Beitritt zu diesem Übereinkommen eingeladenen Staaten in beglaubigten Abschriften durch den Generalsekretär der Europarates übermittelt wurde.[7]

5 Vgl. Seifert-Schöne, Bettina: Medizinethik. In: Nida-Rümelin (Hg.): Angewandte Ethik, J. Alfred Kröner Verlag, Stuttgart 1996, S. 552–650, hier S. 556.

6 Vgl. Ummel, Marinette: La Réglementation de l'expérimentation humaine et l'organisation des commissions d'éthique médicale en Suisse. Thèse an der Universität Genf 1991.

7 Vgl. Bondolfi/Müller: Medizinische Ethik im ärztlichen Alltag. EMH Schweizerischer Ärzteverlag AG, Bern 1999, hier ist das ganze Dokument abgedruckt.

Interdisziplinärer Dialog

Moralische Güterabwägungen gehören zu den Fachgebieten der philosophischen und theologischen Ethik. Eine Medizin-Ethik, welche sich nicht mehr allein an der Pflicht zur Überlebenshilfe orientieren kann, sondern moralische Güterabwägungen zu vollziehen hat, wird deshalb interdisziplinär. Entsprechend findet denn auch die Auseinandersetzung mit medizin-ethischen Fragen in der Folge des Konzeptes der „informierten Zustimmung" und des medizinischen Fortschrittes disziplinenübergreifend statt. Im angelsächsischen Raum hat diese interdisziplinäre Auseinandersetzung mit moralischen Fragen des medizinischen Handelns sehr viel früher eingesetzt als in Europa. An verschiedenen Orten kam es zu interdisziplinären Arbeitsgemeinschaften, Konferenzen und Gesellschaften. Im Verlauf dieser Entwicklung wurden in den USA 1969 das „Hastings Center" in New York und 1971 das „Kennedy Institute of Ethics" in Washington gegründet. In beiden Instituten werden medizin-ethische Fragen interdisziplinär zwischen Medizinern, Philosophen, Theologen und Juristen behandelt.

Medizin-ethischer Dialog in der Schweiz

In der Schweiz begegnete die Ärzteschaft den neuen Herausforderungen in der medizin-ethischen Urteilsbildung mit einer differenzierten Standesethik. 1943 wurde die Schweizerische Akademie der Medizinischen Wissenschaften (SAMW) ins Leben gerufen. Interdisziplinär zusammengesetzte Kommissionen erarbeiten standesethische Richtlinien, welche heute jeweils einer öffentlichen Vernehmlassung unterzogen werden. 1969 bis 1976 hatte sie bereits drei Richtlinien herausgegeben, so 1969 für die Definition und die Diagnose des Todes, 1970 für Forschungsuntersuchungen am Menschen und 1976 für die Sterbehilfe. Seit 1979 besitzt die SAMW eine ständige Zentralethische Kommission. 1991 wurde die „Überregionale Ethikkommission", die sogenannte UREK geschaffen, welche überregionale Forschungsprotokolle auf ihre Rechtmässigkeit hin beurteilt. Zur Zeit sind folgende

Richtlinien der SAMW in Kraft: Medizinisch-ethische Richtlinien zur Sterilisation (1981); Der ältere Mensch im Heim (1988); Medizinisch-ethische Richtlinien für die ärztlich assistierte Fortpflanzung (1990); Medizinisch-ethische Richtlinien für genetische Untersuchungen am Menschen (1993); Medizinisch-ethische Richtlinien für die ärztliche Betreuung sterbender und zerebral schwerst geschädigter Patienten (1995); Medizinisch-ethische Richtlininen für die Organtransplantation (1995); Ethische Grundsätze und Richtlinien für wissenschaftliche Tierversuche (1995); Richtlinien zur Definition und Feststellung des Todes im Hinblick auf Organtransplantationen (1996); Medizinisch-ethische Richtlinien für die Transplantation fötaler menschlicher Gewebe (1998); Richtlinien für die Untersuchung am Menschen (1997); Medizinisch-ethische Richtlinien zur somatischen Gentherapie am Menschen (1998) und medizinisch-ethische Richtlinien zur Grenzfragen der Intensivmedizin (1. Ausschreibung 1999).

So hat sich unter dem Dach der Standesethik der Medizinerinnen und Mediziner ein interdisziplinärer Diskurs etabliert, der auch im Ausland weit herum Anerkennung gefunden hat. Die Richtlinien haben in der Schweiz lange Zeit einen gesetzes-ähnlichen Status, da sie in Gerichtsfällen beigezogen werden. Diese Form der SAMW mit dem Zwang zur ethischen Güterabwägung ist als eine Mischform zwischen Tugend- und Normenethik: einerseits findet ein interdisziplinärer Austausch über Normen statt, andererseits appelliert die Anerkennung der formulierten Richtlinien, welche ja nicht Gesetz sind, an die Tugend des Mediziners und der Medizinerin, sich an das Standesethos zu halten. Positiv ist dabei zu bemerken, dass keine Normenethik ohne diesen Willen, die Normen auch einhalten zu wollen, Erfolg haben kann. Es ist zu vermuten ist, dass die Compliance der Medizinerinnen und Mediziner bei Richtlinien höher ist, als bei staatlich verordneten Gesetzen. Umgekehrt ist es ein Problem, dass standesethische Richtlinien nur auf freiwilliger Basis funktionieren und Fehlverhalten nicht gesetzlich geahndet werden kann.

Neben der Ärzteschaft hat sich auch die Standesorganisation der Pflegenden, SBK, in diesen ethischen Diskurs eingeschaltet und 1990 erstmals die „Ethischen Grundsätze für die Pflege“ veröffentlicht, auf die weitere solche Publikationen gefolgt sind. 1990 wurde am Universitätsspital Zürich das „Ethik-Forum USZ“ ins Leben gerufen. Eine Idee, die von anderen Kliniken im Kanton Zürich aufgenommen wurde und zu weiteren Ethik-Foren an anderen Institutionen führte. Die „Ethik-Foren“ sind klinikinterne Angebote, mit dem Ziel, in den Spitälern eine Kultur bewusster medizin-ethischer Urteilsbildung zu etablieren. Am Universitätsspital in Lausanne hat 1998 ein Ethiker seine Arbeit aufgenommen.

1989 wurde auf nationaler Ebene die „Schweizerische Gesellschaft für Biomedizinische Ethik“ gegründet, welche sich als Forum für den interdiziplinären Diskurs für ethische Fragen der Biomedizin versteht. Sie führt alle zwei Jahre eine Sommerschule für medizinische Ethik durch. 1999 wurde ⟨DIALOG ETHIK⟩ gegründet, ein gemeinnütziger Verein im Kanton Zürich, der das „Interdisziplinäre Institut für Ethik im Gesundheitswesen“ betreibt. Diese neue Organisation arbeitet an einer Kultur bewusster, interdisziplinärer, ethischer Urteilsbildung im Gesundheitswesen. Hierzu werden Arbeits- und Projektgruppen betrieben, Schulungen durchgeführt und Beratungen angeboten.

Neben den genannten Gremien findet auch innerhalb der Kirchen und religiösen Gemeinschaften ein Diskurs zu den Fragen im Bereich der medizinischen Ethik statt.

In den neunziger Jahren begannen sich ferner die Universitäten in den medizin-ethischen Diskurs einzuschalten. Vor den neunziger Jahren waren es an philosophischen und theologischen Fakultäten Einzelpersonen, die sich mit ethischen Fragen in Medizin und Pflege beschäftigten. 1996 beschlossen die Dekane der medizinischen Fakultäten der Schweiz, dass allgemein ein Ethik-Unterricht ins Medizinstudium zu integrieren sei. Jede Fakultät ist aber frei, wie sie dies durchführen will.

An der Universität Genf wurde 1992 vom „Institut Universitaire de Médecine Légale“ eine „Unité de droit et d’éthique clinique“ geschaffen, welche Seminare und Kurse durchführt, eine Zeitschrift herausgibt und Beratungen durchführt. Zudem wurde an der Universität Genf 1996 eine Assistenzprofessur für medizinische Ethik eingesetzt. An der Universität Freiburg werden sowohl an der theologischen Fakultät Seminare und Kurse zur medizinischen Ethik angeboten, als auch am „Interdisziplinären Institut für Ethik und Menschenrechte“ medizin-ethische Fragestellungen behandelt. In Zürich wurde 1996 das

„Haus der Ethik“ von der „Arbeitsstelle für Ethik“ der philosophischen Fakultät der Universität Zürich und vom „Institut für Sozialethik“ der theologischen Fakultät ebenfalls der Universität Zürich bezogen. Auch hier werden verschiedene Angebote zur medizinischen Ethik gemacht und seit 1999 kann hier ein „Master of applied ethics“ berufsbegleitend erworben werden. An der Universität Basel sind zur Zeit verschiedene Bestrebungen im Gange, ein Institut für biomedizinische Ethik zu gründen.

Legiferierungsprozess in der Schweiz

Seit längerer Zeit ist in der Schweiz bezüglich medizin-ethischen Standards ein Legiferierungsprozess im Gange. Ausgelöst wurde er durch den Artikel 24 novies der Bundesverfassung über die Fortpflanzungsmedizin und Gentechnologie, welcher am 17. Mai 1992 von Volk und Ständen angenommen worden war. Die Vorlage des Parlamentes war ein Gegenvorschlag zur Beobachter-Initiative, welche im wesentlichen nur den Humanbereich umfasste und schliesslich zugunsten des Gegenvorschlages zurückgezogen wurde. Im Januar 1993 wurde der IDAGEN-Bericht über die „Koordination der Rechtssetzung über Gentechnologie und Fortpflanzungsmedizin“ der Interdepartementalen Arbeitsgruppe für Gentechnologie publiziert. Der Bericht erachtete in folgenden Bereichen gesetzgeberische Massnahmen als notwendig: Assistierte Fortpflanzungsmedizin und Anwendung der Gentechnologie beim Menschen, gentechnisch veränderte Erreger, Toxische Organismen, Lebensmittel, Klinische Versuche mit Arzneimitteln, Schutz der Arbeitnehmer vor biologischen Gefahren, Keim- und Erbgut von Pflanzen, Tieren und anderen Organismen, Umweltschutz und Patentrecht. Hierzu empfahl der Bericht folgende Koordinationsinstrumente: Fachkommission für biologische Sicherheit, Ethikkommissionen und Koordinationsgremien.[8] In Anschluss an den IDAGEN-Bericht wurde am 2. Dez. 1993 eine Studiengruppe zur Beurteilung der „Bio-

8 Vgl. IDAGEN-Bericht, EJPD, Januar 1993, S. 1 ff.

medizinischen Forschung am Menschen im Zusammenhang mit Art. 24 novies der Bundesverfassung“ eingesetzt. Nach einer ersten Phase publizierte sie im Februar 1995 ihren Bericht. Der Bericht beschäftigt sich vornehmlich mit der verbrauchenden Forschung an überzähligen Embryonen. Die Mehrheit der Arbeitsgruppe akzeptierte diese Forschung, eine Minderheit formulierte ein Minderheitsvotum. In einer zweiten Phase zwischen Juni 1996 bis Oktober 1997 wandte sich die Gruppe Forschung am Menschen den ethischen Fragen der Gendiagnostik und Gentherapie zu. Die Vernehmlassung zum Fortpflanzungsmedizingesetz ist abgeschlossen und es hat die Zustimmung der Räte 1999 erhalten. Im Zusammenhang mit dem Fortpflanzungsmedizingesetz war ein besonderer Streitpunkt die Präimplantationsdiagnostik, die im Frühjahr 1999 abgelehnt wurde. In nächster Zeit wird das Gesetz zur Abstimmung vors Volk kommen. Zur Zeit ist das „Bundesgesetz über genetische Untersuchungen beim Menschen“ in der parlamentarischen Vernehmlassung. In der Abstimmung vom 7. Februar 1999 wurde dem Bund die Kompetenz im Bereich der Transplantationsmedizin übertragen. In diesem Zusammenhang wirft die Frage der Xenotransplantation verschiedenste ethische Fragen auf und wird heftig diskutiert. Zur Klärung der Frage der aktiven Sterbehilfe hatte der Bundesrat 1997 im Anschluss an die Motion Ruffy von 1994, welche die aktive Sterbehilfe unter gewissen Bedingungen gestatten möchte, eine Kommission eingesetzt. Im Frühjahr 1999 wurde der Bericht publiziert. Die Kommissionsmehrheit möchte nun die aktive Sterbehilfe unter gewissen Bedingungen zulassen. Hierzu soll der Artikel 114 des schweizerischen Strafgesetzbuches verändert werden. Auch dazu wird das Volk Stellung nehmen können. Weiter wird in absehbarer Zeit die Fristenlösung für den Schwangerschaftsabbruch dem Volk zur Abstimmung vorgelegt werden. Eine nationale Ethikkommission wurde bisher nur für den ausserhumanen Bereich eingesetzt, nicht jedoch für den Humanbereich, wie im Anschluss an Artikel 24 novies eigentlich gefordert wird.

Ethische Kompetenz

Die Ambivalenz des medizinischen Fortschrittes macht Güterabwägungen mit menschlichem Leben unausweichlich. Durch diese neue Situation ist ein enormer Bedarf an bewusster medizin-ethischer Urteilsbildung entstanden. Auf der indvidualethischen Ebene gehört heute die Kompetenz, medizin-ethische Urteilsbildungsprozesse im Hinblick auf die Menschenverträglichkeit zu leiten und selbst bewusst vollziehen zu können, zum Anforderungsprofil und in den Verantwortungsbereich einer Medizinerin und eines Mediziners und ist auch Teil der „Good Clinical Practice". Hierzu bedarf es der entsprechenden Rahmenbedingungen von Zeit und Raum innerhalb der Institutionen. Die Güterabwägungen der Gesellschaftsverträglichkeit von medizinischen Handlungsmöglichkeiten auf der sozialethischen Ebene hingegen sind Bürgerpflicht. Diese Verpflichtung ist für die postmoderne, pluralistische Gesellschaft eine enorme Herausforderung. Voraussetzung für die Entscheidungsfindung auf dieser Ebene ist der interdisziplinäre Dialog, der einen gesellschaftlichen Konsens zwar ermöglichen aber nicht garantieren kann.

Bad news und das gelungene Leben[1]

Zusammenfassung

Der folgende Artikel analysiert in einem ersten Teil den zeitlichen und strukturellen Kontext, in dem Gespräche über Prognose, Leiden und Tod geführt werden, und zeigt dessen mannigfaltige Auswirkungen auf die Arzt-Patient-Beziehung. In einem zweiten Teil werden die Bedingungen des Prozesses reflektiert, bei welchem schlechte Nachrichten in ein gelungenes Leben integriert werden.

Die Erwartung der Patientin, Gespräche über Prognose, Leiden und Tod führen zu können, erzeugt im Arzt die Spannung, einerseits im Leben mithalten zu wollen und andererseits von einer anderen Zeitwirklichkeit in Anspruch genommen zu sein, der Zeitwirklichkeit der Kranken, der Langsamkeit. An das Arzt-Patient-Verhältnis ist die Grundforderung zu stellen, dass es den Patienten die Möglichkeit bietet, dass sie von den schlechten Nachrichten zu ihrer Lebenswahrheit finden. Die Wahrheit wird dabei zum Weg und zum Prozess. Die Grundvoraussetzung dieses Prozesses ist eine von Vertrauen geprägte Atmosphäre. Neben der persönlichen Bereitschaft der Medizinerin, sich betreffen zu lassen und sich ein Stück weit preiszugeben, braucht es Strukturen, welche ein vertrauensvolles Arzt-Patient-Verhältnis überhaupt zulassen.

Dazu braucht es Freiräume, Zeiträume und freie Räume, in denen Gespräche stattfinden können und in denen ohne Repressalien nach Antworten gesucht werden kann. Das Lassen der Dinge, das Zulassen der Langsamkeit, wäre dabei eine ergänzende Option zur Option der ständigen Beschleunigung, die den Spielraum der Handlungsfreiheit beträchtlich erweitern würde.

Schlechte Nachrichten und das gelungene Leben, so lautet meine interpretative Umschreibung dessen, was in der medizinethischen

1 Veröffentlicht in: Schweizerische Rundschau für Medizin – Praxis, Nr. 14, 1996, S. 445–450.

Diskussion normalerweise mit dem Terminus technicus „Wahrheit am Krankenbett" bezeichnet wird. Es geht dabei einerseits um die Spannung, welche schlechte Nachrichten im Leben von betroffenen Menschen erzeugen, und andererseits darum, wer und wie diese Nachrichten vermittelt werden. Normalerweise ist es der Arzt oder die Ärztin, welche im Rahmen ihres Verhältnisses zu den Patienten und von ihrer Stellung in der Hierarchie des Gesundheitswesens schlechte Nachrichten überbringen müssen. Das Arzt-Patient-Verhältnis steht in einem zeitlichen, organisatorischen und gesellschaftlichen Kontext. Diesem Kontext, in welchem Gespräche über Prognose, Leiden und Tod geführt werden, wird in diesem Artikel besondere Beachtung geschenkt.

Kontext: modernes Lebensgefühl

An einer Sitzung, welche vor ein paar Wochen stattfand und an der wir über die Nachbetreuung von transplantierten Patienten sprachen, meinte ein Arzt plötzlich völlig entnervt: „Das ist ja alles schön und gut, aber wir haben doch einfach keine Zeit dazu!" Damit hat dieser Mediziner den Zeitgeist auf den Punkt gebracht. Nichts scheint die heutigen Menschen mehr zu bedrängen als die Zeit. Besser gesagt die Zeit, die sie nicht oder nicht mehr haben. Ein voller Terminkalender belegt die persönliche Wichtigkeit. Wer etwas ist und etwas sein will, kann es sich nicht leisten, Zeit zu haben. Dabei wird der Zeitdruck nicht allein vom Individuum selbst erzeugt, sondern ist in den Strukturen der modernen Gesellschaft angelegt. Viele leiden unter diesem Zeitstress und können, ob sie wollen oder nicht, kaum daraus ausbrechen. Mediziner und Medizinerinnen machen hier keine Ausnahme. Uhren sind in Spitälern allgegenwärtig genauso wie der Zeitdruck, unter dem die Mediziner und Medizinerinnen in der Praxis stehen.

Es ist äusserst paradox, je mehr Möglichkeiten sich die Menschen schaffen, Abläufe effizienter und damit schneller zu gestalten, desto weniger Zeit haben sie. Diese Zeitnot scheint mit der erschaffenen Effizienz linear zuzunehmen. Das moderne Zeiterleben unterscheidet sich deutlich vom früheren Zeitgefühl. Solange der Tod als eine Zäsur auf dem Weg in die Ewigkeit das Lebensgefühl der Menschen prägte, stand jedem Menschen unendlich viel mehr Zeit zur Verfügung. Solange sich die Menschen gewiss waren, dass Gott jeden und jede bei ihrem Namen gerufen hatte, war die Individualität des Menschen geschenkt. Heute ist der Tod für viele Menschen keine Zäsur mehr, sondern ein Schlusspunkt, vielleicht noch ein Doppelpunkt. Moderne Menschen fühlen sich von Gott selten bei ihrem Namen gerufen, sie müssen sich ihre Individualität selber erwirken. Dem modernen Mensch steht nur noch seine eigene Lebenszeit zur Verfügung, um sich selbst zu erschaffen und zu individualisieren. Der Tod wird zum Feind, dem möglichst viel diesseitiges Leben abgerungen werden soll. Gronemeyer bringt das moderne Zeitgefühl brillant auf den Punkt, wenn sie schreibt[2]:

„Im Mittelalter gewinnt der Mensch seine Individualität von Gott her. In der Neuzeit muss er sie sich, sein Heil selbst erschaffen. Nur in dem Masse, in dem er seine Eigenart und seinen Eigensinn entfaltet, gewinnt der Mensch Lebenssinn. Seine Freiheit besteht darin, sich zu besondern, und sein Risiko darin, an der Selbsterschaffung zu scheitern. Der Preis für die so weit getriebene Individualisierung ist eine durch nichts gemilderte Konfrontation mit der eigenen Vergänglichkeit. Der Anspruch auf Einzigartigkeit macht das individuelle Leben unerhört kostbar und unersetzbar. Das einzigartige Individuum kann in nichts und niemand fortleben, mit seinem Ende ist es unwiderruflich verloren. … Wenn das Leben die einzige Gelegenheit ist, dann steigert sich die Verlustangst ins Unerträgliche. … Und so wird sich der Widerstand gegen den Tod darauf konzentrieren, ihm so viel hiesiges Leben wie möglich abzuringen. Da der Tod einstweilen unausweichlich bleibt, soll wenigstens das Leben, solange es dauert, von ihm gereinigt und die schmählichen Erinnerungen an ihn getilgt werden. … Alles, was uns an ihn erinnert im Leben, Alter, Krankheit und Leiden soll aus dem Leben verbannt werden. Der Glaube an die Technik ist dabei ungebrochen, mit ihrer Hilfe wird es uns vielleicht eines Tages gelingen, noch mehr Lebenszeit abzuringen. Krankheit, Leiden und Tod stehlen mir die Zeit weg.“ (S. 22ff.).

2 Gronemeyer, M.: Das Leben als letzte Gelegenheit. Wissenschaftliche Buchgesellschaft Darmstadt, Darmstadt 1993.

Einbruch

In dieses neuzeitliche Lebensgefühl bricht die Krankheit ein. Kranke Menschen werden mit einem völlig neuen Zeiterleben konfrontiert. Sie sind plötzlich in die Wartezimmer der Gesellschaft verwiesen. Die Zeit schleicht für sie dahin. Sie sind ständig am Warten, auf Laborbefunde, auf den Arzttermin usw. Kurz, sie warten darauf, am Wettlauf mit der Zeit der Gesunden wieder teilnehmen zu können.

Auf dem Hintergrund dieses neuzeitlichen Lebensgefühles können wir Gesundheit und Krankheit geradezu mit Zeitnot und Zeithaben gleichsetzen. Wer gesund ist, hat keine Zeit, und wer Zeit hat, ist irgendwie nicht gesund. Da die Gesunden keine Zeit haben, bleibt der Kranke alleine zurück. Schlechte Nachrichten werfen den Menschen auf sich selbst zurück und vereinzeln ihn. Krankheit macht einsam.

Meisterhaft hat Nietzsche diese Einsamkeit und das Zeiterleben des Kranken in „Also sprach Zarathustra“ beschrieben[3]: „Allem Leben hatte ich abgesagt, so träumte mir. Zum Nacht- und Grabwächter war ich geworden, dort auf der einsamen Berg-Burg des Todes. … Aber furchtbarer noch und herzzuschnürender war es, wenn es wieder schwieg und rings stille ward und ich allein sass in diesem tückischen Schweigen. So ging mir und schlich die Zeit, wenn es Zeit noch gab: was weiss ich davon!“ (S. 147 ff.). „Der Zeiger rückte, die Uhr meines Lebens holte Atem – nie hörte ich solche Stille um mich: also dass mein Herz erschrak“ (S. 160). „Aber einst wird dich die Einsamkeit müde machen, einst wird dich dein Stolz sich krümmen und dem Mut knirschen. Schreien wirst du einst: Ich bin allein“ (S. 67).

Schlechte Nachrichten erschrecken die Menschen, bringen sie zum Schreien. Schreie, welche jedoch meist in der Kehle stecken bleiben, weil ohnehin niemand Zeit hat, sie zu hören.

3 Nietzsche, F.: Also sprach Zarathustra. Kröner Verlag, Stuttgart 1975.

Zwei Welten

Mit diesem Schrei, dieser Einsamkeit wird der Arzt und die Ärztin konfrontiert, wenn sie Gespräche über Prognose, Leiden und Tod führen müssen. Aber wie schwierig sind solche Gespräche, denn der Arzt und der Patient leben in zwei völlig gegensätzlichen Welten. Der Arzt steht im Wettlauf gegen den Tod. Auch sein Leben ist einmalig, ist vergänglich. Auch er möchte während seiner Lebensspanne verständlicherweise soviel an Leben herausholen, wie immer nur möglich. Im Gesicht des Kranken blickt ihm die eigene Vergänglichkeit entgegen. Diese kranken, ängstlichen Gesichter machen ihm bewusst, dass auch sein Leben die letzte Gelegenheit darstellt. Je mehr der Patient leidet, je weniger man gegen den Tod tun kann, je langsamer sein Leben wird, je mehr läuft der Arzt Gefahr, in diese Langsamkeit hineingezogen zu werden. Je weniger er machen kann, desto mehr ist sein eigenes Verweilen beim Kranken gefordert. Dies aber nimmt ihn selber aus dem Wettlauf mit der Zeit heraus. Beim Ausharren am Krankenbett kann nichts Effizientes geleistet werden. Beim Verweilen fehlt die Zeit, um Neues zu forschen, welches Leben von zukünftigen Patienten vielleicht verlängern könnte. Es entsteht eine Fluchtbewegung von Kranken weg.

Und auch hierzu äussert sich Nietzsche in Zarathustra treffend (2): „Des Einen Einsamkeit ist die Flucht des Kranken; des Anderen Einsamkeit die Flucht vor den Kranken." (S. 193) Es gibt viele Möglichkeiten sich den Gesprächen über Prognose, Leiden und Tod zu entziehen, es gibt den Aktivismus in viele Untersuchungen, die Flucht in die Fremdworte, und es gibt vor allem die Entschuldigung, keine Zeit zu haben. Die Erwartung des Patienten, Gespräche über Prognose, Leiden und Tod führen zu können, erzeugt auch im Arzt und in der Ärztin die Spannung, einerseits im Leben mithalten zu wollen und andererseits von einer anderen Zeitwirklichkeit in Anspruch genommen zu sein, der Zeitwirklichkeit des Kranken, der Langsamkeit. Diese Spannung wird noch verstärkt durch die privaten Zeitansprüche, der Familienzeit und der persönlichen Freizeit.

Paternalismus- und Autonomieprinzip

Trotz des Zeitdrucks bleibt im Rahmen der Arzt-Patient-Beziehung die Herausforderung für die Mediziner und Medizinerinnen bestehen, Patienten schlechte Nachrichten überbringen zu müssen. Das Arzt-Patient-Verhältnis kann als die ethische Grundsituation in der Medizin angesehen werden. Ethik stammt vom griechischen Wort „äthos" ab, was soviel wie Sitzen bedeutet. Es geht in der Ethik darum, zusammenzusitzen und gemeinsam nach Handlungsoptionen zu suchen, welche ein gelungenes, gutes Leben ermöglichen. Ethik hat sehr viel mit Gesprächskultur zu tun, mit der Fähigkeit, miteinander ins Gespräch zu kommen. Dabei ist es eine kulturelle Errungenschaft der Neuzeit, dass gefordert wird, dass alle Menschen sich in gleicher Art und Weise an diesem Gespräch über das gelungene Leben beteiligen können und nicht nur eine ausgewählte Elite. Es ist dies die Forderung nach Autonomie, welche allen Menschen, unabhängig von ihrer persönlichen Verfassung und Status, zugestanden werden muss. Für das Arzt-Patient-Verhältnis hat sich diese Forderung im Konzept des „informed-consent" niedergeschlagen, wonach die Patientin möglichst vollumfänglich informiert werden muss, damit sie eine freie, autonome Entscheidung fällen kann. Bis zu dieser Forderung der Patientin nach persönlicher Entscheidungskompetenz herrschte im Rahmen des Paternalismuskonzepts eine fast uneingeschränkte Verfügbarkeit des Mediziners über seine Patienten, wonach der Arzt immer besser weiss, was für die Patienten gut ist und was nicht. Das Autonomiekonzept war ursprünglich ein Abwehrkonzept zum Schutz der Würde jedes Menschen. Es entwickelt sich zunehmend zu einem Forderungskonzept, wonach die Patienten ihre Autonomie einfordern und bestimmte medizinische Leistungen als ein Recht verlangen.

Bei diesen beiden Handlungsentwürfen, demjenigen des Paternalismus und der Autonomie, klaffen Theorie und Praxis weit auseinander. Weder ist der Patient immer der autonome, unabhängige Mensch, noch ist die Ärztin diejenige, welche immer weiss, was für ihre Patientin gut ist. Krankheit ist das Fenster der Verwundbarkeit für die Handlungsfreiheit. Krankheit macht abhängig, sprachlos und sehr oft auch irrational. Diese faktischen Probleme von kranken Menschen beim Wahrnehmen ihrer Autonomie stellen jedoch das Autonomieprinzip als Referenzpunkt für das ärztliche Handeln nicht in Frage. In der Praxis gilt es, situationsbezogen und individuell zu eruieren, wie dem jeweiligen Patienten möglichst viel Autonomie zugestanden werden kann. Auch averbalen Meinungsäusserungen ist dabei Beachtung zu schenken. Trotzdem können individuelle Freiheitsansprüche nicht grenzenlos verwirklicht werden. Sie sind in ein gemeinschaftliches Leben einzubinden.

Stand beim Paternalismus das „Du sollst!“ im Zentrum, so ist es beim Autonomiekonzept das „Ich will!“. Das Arzt-Patient-Verhältnis läuft dadurch Gefahr, zur Arena gegenseitiger Machtansprüche zu werden. Solange Ärztin und Patientin in einer gemeinsamen Moralwelt lebten und sich ihre Vorstellungen eines gelungenen Lebens an einem gemeinsamen Sinnhorizont orientierten, blieb die Reichweite der Ansprüche beider Seiten begrenzt. In einer pluralistischen Gesellschaft, wie der unseren, wo in den meisten Fällen ein gemeinsamer Sinnhorizont fehlt, werden das Sollen und das Wollen zur Willkür hin entfesselt. Dort, wo keine gemeinsame Moralwelt aufrechterhalten werden kann, wird auch der Begriff des guten Lebens zu einer Leerformel, welche von Nützlichkeitserwägungen vereinnahmt wird. In der Folge ist es allein die Ökonomie, welche dem menschlichen Wollen und Sollen ihre Grenzen setzt. Im Rahmen dieser Entwicklung wird auch das Arzt-Patient-Verhältnis zunehmend durch ökonomische Zwänge reguliert: Sowohl das „Du sollst!“, wie das „Ich will!“ erfahren ihre Grenze allein an den ökonomischen Grenzen des Gesundheitswesens und nicht mehr an der Ausrichtung auf das gute Leben. Sollen und Wollen werden vom ökonomisch Möglichen bestimmt. Beispielhaft hierfür ist der Ruf nach Qualitätssicherung im Gesundheitswesen, welche grösstenteils im Hinblick auf ökonomische Maximierung vorgenommen wird.

Diese Orientierung an der Nützlichkeit und Effizienz wird zu einer ernsthaften Gefahr für die Autonomie sowohl des Arztes wie der Patientin. Die Mediziner werden zunehmend zu Wunscherfüllern der Gesellschaft. Die Wünsche der Gesellschaft an die Mediziner und Medizinerinnen bündeln sich darin, dafür zu sorgen, dass der Gesellschaft möglichst Zeit erspart wird und damit Geld. Es kommt nicht von ungefähr, dass Gesprächsleistungen von den Krankenkassen am wenigsten vergütet werden. Die Mediziner und Medizinerinnen bekommen von der Gesellschaft zunehmend den Auftrag, die Behinderung und damit die Langsamkeit dort, wo sie nicht geheilt werden kann, zu eliminieren. Die moderne Zeitnot setzt das Arzt-Patient-Verhältnis unter Druck. Übergriffe auf schwache, kranke und alte Menschen sind keine Seltenheit. Wie kann ich wissen, ob dieser Arzt oder diese Ärztin wirklich nur mein Bestes will? Die Patientin ist durch ihre Krankheit gezwungen, sich einem Arzt oder einer Ärztin anzuvertrauen. Damit sind wir beim zentralsten Begriff des Arzt-Patient-Verhältnisses angelangt, dem Vertrauen.

Vertrauen

Vertrauen ist ein Grundphänomen, ohne das die Kommunikation zwischen Menschen ausgeschlossen wäre. Im Vertrauen werden die beiden Pole des „Du sollst!" und des „Ich will!" im „Wir dürfen!" überwunden. In einer von Vertrauen geprägten Arzt-Patient-Beziehung werde ich nicht mit einem „Du sollst!" vom Arzt gezwungen, und ich fordere auch nicht ein trotziges „Ich will!", sondern wir suchen gemeinsam nach dem, was wir dürfen, damit mein Leben gelingt. Dadurch entsteht Raum zur Güterabwägung: Wir dürfen, müssen aber nicht; wir dürfen, wollen aber nicht. Ich darf Leben erhalten, muss es aber nicht um jeden Preis; ich darf die Wahrheit erfahren, muss es aber nicht um jeden Preis. Welcher Preis ein Mensch bereit ist zu zahlen und welcher Preis seinem Leben und seiner Lebensgeschichte angemessen ist, muss immer wieder neu evaluiert werden. Biographieanamnesen sind für Güterabwägungen unumgänglich. Sie helfen mit, die Patientin in ihrer momentanen Lebens- und Leidenssituation wahrzunehmen.

Die Ankündigung von Leiden und Tod lässt Menschen oft verzweifeln. Sie können ganz unerwartet auch neue Kräfte freisetzen. Wie ein Patient auf solche Nachrichten reagiert, ist zum vornherein kaum absehbar. Schlechte Nachrichten sind eine Herausforderung an die Patientin und den Arzt, diese Informationen gemeinsam zur Lebenswahrheit der Patientin umzugestalten. Wie und ob diese Umgestaltung gelingt, hängt wenig vom Schweregrad einer Krankheit ab. Eindrücklich sind hier Biographien von kranken Menschen, welche trotz allen Widerwärtigkeiten und allem Leiden zu einem erfüllten Leben gefunden haben. Gelungenes Leben zeichnet sich ja gerade dadurch aus, dass es einem Menschen gelingt, schlechte Nachrichten von Leiden und Tod in sein Leben zu integrieren und sie auszuhalten, ohne daran zugrunde zu gehen, sondern daran zu reifen. Diesen Reifungsprozess kann man von niemandem verlangen. Das wäre äusserst zynisch. Ein solcher Reifungsprozess stellt sich ein oder nicht. Trotzdem können äussere Bedingungen einen solchen Prozess fördern oder unterbinden. An das Arzt-Patient-Verhältnis ist die Grundforderung zu stellen, dass es den Patienten Möglichkeiten bietet, dass sie von den schlechten Nachrichten zu ihrer Lebenswahrheit finden. Die Wahrheit wird dabei zum Weg und zum Prozess. Die Grundvoraussetzung dieses Prozesses ist eine von Vertrauen geprägte Atmosphäre. Vertrauen ist nur möglich, wo Menschen sich gegenseitig ihr wahres Gesicht zeigen und sich wahrnehmen. Die Patientin kommt in ihrer Not nicht umhin, sich preiszugeben. Von der Ärztin wird nicht verlangt, dass sie ihr Leben vor ihrer Patientin ausbreitet. Für eine vertrauensvolle Beziehung mit der Patientin ist aber die Preisgabe der Medizinerin soweit verlangt, dass sie sich vom Leiden und der Lebensangst der Patientin betreffen lässt. Die gemeinsame Betroffenheit von Leiden, Sterben und Tod führt zu einer Solidarität mit der Kranken, welche Vertrauen erst ermöglicht. Vertrauen lässt Leben gelingen. Eine vertrauensvolle Arzt-Patient-Beziehung trägt wesentlich zur Bewältigung von schlechten Nachrichten bei. In der gemeinsamen Betroffenheit von Leiden, Sterben und Tod erfahren die Ärztin und die Patientin ein Stück gelungenes Leben. In einer von Vertrauen geprägten Atmosphäre kann Neues entstehen und können Menschen über sich hinauswachsen. Im Griechischen und Hebräischen steht für das Vertrauen, der Glaube und die Wahrheit der gleiche Wortstamm. Vertrauen und Wahrheit sind die Dinge, welche die Verlässlichkeit, die Treue und die Aufrichtigkeit unter den Menschen gewährt. Es darf niemals gelogen werden. Wieweit aber die Pflicht zur Information besteht, ist jeder einzelnen Beziehung wieder neu anzumessen. Die Information des Patienten ist auf die Erweiterung seiner Handlungsfreiheit ausgerichtet.

Der gemeinsame Gang auf dem Weg zur Lebenswahrheit des Patienten bringt viel Unerwartetes ans Licht. Heute nehmen wir das Licht oft nur als nützliches Hilfsmittel wahr. Mit dem Laserstrahl können wir sogar operieren. Die Menschen bleiben dabei oft im Dunklen. Demgegenüber fällt in der Begegnung mit den Patienten Licht auf ihr Leben und leuchtet ihre Lebenswahrheit auf, welche das Mass für die zu vermittelnde Information abgibt. Der Begegnung mit den Patienten kann viel zugetraut werden. Begegnungen solcher Art stärken das eigene Vertrauen ins Leben. Sie können aber immer auch scheitern.

Neben der persönlichen Bereitschaft des Mediziners, sich betreffen zu lassen und sich ein Stück weit preiszugeben, braucht es Strukturen, welche ein vertrauensvolles Arzt-Patient-Verhältnis überhaupt zulassen. Gespräche über Prognose, Leiden und Tod sind in der Allgemeinpraxis einfacher zu führen als im Krankenhaus. Normalerweise hat der Allgemeinpraktiker Einblick in das Leben der Patientin. Er hat ein Behandlungszimmer, in dem er in Ruhe mit der Patientin sprechen kann. Im Krankenhaus sind solche Gespräche sehr viel schwieriger zu führen: die behandelnde Ärztin kennt oft die Patientin nicht. Hinzu kommen grosse Verständigungsschwierigkeiten bei der Betreuung von Menschen aus anderen Kulturkreisen. Hier versteht man sich manchmal nicht, auch wenn man die gleiche Sprache spricht. Neben diese allgemeinen Probleme treten strukturelle. Die Arbeitsabläufe müssen effizient sein. In Mehrbettzimmern lassen sich keine persönlichen Gespräche führen und Gesprächsräume fehlen grösstenteils, sie würden Geld kosten. Viele Krankenhäuser sind Institutionen, in denen Sachwissen vermittelt, gelernt und neu gewonnen werden muss. Darin ist an und für sich schon eine Betrachtung der Patienten von aussen angelegt. Die Patienten haben im Spital mehrere Ansprechpartner, neben der Ärzteschaft nimmt die Pflege einen wichtigen Platz ein. Oft wird der Pflege der Ball zugespielt, Fremdworte auszudeutschen, und werden Gespräche über Leiden und Sterben an sie delegiert. Sobald sich verschiedene Menschen um einen Patienten bemühen, gibt es für den Einzelnen die Möglichkeit, sich schwierigen Gesprächen zu entziehen und seine Verantwortung nicht wahrzunehmen. Hinzu kommt das Hierarchieproblem. Die Hierarchie im Spital scheint mir manchmal der verzweifelte Versuch, die persönliche Betroffenheit von Leiden und Tod zu vermeiden.

Verantwortliche Güterabwägung ist ohne fundiertes Sachkenntnis nicht möglich. Dort, wo eine Krankheit spezialisiertes Wissen verlangt, ist ein Konflikt angelegt: Es geht über das Menschenmögliche hinaus, sich maximal um Sachwissen zu bemühen und gleichzeitig die Patienten auch menschlich optimal betreuen zu können. Diese zunehmende Spezialisierung verlangt interdisziplinäres Zusammenarbeiten und interdisziplinäre Gesprächsrunden, bei denen jede Berufsgruppe ihr Wissen einbringt und bei denen gemeinsam evaluiert wird, was dem jeweiligen Patienten angemessen wäre.

Trotz all diesen Bemühungen wird bei vielen Menschen der Wahrheitsprozess scheitern. Die letzte Verantwortung für ein gelungenes Leben bleibt beim Patienten selbst. Dies sollte jedoch nicht davon abhalten, Bedingungen zu schaffen, in deren Rahmen gelingendes Leben möglich ist.

Gespräche über Prognose, Leiden und Tod

Gespräche über Prognose, Leiden und Tod stellen hohe Anforderungen an die Mediziner und Medizinerinnen. Angesichts der Angst und Not kann aber nur der oder die verantwortlich den Patienten begleiten, der bzw. die gewohnt ist, über das Gelingen oder Misslingen des Lebens zu sprechen. Ohne die Möglichkeit, sich selber mit Lebensfragen auseinandersetzen zu können, muss man sich die Ängste und Nöte der Patienten möglichst vom Leibe halten. Der Austausch über existentielle Fragen, Gespräche über Lebenskonzepte und gelungenes Leben finden meist im Privatleben der Mediziner statt. Bedenken wir die langen Arbeitszeiten, so wird erkennbar, wie wenig Raum die Auseinandersetzung über existentielle Lebensfragen in ihrem Leben unter den derzeitigen Bedingungen einnehmen kann. Weder in der Ausbildung zum Beruf des Mediziners noch nachher in der Praxis sind solche Gesprächsmöglichkeiten offiziell institutionalisiert. Entsprechend wird vorwiegend nach technischen Möglichkeiten gesucht, um mit Leidenssituationen umzugehen. Aber Technik, so sinn- und wirkungsvoll sie in vielen Situationen eingesetzt werden kann, kann Gespräche über die Bedingungen gelungenen Lebens nicht ersetzen. Gespräche über Leiden und Tod verändern die Lebensentwürfe der beteiligten Menschen. Das kann unter Umständen sehr mühsam und schwierig sein. Es kann vor allem sehr weh tun. Niemand sucht den Schmerz. Dort, wo dem Gespräch über die Lebensgrenzen ausgewichen wird, wird versucht, sich diesem Schmerz zu entziehen. Leidende und sterbende

Menschen bleiben so allein. Allein bleibt aber auch die Ärztin in ihren persönlichen Anfechtungen.

Die Scheu vor der Auseinandersetzung mit Lebensfragen ist ein gesamtgesellschaftliches Phänomen. Der Austausch über persönliche Werte und Grundhaltungen ist tabuisiert, man vermeidet in tunlichst in einer pluralistischen Gesellschaft. Wir erlauben uns den Diskurs mit anderen Denkarten nicht mehr, unterziehen die verschiedenen Lebensentwürfe keinem kritischen Diskurs, denn alles hat ja irgendwie seine Berechtigung, alles ist gleich richtig und gleich falsch. Nur, so einfach ist es nicht. Jede Privatisierung hat eine öffentliche Seite, der Rückzug ins Private führt zu einer Vereinnahmung dieser Leerstelle des Gesprächs über die Bedingungen des gelungenen Lebens durch die Ökonomie und durch eine fundamentalistische Subkultur. Die Sekten haben entsprechend Hochkonjunktur, auch unter den Medizinern und Medizinerinnen. Denken wir an die ständig wachsenden Anhängerschaften des VPM (Verein zur Förderung der psychologischen Menschenkenntnis) oder des Opus Dei. Wenn wir uns die Freiheit und die Zeit zum kritischen Diskurs über das, was dem Menschen angemessen ist, nicht nehmen, wird der Diskurs eines Tages nicht mehr geführt werden können.

In einer pluralistischen Gesellschaft gibt es wenige allgemeingültige Vorstellungen eines gelungenen Lebens, trotzdem gilt es eine Streitkultur aufzubauen, im Rahmen derer sich neue Antworten entwickeln können. Eine solche Gesprächskultur ist Grundvoraussetzung für verantwortliches Handeln, welches gutes Leben ermöglicht. Um über das Handeln nachdenken zu können, braucht es Freiräume, Zeiträume und freie Räume, in denen Gespräche stattfinden können und in denen ohne Repression nach Antworten gesucht werden kann. Manchen fällt es schwer, mit Menschen mit verschiedenen beruflichen Hintergründen und Wertvorstellungen an einen runden Tisch ohne ein Oben und Unten zu sitzen und Gedanken auszutauschen. Echte Gespräche verlangen die Offenlegung der persönlichen Werthaltungen, Meinungen und Ansichten. Ethik kann man ohne kritische Gespräche nicht betreiben. Es ist die Aufgabe der Ethik, Handlungen auf ihre Vorstellungen von gutem Leben hin zu analysieren und zu befragen und verschiedene Handlungsentwürfe vorzustellen. Ethik hilft mit, dass die Entscheide bewusst gefällt und nach aussen transparent verantwortet und verteidigt werden können. Die Ethik nimmt aber niemandem seine Verantwortung zur Entscheidung und zur persönlichen Wahl ab. Warum ich mich für diesen oder einen anderen Ethikentwurf entscheide, hängt von meinem persönlichen Sinnhorizont ab. Wahl und Entscheidung lassen sich nicht delegieren. Dort, wo es um Sinn und um das Menschsein geht, gibt es keine Experten, auch keine Expertokratie der Ethiker und Ethikerinnen. Lebensentscheide können nicht an Ethik-Kommissionen delegiert werden. Es ist eine gesamtgesellschaftliche Aufgabe, auf dem Hintergrund seines Fachwissens interdisziplinär mit Vertretern aus anderen Wissensgebieten den Dialog über das zu führen, was gelungenes Leben im Rahmen der modernen Gesellschaft ermöglicht.

Schlussbemerkungen

Wenden wir uns zum Schluss dem Zeitbegriff zu, so zeigt sich im griechischen Sprachgebrauch, dass es zwei Zeiten gibt, die Zeitdauer, aber auch die rechte, für etwas bestimmte, günstige Zeit: Die rechte Zeit zu heiraten oder zu ernten, die beste Zeit im Jahr, der letzte Augenblick, die Todesstunde. Diese Begrifflichkeit der Zeit macht die Konsequenzen der chronischen Zeitnot deutlich: Wir verlieren den richtigen Zeitpunkt, wir können die günstige Zeit im Leben zu ernten, den letzten Augenblick nicht mehr wahrnehmen und die Todesstunde nicht miterleben. Wir gehen aus Zeitgründen am Wesentlichen des Lebens vorbei.

Das Lassen der Dinge, das Zulassen der Langsamkeit, wäre eine ergänzende Option zur Option der ständigen Beschleunigung, die den Spielraum der Handlungsfreiheit beträchtlich erweitern würde. Auch das Sterben und der Tod, aber nicht das Töten, könnten in dieser Option der Langsamkeit in bestimmten Situationen zugelassen werden. Das Zulassen von Sterben und Tod ermöglichte unter den Gesprächspartnern Gelassenheit. Solche Gelassenheit ist nicht zu verwechseln mit Gleichgültigkeit. Gleichgültigkeit gegenüber kranken Menschen entsteht dort, wo nur noch die Krankheit und nicht mehr die kranken Menschen wahrgenommen werden, weil man den Blick auf die langsamen Kranken nicht mehr erträgt oder weil man sie schlicht beim eigenen „Run auf die Offerten dieser Welt“ (Gronemeyer S. 105) gar nicht mehr sieht. In der Haltung der Gelassenheit werden die kranken Menschen wahrgenommen. Vielleicht setzte die Option der Gelassenheit der Forschung andere Prioritäten und der Technik heilsame Grenzen. Vielleicht würde dabei die Verantwortung gegenüber zukünftigen Generationen im Hinblick auf die Elimination von Krankheiten kleiner und die Verantwortung für die Menschen, welche hier und heute leben, grösser. Vielleicht öffnete die Gelassenheit Zeiträume, in denen das in der Medizin bisher Erreichte für die Menschen auf ein gelungenes Leben hin gerecht zubereitet werden könnte. Gelassenheit angesichts von Tod und Leiden erringen nur die, die aus einem tiefen Lebensvertrauen heraus leben. Leiden und Tod stellen jeden Sinnentwurf radikal in Frage. Wenigen Menschen ist solche Gelassenheit vergönnt, die dieser grössten Infragestellung des eigenen Lebensentwurfes standhält. Persönlich bewundere ich solche Menschen.

Vielleicht kommen wir über die Bedingungen solcher Gelassenheit einmal miteinander ins Gespräch!

Literatur:

Gronemeyer, M.: Das Leben als letzte Gelegenheit. Wissenschaftliche Buchgesellschaft, Darmstadt 1993.

Nietzsche, F.: Also sprach Zarathustra. Kröner Verlag, Stuttgart 1975.

Weiterführende Literatur:

Eser, A. u. a.: Lexikon Medizin Ethik Recht. Herder Verlag, Freiburg 1989.

Freidrich, G.: Theologisches Wörterbuch zum Neuen Testament. Kohlhammer, Stuttgart 1973, Bd. IX.

Galling, K. u. a.: Die Religion in Geschichte und Gegenwart. Handwörterbuch für Theologie und Religionswissenschaft. 3. Auflage, Bd. 6, J. C. B. Mohr, Tübingen 1986.

Schwangerschaftsabbruch[1]

Eine moralisch unlösbare Pattsituation für die Gesellschaft

Die Kontroverse rund um den Schwangerschaftsabbruch durchzieht die Geschichte der medizinischen Ethik seit ihren Anfängen. Der Schwangerschaftskonflikt berührt die Menschen zutiefst, und entsprechend heftig werden die Diskussionen geführt. Im Zentrum der Urteilsbildung steht die Frage, inwieweit bestimmte Wertansprüche die Tötung des ungeborenen Lebens legitimieren können. Mit einer einseitigen Parteinahme wird oft versucht, diesem Konflikt auszuweichen, indem entweder der Autonomieanspruch der Frau oder derjenige des werdenden Lebens betont wird. Eine solche Konfliktverdrängung verhindert jedoch die Suche nach angemessenen Lösungen. Der Aufsatz geht von der Unlösbarkeit dieses Konfliktes aus und zeigt, was dabei für die Frau und das gesellschaftliche Zusammenleben in einer pluralistischen Gesellschaft auf dem Spiel steht: das Menschsein selbst.

Mit ihren Überlegungen weist die Autorin auf die Grenzen von liberalen wie konservativen Lösungsansätzen hin.

Das Geheimnis des Menschseins

Das Menschsein erhebt Anspruch auf Würde und ist daher Träger der Menschenrechte, welche Übergriffe abwehren sollen. Faktisch biologisches Leben und das Menschsein können nicht identisch gesetzt werden.[2] Ab wann aber und wie lange kommen menschlichem Leben Wertansprüche zu?

1 Veröffentlicht in: Hugger, P. (Hg.): Kindsein in der Schweiz, Zürich 1998.

2 Werden faktisches biologisches Leben und das Menschsein ineins gesetzt, leitet man aus einem Ist ein Sollen ab und begeht damit den naturalistischen Fehlschluss.

Um diese Grenze zu bestimmen, wurden und werden die unterschiedlichsten Kriterien genannt: Schmerzempfinden des Embryos, Einsetzen seiner Hirnströme, voraussehbare Lebensqualität, Intelligenzquotient, Leiden usw. Solche Kriterien sind immer beliebig. Versuche, einen Konsens über Kriterien zu finden, welche das Menschsein bestimmen, sind gescheitert. Es gilt, dieses Scheitern ernst zu nehmen und zu interpretieren. Das Menschsein lässt sich nicht mittels Kategorien messen allgemeinverbindlich festlegen und entzieht sich dadurch der menschlichen Definitionsmacht. In seiner Unbestimmbarkeit weist das Menschsein über sich hinaus auf eine Würde, welche in der Tiefe geheimnisvoll verborgen liegt. Das Geheimnis des Menschseins wird mit dem Wort „Person" umschrieben. Nur Menschen sind Personen, und wir wissen nicht, ab wann und wie lange ein Mensch eine Person ist. Biologisches und personales Leben eines Menschen sind nicht identisch, aber es ist unmöglich, sie gegeneinander abzugrenzen. Dieses grundsätzliche Nichtwissen, welches gerade auf die unverfügbare Würde des Menschen hinweist, lässt es nicht zu, menschliches Leben als blosse Materie zu behandeln, sondern gebietet, es grundsätzlich als potentielle Person zu respektieren und damit als Subjekt anzuerkennen, selbst dann, wenn nicht klar ist, ob es schon eine Person ist oder nicht mehr ist. Dieser Anspruch ist in den Menschenrechten als Abwehrrechte verbrieft. Menschwerdung ist ein Prozess, der irreversibel mit der Imprägnation der Eizelle durch das Sperma einsetzt. Ungeborenes Leben ist deshalb als potentielle Person mit den entsprechenden Ansprüchen auf Subjekthaftigkeit zu werten.

Schwangerschaft – eine Häutung

In der Schwangerschaft häutet sich die Frau zur Mutter. Ihr Körper und ihr Lebensentwurf erfahren eine grundsätzliche Wandlung, die sich menschlicher Planung entzieht. Diese Häutung in der Schwangerschaft erklärt auch, warum nur ganz wenige Frauen ihr Kind nach einer Geburt zur Adoption freigeben können, denn sie sind durch die Schwangerschaft sogar gegen ihren Willen zur Mutter geworden. Biologisches Faktum und sittliches Selbstverständnis sind in der Schwangerschaft miteinander verwoben. Neues Leben wird in doppeltem Sinne geboren: Nicht nur das Kind, auch die Frau wird durch Schwangerschaft, Gebären, Geburt und Geborenwerden des Kindes neu. Dabei sind Sein, Seinlassen und Tun aufs engste miteinander verbunden. Es ist ein Geschehen, das sich einerseits von selbst vollzieht und andererseits die Mitarbeit der Frau bis an ihre Grenze fordert.

Es ist von entscheidender Bedeutung, dass sich das Kind im Körper der Frau befindet. Das werdende Leben steht mit seiner Mutter in einer existentiell abhängigen Primärbeziehung. Im Schwangerschaftskonflikt muss deshalb zwischen einer Innen- und eine Aussenperspektive unterschieden werden. Von der Aussenperspektive her stellt sich die Frage, ob die Frau von Dritten zu dieser Häutung, Wandlung und Mitarbeit gezwungen werden darf oder nicht. Von der Innenperspektive wird die Frage aufgeworfen, ob die Frau diese Prozesse der Neuwerdung verweigern und abbrechen und den Fetus töten darf.

Ungewollt schwanger – ein Subjekt-Subjekt-Konflikt

Die Frau steht selbst in einem Beziehungsgefüge mit vielfältigen Abhängigkeitsverhältnissen, welche durch die Geburt eines Kindes existentiell betroffen sind. So geht es ihr oft nicht allein um die Verteidigung ihres eigenen Lebensentwurfs, sondern auch um denjenigen von noch weiteren Kindern, ihres Partners oder um den zu erwartenden Lebensentwurf des werdenden Kindes. Wie Untersuchungen zeigen, stehen für die Frau, wenn sie sich in einer solchen Konfliktsituation befindet, nicht allgemeingültige Kriterien im Zentrum ihrer Urteilsbildung, sondern vielmehr ihre von ihr empfundenen Verantwortlichkeiten, welche sich aus ihrem Beziehungsgefüge heraus ergeben.[3] Diese Lebensbezüge der Frau stellen ihre je eigenen Ansprüche an ihr Handeln. Diese gilt es auf ihre Wertigkeit hin zu befragen, um einerseits den Wertkonflikt, in dem sich die Frau befindet, offenzulegen und um andererseits Entscheidungskriterien gewinnen zu können. Die verschie-

3 Vgl. Gilligan, Carol: In a different voice. Cambridge, Mass. 1982, S. 21.

denen Wertansprüche sind in einer Urteilsbildung miteinander zu vergleichen. Die Frau wird dadurch zu einer äusserst schwierigen Güterabwägung gezwungen, in der die verschiedenen Instrumentalisierungen gegeneinander abgewogen werden müssen. Durch die ungewollte Schwangerschaft sieht sich die Frau in einem vielfältigen Subjekt-Subjekt-Konflikt.

Dieser entsteht nur dann als ein sittliches Problem, wenn das ungeborene Leben bestimmte Wertansprüche gegenüber der schwangeren Frau stellen kann. Bei den Lösungsansätzen, welche den Fetus als verfügbare Materie betrachten, werden deshalb die heftigen Konflikte der Frauen bei der Frage nach der Legitimität der Tötung des ungeborenen Lebens in ihrem Körper als unaufgeklärte Reminiszenzen gesehen, die sich mit der Zeit verflüchtigen werden.[4]

Wird die Konflikterfahrung der Frauen bei einer ungewollten Schwangerschaft hingegen ernst genommen, so zeigt bereits diese Erfahrung, dass das ungeborene Leben von der Frau selbst als wertvoll und als etwas Vorgegebenes erachtet wird. Ihr Ringen um eine angemessene Entscheidung drückt die Suche nach einer sittlichen Rechtfertigung ihres Handelns vor ihrem Gewissen aus. Im Zentrum der Güterabwägung steht die Frage, inwieweit bestimmte Wertansprüche die Tötung von ungeborenem Leben legitimieren können.

Versagen der Gesellschaft

Im Schwangerschaftskonflikt werden Frauen oft von der Sorge um die Allernächsten umgetrieben. Dass sie trotz grösster Zweifel und Gewissensbisse eine Abtreibung machen, zeigt, dass es an Unterstützung mangelt. Dort, wo sie die entsprechende Unterstützung und Hilfe finden, geraten sie weniger in das Dilemma, zwischen verschiedenen Instrumentalisierungen wählen zu müssen.

Die Gesellschaft macht es sich zu einfach, wenn sie die Entscheidung über eine Abtreibung entweder den Frauen allein aufbür-

4 Vgl. Singer, Peter: Praktische Ethik. Stuttgart 1984, S. 170.

det[5] oder sie bei einer Abtreibung verurteilt und in der Sorge um ihnen nahestehende Menschen alleine lässt.[6]

Dilemma der ungewollten Schwangerschaft

Das Dilemma einer ungewollten Schwangerschaft liegt darin, dass sie so oder so zu einer Instrumentalisierung von menschlichem Leben führt. Es bleibt ein unlösbarer Subjekt-Subjekt-Konflikt bestehen. Die Gesellschaft befindet sich dabei in einer ausweglosen Pattsituation: Zwingt sie die Frau, das Kind auszutragen, so instrumentalisiert sie damit die Frau, was deren Würde widerspricht; wird das werdende Leben abgetrieben, so wird dieses durch die Tötung aufs äusserste instrumentalisiert und entwürdigt. Allein eine freie Entscheidung der Frau für das Kind kann aus dieser Pattsituation herausführen. Eine solche setzt jedoch eine solidarische Gemeinschaft voraus, welche der Frau und ihren Nächsten die zum sinnvollen Leben notwendigen Ressourcen zur Verfügung stellt. Aber selbst wenn die Gesellschaft bereit und im Stande wäre, jegliche Solidarität gegenüber der Frau zu leisten, bleibt das Problem, dass eine Frau durch eine ungewollte Schwangerschaft vor die Wahl gestellt wird, entweder ihren Lebensentwurf zugunsten des werdenden Lebens zu verändern oder zu töten. Dies würde bedeuten, dass sie ihre Lebensplanung völlig anders ausrichten müsste, um damit die äussere und innere Haut des werdenden Kindes zu bewahren. Kann eine Frau zu einer solchen Bewahrung gezwungen werden?

5 Vgl. Kind, Hans: Psychiatrische Praxis der Abklärung der Schwangerschaftserstehungsfähigkeit. In: Schwangerschaftsabbruch. Rieden CH 1995, S. 95–107.

6 Vgl. Schweikert, Ruth: Ohne Titel. In: Schwangerschaftsabbruch. Rieden CH, 1995, S. 39–53.

Schutz der inneren und äusseren Haut des Menschen

In einer pluralistischen Gesellschaft ist es Aufgabe des Rechtes, die innere und äussere Haut der Menschen zu schützen, indem es ihnen Schutz vor Körperverletzung und das Recht auf den eigenen Lebensentwurf garantiert. So werden die Ansprüche der Menschenrechte umgesetzt, denn deren Basis besteht darin, dass menschliches Leben nicht ungefragt für Zwecke instrumentalisiert werden darf und ihm das Recht auf einen eigenen Lebensentwurf zusteht. Dieses Denken geht direkt auf Immanuel Kant (1724–1804) zurück, seine eigentlichen Wurzeln sind jedoch bereits in der griechischen Philosophie zu finden. Ihr Erbe wurde seit der Renaissance und dem Humanismus von innen heraus neu belebt und findet sich u.a. in den Ansätzen des deutschen Idealismus wieder.[7] Eine pluralistische Gesellschaft kann ohne dieses ethische Minimum der Menschenrechte nicht überleben. Die Haut ist die äussere, sichtbare Grenze für körperliche Übergriffe auf einen Menschen. Entsprechend werden medizinische Handlungen ohne Einwilligung des Patienten als Körperverletzung gewertet. Die unsichtbare Haut ist der Lebensentwurf eines Menschen, der durch andere Menschen nicht absichtlich gestört werden darf. Menschliches Leben darf nicht ungefragt zum Objekt gemacht werden. Degradierung zum Objekt liegt dann vor, wenn einem Menschen das Recht auf einen eigenen Lebensentwurf abgesprochen wird. Die Lebenserhaltung eines Menschen wird deshalb gegenüber dem Lebensentwurf eines anderen Menschen geringer bewertet. So wird z.B. von niemandem verlangt, seine Organe oder sein Knochenmark gegen seinen Willen zu spenden, obwohl dies sehr vielen Menschen das Leben erhalten könnte. Auch das Gut der Notwehr für den eigenen Lebensentwurf wird höher bewertet als das Tötungsverbot. Das Verteidigungsrecht der Schweiz basiert auf dieser Überlegung. Dieses Recht bezieht sich nicht nur auf den Lebensschutz, sondern darüber hinaus auf die Verteidigung der „Freiheit" der Menschen in diesem Land. Die Tötung aus Notwehr für

7 Vgl. Philosophisches Wörterbuch (Hg.: Georgi Schischkoff). Stuttgart 1982 (21. Aufl.), S. 247.

den eigenen Lebensentwurf wird als ultima ratio, nachdem alle anderen, gewaltlosen Verteidigungsmöglichkeiten ausgeschöpft worden sind, toleriert.

Der autonome Mensch

Hinter dem Rechtsverständnis der modernen Gesellschaft steht das Bild des autonomen und unabhängigen Menschen, der weiss, was für ihn gut ist und was nicht. Dabei ist es jedem Menschen freigestellt, ob überhaupt und wie er über das ethische Minimum hinausgehen will. Die Autonomie wird im ursprünglichen Sinne als „auto-nomos", was soviel wie „selbst das Gesetz sich gebend" bedeutet, interpretiert. Der moderne, säkulare Mensch hat die Aufgabe, sich seine Identität, mit den entsprechenden Werten und Normen selber zu erschaffen. Er lebt allein aus dem, was er aus sich selber macht. Nicht von ungefähr, ist der Begriff der „Selbst-Verwirklichung" nach wie vor ein zentraler Begriff der gegenwärtigen Kultur. Entsprechend wird auch menschliches Leiden in einem säkularen Kontext dahingehend interpretiert, dass ein Mensch dann leidet, wenn er seinen Lebensentwurf, sprich seinen Selbstentwurf, nicht verwirklichen kann. Der Lebenssinn des modernen Menschen erschöpft sich so in der Verwirklichung seiner geplanten und von ihm entworfenen Lebensgestaltung, durch die er sich die seiner Individualität gebührende Einmaligkeit verschaffen möchte. Wenn ihm der Glaube an die Ewigkeit schon abhanden gekommen ist, möchte sich der moderne Mensch mit seiner Einmaligkeit ein Stück Ewigkeit in der Gegenwart verwirklichen. Bei diesem ganz auf das eigene Selbst ausgerichteten Lebensentwurf wird die Aufgabe der Gesellschaft funktional ausgelegt: die Gesellschaft hat dem einzelnen die Ressourcen für diese Selbstverwirklichung zur Verfügung zu stellen. Die Verpflichtung der Individuen untereinander wird dabei durch einen Gesellschaftsvertrag geregelt, bei dem jeder der Gesellschaft soviel an Leistung zur Verfügung stellen soll, wie er von ihr im Notfall bekommen möchte. Kein Staat kann ohne gegenseitige Solidarität human überleben. Im Rahmen einer allgemeinen Ressourcenknappheit zeichnet sich zunehmend die Tendenz ab, die gegenseitige Solidarität im Namen eines überzogenen Verantwortungsbegriffes denjenigen zu entziehen, die sie am meisten nötig haben. So wird die Verantwortlichkeit des Menschen auf Bereiche wie z.B. Alter und Krankheit, ausgedehnt die zur existentiellen Gebundenheit des Menschen gehören.

Spannungsfeld zwischen Gebundenheit und Freiheit

Der allein auf Autonomie ausgerichtete Lebensentwurf blendet die Abhängigkeit aus, welche den Menschen erst zum Menschen macht. Wird jedoch die Erfahrung aufgenommen, dass der Mensch erst in der Begegnung mit einem Du zu einer freien Persönlichkeit werden kann, entsteht auf der Handlungsebene die Verpflichtung der Menschen untereinander, sich gegenseitig zur Autonomie zu verhelfen. Eine solche Entwicklung ist nur möglich, wo Menschen untereinander gebunden sind. Menschliches Leben zeichnet sich durch die Spannung zwischen Gebundenheit und Freiheit aus. Diese entsteht nicht und kann nicht sein ohne jene. Erst Gebundenheit ermöglicht überhaupt Freiheit. Gegenseitige Hilfe und Fürsorge verhilft den Menschen zur Freiheit und der Gesellschaft zu einem humanen Klima. Spielt man der Frau im Schwangerschaftskonflikt diese Entscheidung alleine zu und orientiert sich einseitig am Autonomiemodell, indem man ihre Abhängigkeiten ausblendet, so werden keine dem Konflikt angemessenen Lösungen gefunden.

Eine menschenfreundliche Gesellschaft

Die Gesellschaft hat die Pflicht, der Instrumentalisierung von menschlichem Leben entgegenzuwirken. Dabei ist den verschiedenen Abhängigkeitsverhältnissen, in denen die Menschen stehen, Rechnung zu tragen. Im Hinblick auf den Schwangerschaftskonflikt bedeutet das, die menschliche Sexualität in ihren vielen Dimensionen zur Sprache zu bringen, Aufklärungs- und Verhütungsmöglichkeiten zu intensivieren, so dass es möglichst nicht zu ungewollten Schwangerschaften kommt und Frauen sowohl allgemein als auch in der Ehe vor männlichen sexuellen Übergriffen geschützt werden. Im Rahmen von kinderfreundlichen Lebensbedingungen bekommen Frauen in Konfliktschwangerschaften vermehrt den Mut, ihr Kind auszutragen und das Wagnis des Mutterwerdens einzugehen. Kinderfreundliche Lebensbedingungen sind zugleich menschenfreundliche.

Der Körper der Frau als Grenze zwischen juristischer und ethischer Urteilsbildung

Rechtsansprüche finden ihre Grenze an der äusseren und inneren Haut eines Menschen. Weil sich das werdende Leben im Körper der Frau befindet und sie ihren Körper für seine Entwicklung zur Verfügung stellt, kann die Gesetzgebung nur die Aussenperspektive regeln. Die Innenperspektive des Schwangerschaftskonfliktes ist die Perspektive der Frau gegenüber dem werdenden Leben in ihrem Körper. Für das Verhalten, das aus dieser Perspektive erwächst, ist der Lebensentwurf der Frau ausschlaggebend. Diese Innenperspektive ist der Gewissensfreiheit unterstellt und ist Rechtsansprüchen von aussen entzogen.[8] Die Haut der Frau ist ihre Subjektgrenze. Juristisch gesehen kann man deshalb weder eine Frau zwingen, das ungeborene Leben weiter am Leben zu erhalten, noch ihr das Recht zur persönlichen moralischen Urteilsbildung, welche zu einer Tötung aus Notwehr als ultima ratio führen kann, absprechen.

Weil sich der Entwicklungsprozess des werdenden Lebens im Körper der Frau abspielt, ihr unter die Haut geht und sie in dieser lebenserhaltenden Beziehung zum Embryo oder Fetus steht, hat sie diese Entscheidungskompetenz. Mit diesem Recht ist aber weder eine Aussage über den Status des Embryos noch über die moralische Legitimation eines Schwangerschaftsabbruches gemacht. Der Anspruch des Embryos oder Fetus auf Würde muss respektiert werden. Menschliches Leben muss ethischer Referenzpunkt bleiben und darf nicht zur Materie degradiert und der Verfügungsmacht des Menschen freigegeben werden. Der Humanitätsverlust, der mit einer solchen Sichtweise einhergehen würde, ist in seinem Ausmass nicht abschätzbar. Sobald

8 Vgl. Dworkin, Ronald: Die Grenzen des Lebens. Reinbek bei Hamburg 1994, S. 40.

das Kind ausserhalb des mütterlichen Körpers selber lebensfähig und damit für sein Überleben nicht mehr existentiell auf seine biologische Mutter angewiesen ist, setzt die Pflicht der Gesellschaft zu dessen Lebenserhaltung und Lebensschutz ein.[9]

Mit Gesetzen allein ist das Leben nicht einzuholen. Dies wird bei der ungewollten Schwangerschaft deutlich.[10] Das ungeborene Kind wird damit zum Prüfstein für den Wert und die Würde des Menschseins in einer Gesellschaft, denn an seinen Lebensmöglichkeiten zeigt sich, was die Person der Gemeinschaft wert ist.

Gewissensfreiheit

Eine Abtreibung ist ein soziales Geschehen, zu dem andere Menschen zur Beihilfe beigezogen werden müssen, denen ihrerseits das Recht zur persönlichen Urteilsbildung und zur Verweigerung der Beihilfe aus Gewissensgründen zuzubilligen ist, ansonsten sie instrumentalisiert würden. Dadurch können weitere Subjekt-Subjekt-Konflikte entstehen.[11]

Der Schwangerschaftskonflikt führt also zur paradoxen Situation, dass die schwangere Frau im Namen des Rechtes auf einen eigenen Lebensentwurf den Willen zu einer Abtreibung zwar formulieren, dessen Durchsetzung hingegen von niemandem persönlich erzwingen kann.

9 Ethisch problematisch ist, dass diese Grenze von den technischen Möglichkeiten abhängig ist.

10 Caroline Stoller hat mit ihrem Erlebnisbericht ein Fenster zu einem sonst nur privat ablaufenden Entscheidungsfindungsprozess zum Erleben eines Schwangerschaftsabbruches aufgrund einer Pränataldiagnose bei einer fortgeschrittenen Schwangerschaft geöffnet, welcher die Grenze der juristischen Urteilsbildung deutlich macht. Vgl. Stoller, Caroline: Eine unvollkommene Schwangerschaft. Zürich 1996.

11 Vgl. Schleuniger, Monika: Schwangerschaftsunterbrechung aus der Sicht des damit konfrontierten Pflegepersonals. Seminararbeit am Seminar für Angewandte Psychologie, Zürich 1989.

Gewissensentscheide werden entsprechend dem persönlichen Lebensentwurf gefällt. Dieser kann verschiedene Wurzeln haben. In der westlichen Kultur übt der christliche Lebensentwurf nach wie vor grossen Einfluss auf die Gewissensbildung der Menschen aus. Wir gehen kurz darauf ein.

Christlicher Lebensentwurf

Existenz im Übergang

Der christliche Lebensentwurf ist von Gottes Reich bestimmt und auf dieses hin ausgerichtet. Bestimmt deshalb, weil das Reich Gottes mitten unter den Menschen ist (Lk. 17, 21). Die Menschen werden bereits im Heute in die Dynamik des Gottesreiches hineingezogen, sie werden heil und ganz. Ausgerichtet deshalb, weil die letzte Erfüllung dieses Reiches in dieser Welt noch aussteht und die Menschen ihre Existenz innerweltlich immer wieder als Existenz in der Krise erleben, welche gerade nicht eine heile, sondern eine gebrochene ist. Paulus nimmt die Erfahrung dieser Spannung auf und beschreibt sie als eine des „Doch-schon" und „Noch-nicht" (Röm. 8, 24). Trotz des die innerweltliche Existenz bestimmenden „Noch-nicht" hat der Mensch „doch-schon" eine Würde, die ihm durch keine Handlung abhanden kommen kann, denn es ist eine fremde Würde, welche durch die Ebenbildlichkeit (Gen. 3, 2) mit Gott begründet wird. Das Geheimnis des Menschseins, welches verbietet, den Menschen zu instrumentalisieren und ihn zur Person erhebt, hat in der Ebenbildlichkeit Gottes einen Namen bekommen, welcher die Würde des Menschen unterstreicht. In dieser Würde ist die Rechtfertigung des Menschen vor Gott und die Annahme seiner ganzen Gebrochenheit in Gott geborgen (Röm. 3, 21 ff.). Niemand kann dieser Würde verlustig gehen, wie gebrochen seine Existenz auch immer ist. Die Ebenbildlichkeit entzieht den Menschen jeglicher Kategorisierung und verweist auf eine transzendente Freiheit, die menschlichem Leben grundsätzlich zugesprochen wird. Mit diesem Zuspruch treffen sich der christliche und der säkulare Lebensentwurf, welcher den Menschenrechten verpflichtet ist.

Mit der Ebenbildlichkeit wird auch das Tötungsverbot im Alten und Neuen Testament (Dtr. 5, 17; Mat. 5, 21ff.) begründet, welches im Neuen Testament eine Verschärfung erfährt. Es geht nicht nur darum, nicht zu töten, sondern sogar seine Feinde zu lieben. Dort, wo getötet wird, werden Menschen schuldig. Das Tötungsverbot im Neuen Testament ist radikal, nicht einmal aus Notwehr ist nach christlichem Verständnis töten erlaubt. Das Schwert ist wegzustecken (Mat. 26, 51ff.).

Der Kreislauf der Gewalt ist durch die Ohnmacht des Opfers zu durchbrechen. Dieses Tötungsverbot wird begleitet durch ein allgemeines Sorgegebot, welches die Menschen zur Fürsorge für andere Menschen auffordert. Gerade weil alle Menschen Ebenbild Gottes sind, ist für sie zu sorgen. Die Identität des Menschen ist in der Ebenbildlichkeit als Geheimnis bereits wirklich. Sie befreit die Menschen vom Zwang der Selbstverwirklichung – ihr Selbst ist bereits Wirklichkeit –, der Sorge um sich selbst (Mat. 6. 25ff.). und verweist sie auf die Fürsorge um den Nächsten, welche auch das persönliche Opfer miteinschliessen kann. Ein Opfer zeichnet sich durch Freiwilligkeit aus. Zum Opfer des eigenen Lebens oder Lebensentwurfes kann sich ein Mensch nur in einer persönlichen Gewissensentscheidung gerufen wissen. Ein solches Opfer verspricht neue Lebendigkeit und führt zu erfülltem Leben, dessen Entwurf sich am Leben von Jesus orientiert. Christus ruft die Menschen nicht dazu auf, sein Leben zu führen, sondern ihr Leben so zu führen, wie er gelebt hat. Das Kreuz ist nicht als Anstecknadel am Kragen, sondern auf dem Rücken des eigenen Lebens zu tragen.

Gottes Zuspruch der Vergebung ermöglicht Fürsorge und Solidarität der Menschen untereinander und ruft die Menschen auf, sich gegenseitig anzunehmen. Es steht den Menschen nicht zu, gegeneinander zu Gericht zu sitzen, sondern allein sich einander in Liebe zuzuwenden. Das menschliche Zusammenleben wird durch die Trias der drei Grundgebote geordnet: Dem Tötungsverbot stehen das Liebesgebot, aus welchem die Fürsorgepflicht erwächst, und die Aufforderung zur gegenseitigen Annahme der Menschen gegenüber. Wer ohne Schuld ist, werfe den ersten Stein! (Joh. 8, 7) Diese Spannung zwischen dem Tötungsverbot und der Vergebung zeigt: mit menschlichem Versagen wird grundsätzlich gerechnet. Im Versagen widerspiegelt sich das menschliche Dasein als eines, welches sich nach theologischem Verständnis im Übergang vom „Noch-nicht“ zum „Doch-schon“ befindet. Dieser Übergang ist nicht als zeitliche Abfolge zu denken, sondern ist ein Wesensmerkmal des Menschseins. Diese Polarität der menschlichen Existenz entsteht einerseits durch die Ebenbildlichkeit, welche die menschliche Würde begründet, und andererseits durch das Angewiesensein auf Vergebung, welches die menschliche Bedürftigkeit zeigt. Gerade im Zerbrechen von Lebensplänen offenbart sich den Menschen ihre Bedürftigkeit. Niemand möchte lahm, blind, krank oder ungewollt schwanger sein! Jesus wendet sich gerade den Lahmen, Blinden, Kranken und schwangeren Frauen zu. Er spricht sie auf ihre Bedürftigkeit hin an, ohne jedoch die Erfüllung dieser offensichtlichen Bedürfnisse, welche die Lebenspläne dieser Menschen einschränken, ins Zentrum zu stellen. Sie werden vielmehr zum Hinweis für die existentielle Bedürftigkeit der Menschen für eine bewusste Gottesbeziehung. Dazu werden die Menschen nicht gezwungen, sondern die Begegnung mit Jesus übt auf sie eine derartige Kraft aus, dass sie ihm selbstverständlich folgen und ihr Leben entsprechend ihrer Berufung in seinen Dienst stellen. Ihre körperliche Heilung ist eine Begleiterscheinung ihrer nun heilen Gottesbeziehung, welche das Eigentliche der Begegnung mit Jesus ist. Auch die menschliche Gemeinschaft ist aufgerufen, diejenigen, welche nicht selber in der Lage sind, zu Jesus zu gehen, zu ihm zu tragen. Das Gleichnis der Träger des Gelähmten im Neuen Testament (Mat. 9, 1–8) zeigt dies eindrücklich. Das stellvertretende Vertrauen der Träger zu Jesus, bringt dem Gelähmten Heilung.

Geborgenheitsräume

In ihrer Verzweiflung über eine ungewollte Schwangerschaft stehen die Frauen unter dem Eindruck des „Noch-nicht“ des Gottesreiches. Es ist die Aufgabe der kirchlichen Gemeinschaft, diesen Frauen gegenüber das „Doch-schon“ zuzusprechen und sie Geborgenheit und Vertrauen erfahren zu lassen. Der Häutungsprozess während der Schwangerschaft macht die Frauen besonders verletzlich. Die Kirche hat sich in der Gesellschaft dafür einzusetzen, dass ungewollt schwangeren Frauen Geborgenheitsräume angeboten werden, in denen sie neue Lebensmöglichkeiten kennenlernen, würdige Lebensentwürfe formulieren und nach der Geburt ihres Kindes auf Unterstützung und Hilfe zählen können. Sobald Frauen ihre Lebensentwürfe auch mit Kindern verwirklichen können, werden sie ermutigt, in einer ungewollten Schwangerschaft ihr Kind auszutragen. Eine frauenfreundliche Kirche ist auch eine kinderfreundliche.

Trotz solcher Angebote wird es immer Schwangerschaftsabbrüche geben, sei es aus rein medizinischen Gründen, sei es, weil Frauen keinen anderen Ausweg wissen, oder sei es, weil sie nicht bereit sind, für ihr Kind den eigenen Lebensentwurf zu opfern.

Vergebung

Eine Abtreibung hinterlässt individuelle und kollektive Schuld gegenüber dem menschlichen Leben, das für andere Lebensentwürfe geopfert worden ist. Diese Schuld kann nicht allein der Frau, die abgetrieben hat, aufgebürdet werden, sondern ist von der menschlichen Gemeinschaft als ganzer zu tragen. Auch die Kirche hat hier ihre Mitschuld einzugestehen. An dieser Wahrheit kommt niemand vorbei. Viele Frauen sind nach einer Abtreibung wie gelähmt und geraten in eine emotionelle Starre, in der sie kaum zu erreichen sind. Diese Starre ist zu durchbrechen, indem ihnen von der Kirche Möglichkeiten zur Trauer und zur seelischen Verarbeitung angeboten werden.

Selbstwachsende Saat

Gesellschaftliches Klima und persönliche Lebensentscheide bedingen sich gegenseitig. Wie Menschen sich entscheiden, nimmt Einfluss auf das gesamte Handlungsklima, und dieses wiederum prägt den persönlichen Entscheid. Dieser Verantwortung müssen sich alle stellen.

Das Gleichnis von der selbstwachsenden Saat (Mk. 4, 26ff.) macht dies deutlich. Die Frucht des Tuns wird erst viel später in der Ernte sichtbar. Ob ein bestimmtes Handeln zur Ernte führt oder nicht, bleibt den Menschen während ihres Handelns verborgen. Trotzdem gilt es, vertrauensvoll immer wieder neu den Acker zu bestellen. Eine Gesellschaft, die bereit ist, Leben ungefragt zu instrumentalisieren, wirft toten Samen aufs Land. Je lebendiger die Saat ist, die ausgeworfen wird, desto grösser ist die Chance, volle Ernte, sprich erfülltes Leben, einzufahren.

Kommentar zur Fristenlösung

Die Fristenlösung sieht für den Schwangerschaftskonflikt ein Dreistufenmodell vor: Während in den ersten drei Monaten die Frau völlig unabhängig über einen Abbruch entscheiden kann, soll dies im zweiten Trimester nur noch mit einem Gutachten im Sinne einer Indikationenlösung möglich sein und im letzten Schwangerschaftsdrittel gar nicht mehr.

Bei diesem Stufenmodell geht mit der biologischen Entwicklung des Embryos zum Fetus und schliesslich zum Kind eine Zunahme seiner Wertigkeit einher. Eine solch gestufte Wertigkeit lässt sich jedoch weder theologisch noch sittlich begründen, denn das Menschsein entzieht sich der menschlichen Definitionsmacht mittels Kriterien. Das Geheimnis des Menschseins verbietet eine solche Kategorisierung. Weil sich weder Anfang noch Ende des Menschseins bestimmen lassen, ist das werdende Leben von seinen prozesshaften Anfängen an als potentielle Person vor Instrumentalisierungen zu schützen. Der Schwangerschaftskonflikt ist ein Subjekt-Subjekt-Konflikt. Da er sich jedoch im Körper der Frau abspielt, muss die Frau letztlich den Gewissensentscheid verantworten und fällen. Umgekehrt hat der Staat Zeichen zu setzen, dass es sich bei einem Schwangerschaftsabbruch um eine Tötung handelt, welche Leben instrumentalisiert und entwürdigt. Es muss daher auf einer Beratungspflicht bestanden werden, welche zu einer bewussten moralischen Urteilsbildung mit den entsprechenden Güterabwägungen verpflichtet. Eine solche Beratung hat zudem die Aufgabe, der Frau die verschiedenen Lebensmöglichkeiten aufzuzeigen. Ein Schwangerschaftsabbruch ist nur als ultima ratio zu verantworten, die erst gilt, wenn alle anderen Möglichkeiten ausgeschöpft worden sind.[12]

12 Vgl. Eser, Albin/Koch, Hans-Georg: Plädoyer für ein „notlagenorientiertes Diskursmodell. In: Schwangerschaftsabbruch. Auf dem Weg zu einer Neuregelung. Baden-Baden 1992, S. 163–226.

Ob es sich für die Frau um eine ultima ratio handelt, kann nur sie selbst mit ihrem Gewissen beurteilen. Schwangerschaftsabbrüche dürfen nicht zur Regel im Sinne einer erweiterten Schwangerschaftsverhütung werden.

Wird der Frau in den ersten drei Monaten der Entscheid allein überlassen, wird von einem überfordernden und realitätsfremden Autonomieverständnis ausgegangen, bei dem das Spannungsfeld der menschlichen Existenz zwischen Gebundenheit und Freiheit ausgeblendet wird. Die Frauen stehen in ganz verschiedenen Abhängigkeitsverhältnissen, welche eine Gewissensentscheidung erschweren, wenn nicht sogar manchmal verunmöglichen. Diesem Umstand ist durch die Beratung Rechnung zu tragen. Die Beratung muss gut organisiert und strukturiert sein und bedarf klarer Richtlinien, welche eine gute Qualität garantieren. Der Staat ist auch in finanziell schwierigen Zeiten dazu verpflichtet, den Frauen für ihre Gewissensentscheidung einerseits ausreichende und gute Beratungskapazitäten und andererseits humane Rahmenbedingungen zur Verfügung zu stellen.

Zurzeit zeichnet sich eine weitere Gefahr ab: Das Mittel des Schwangerschaftsabbruches nach positiven Befunden einer Pränataldiagnostik, d.h. wenn beim Fetus eine Abweichung festgestellt worden ist, wird zunehmend für bevölkerungspolitische Planung missbraucht.[13] Dabei wird vorgerechnet, dass es die Gesellschaft billiger zu stehen komme, behindertes Leben abzutreiben, als es nachher zu unterstützen. Solch eugenischen Tendenzen ist vehement zu widerstehen.[14] Diese Tendenzen werden aber gerade mit dem Dreistufenmodell verstärkt, indem im zweiten Trimenon der Schwangerschaft auf die heute bereits gescheiterte Indikationenlösung zurückgegriffen wird.[15] Die Indikationen, welche einen solchen Spätabbruch legitimieren, sind solche, bei denen der Fötus eine Normabweichung aufweist. Während „gesundes" Leben nach drei Monaten dem Lebensschutz

13 Vgl. Modell, B./Kuliev, A.M./Wagner, M.: Gemeindenahe genetische Beratung in Europa. Europäische Schriftenreihe, Nr. 38, 1993, S. 82.

14 Vgl. Schindele, Eva: Zwischen guter Hoffnung und medizinischem Risiko. Hamburg 1995, S. 143ff.

15 Die Indikationslösung ist deshalb als gescheitert zu betrachten, da sie sich gesetzlich nicht als durchsetzbar erwiesen hat. Dies wird auf dem Hintergrund des Dilemmas der ungewollten Schwangerschaft auch leicht einsichtig.

unterstellt sein soll, gilt dieses Recht für ein Leben mit einer Abweichung nicht. Dies führt zu einer Diskriminierung der Feten mit einer Normabweichung.

Der Schwangerschaftskonflikt darf nicht zur Missachtung des Wertes und der Würde des menschlichen Lebens führen, sondern ist eine Aufforderung, die Gesellschaft so zu gestalten, dass Schwangerschaftsabbrüche als Mittel der Konfliktlösung möglichst hinfällig werden. Trotzdem ist es realitätsfremd, zu glauben, sie liessen sich ganz vermeiden, denn schon aus rein medizinischen Gründen kann eine Abtreibung geboten sein, wenn es gilt, das Leben der Frau zu erhalten.

Mit der Fristenlösung verzichtet der Staat in den ersten drei Monaten auf eine Wertung des menschlichen Lebens; warum diese dann aber plötzlich mit drei Monaten einsetzen soll, ist nicht einzusehen. So wird das menschliche Leben als ethischer Referenzpunkt aufgegeben und der willkürlichen menschlichen Handlungsmacht verfügbar gemacht. Nimmt man diese ersten drei Monate der „Wertungsfreiheit“ ernst, lässt sich nicht plausibel erklären, warum Embryonenforschung und Embryonenselektion bestimmten Einschränkungen unterworfen oder verboten sein sollen. Die innere Kohärenz der schweizerischen Gesetzgebung wäre damit in Frage gestellt.

Menschenwürde

Die Würde des Menschseins ist unteilbar. Man kann menschliches Leben nicht im einen Konflikt als Materie und im anderen als potentielle Person betrachten. Nur wenn der Grundsatz des menschlichen Lebens als des Lebens eines Subjekts respektiert und mit dem Geheimnis des Menschseins begründet wird, besteht Aussicht auf menschenfreundliches Zusammenleben. Dem gesellschaftlichen Klima des Lebensschutzes ist Sorge zu tragen.

Der Körper der Frau ist die Grenze zwischen juristischer und ethischer Urteilsbildung. Ein Schwangerschaftsabbruch ist immer eine Tragödie. Dass bei einer ungewollten Schwangerschaft so oder so menschliches Leben instrumentalisiert wird, zeigt die Unlösbarkeit dieses Konfliktes, der von allen zu betrauern ist. Die Kirche ist von ihrem Auftrag her besonders gerufen, ihren Beitrag an eine humane Gemeinschaft zu leisten. Die Pflicht des Staates ist es, den Menschen in dieser unlösbaren Konfliktsituation beizustehen und Hilfe zu gewähren. Für diese Hilfe sind auch in Zeiten der Finanzknappheit die entsprechenden Strukturen zur Verfügung zu stellen, denn das Menschsein selbst und damit die Grundlage humanen Zusammenlebens stehen auf dem Spiel.

Literatur:

Dworkin, Ronald: Die Grenzen des Lebens. Reinbek bei Hamburg 1994.

Eser, Albin/Koch, Hans-Georg: Plädoyer für ein „notlagenorientiertes Diskursmodell. In: Schwangerschaftsabbruch. Auf dem Weg zu einer Neuregelung. Baden-Baden 1992.

Gilligan, Carol: In a different voice. Cambridge, Mass. 1982.

Haering Binder, Barbara: Fristenlösung. Soziale Sicherheit statt Kriminalisierung. In: Schwangerschaftsabbruch. Rieden CH 1995, S. 29.

Kind, Hans: Psychiatrische Praxis der Abklärung der Schwangerschaftserstehungsfähigkeit. In: Schwangerschaftsabbruch. Rieden CH 1995, S. 95–107.

Modell, B./Kuliev, A. M./Wagner, M.: Gemeindenahe genetische Beratung in Europa. Europäische Schriftenreihe, Nr. 38, 1993.

Philosophisches Wörterbuch (Hg.: Georgi Schischkoff). Stuttgart 1982 (21. Aufl.).

Schindele, Eva: Zwischen guter Hoffnung und medizinischem Risiko. Hamburg 1995.

Schleuniger, Monika: Schwangerschaftsunterbrechug aus der Sicht des damit konfrontierten Pflegepersonals. Seminararbeit am Seminar für Angewandte Psychologie Zürich 1989.

Schweikert, Ruth: Ohne Titel. In: Schwangerschaftsabbruch. Rieden CH 1995, S. 39–53.

Singer, Peter: Praktische Ethik. Stuttgart 1984.

Stoller, Caroline: Eine unvollkommene Schwangerschaft. Zürich 1996.

Risiko

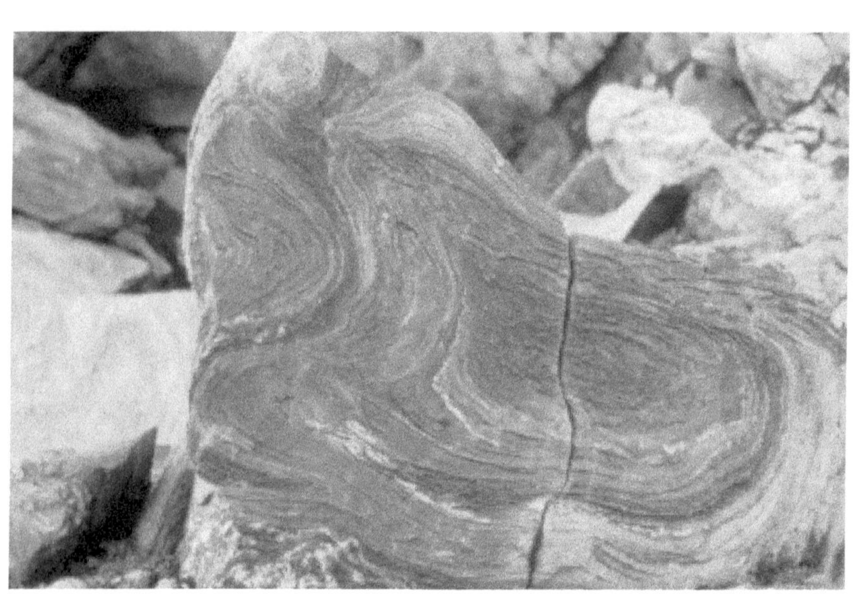

Das Leben ein Risiko?
Jeder Entscheid ein Scheiden

Das Leben ein Geschenk?
Jedes Empfangen ein Vergeben

Das Leben ein zu Hause?
Jede Heimat ein Adieu

Das Leben eine Liebe?
Jede Zuneigung eine Abneigung

Das Leben ein Tod?
Jede Lebendigkeit eine Ewigkeit

Gestern, heute und morgen

Ruth Baumann-Hölzle,
Oktober 2000

Genetische Untersuchungen vor der Geburt[1]

Bei der vorgeburtlichen Untersuchung steht die Gesellschaft moralisch vor einer Pattsituation. Das Angebot der verschiedenen Testmöglichkeiten verlangt von der Frau eine wertende Stellungnahme zum werdenden Leben in ihrem Körper. Über die zu erwartende Lebensqualität des Kindes können jedoch nur Mutmassungen angestellt werden.

Die Frau, die gegenüber der Frauenärztin Platz nahm, blickte erwartungsvoll. Seit drei Wochen war ihre Periode ausgeblieben, zwei Schwangerschaftstests hatten ihr bereits bestätigt: Sie war schwanger! Die Frau hatte sich auf diesen Arztbesuch gefreut, zum ersten Mal würde sie ein Bild von ihrem Kind im Ultraschall zu sehen bekommen. Als sie sich für die Untersuchung hingelegt hatte und der Ultraschallkopf über ihren Bauch fuhr, war die Frau emotional sehr bewegt. Sie sah, wie der Embryo in der Amniohöhle schwebte. Bereits konnte man Herz und Leber als zwei dunkle Punkte auf dem Bild wahrnehmen. Noch während dem Ultraschall fragte die Ärztin die Frau, ob sie sich über vorgeburtliche Untersuchungen schon Gedanken gemacht habe. Etwas verhalten meinte die Frau: „Ja schon, denn ich bin ja nicht mehr die Jüngste …!" Die freudige Stimmung im Raum war verflogen. Besorgt fragte die Schwangere: „Sehen Sie etwas, das nicht in Ordnung ist?" „Nein, nein, ich bin nur verpflichtet, Sie über die verschiedenen Möglichkeiten der vorgeburtlichen Untersuchungen zu informieren. Zudem wollen wir ja nur das Beste für ihr Kind!" Nachdem sich die Frau wieder angekleidet hatte und erneut der Ärztin gegenübersass, erklärte ihr diese die verschiedenen Möglichkeiten der vorgeburtlichen Untersuchungen. Für oder gegen die erste sollte sich die Frau in den nächsten zwei Wochen entscheiden. Mit diesem Erst-Trimester-Test werde ihr individuelles Risiko für ein Down-Syndrom oder eine andere Chromosomenstörung getestet und diene als Entscheidungsgrundlage für die Durchführung weiterer Untersuchungen. Da nicht

1 Veröffentlicht in: Magazin Unizürich 2/2000, S. 24–26.

invasiv, stelle der Test für das Kind keine Gefahr dar. Der Test erfasse zwar rund 90 Prozent der betroffenen Kinder, 10 Prozent blieben jedoch immer noch unentdeckt. Zudem zeige der Test in vielen Fällen ein „erhöhtes" Risiko an, obwohl das Kind gesund sei. Die Frau hielt ihre Handtasche vor ihren Bauch, es schien als wolle sie ihr Kind schützen. Sie wusste gar nicht, was sie sagen oder denken sollte. Und wie sich in dieser Situation entscheiden? Sie hatte sich ihr Kind doch gewünscht! Die Ärztin bemerkte diese Körperhaltung und dachte bei sich: „Wie viel einfacher war es doch für mich vor zwanzig Jahren, als ich selber schwanger und noch nicht vor diese Entscheidungen gestellt gewesen war!"

Die Beschreibung dieser Situation ist nicht erfunden. Diese erste Begegnung in einer Arztpraxis wurde mit einem Video für eine Weiterbildung zur Problematik der Beratung von schwangeren Frauen aufgenommen. Das Videoband macht die ethische Problematik der vorgeburtlichen Untersuchungen ganz allgemein deutlich: Die symbiotische Beziehung der Frau mit dem werdenden Leben zerbricht oder kann sich nicht herausbilden, denn das Angebot der verschiedenen vorgeburtlichen Testmöglichkeiten erzwingen von der Frau eine wertende Stellungnahme zum werdenden Leben in ihrem Körper. Damit wird der natürliche Bindungsprozess, welcher sich bei einer erwünschten Schwangerschaft selbstverständlich vollzieht, unterbrochen.

Was ist Lebensqualität?

Heute können beim Fötus schon vor der Geburt mittels Amniozenthese (genetische Untersuchung von abgelösten Zellen des Fötus im Fruchtwasser) und Chorionbiopsie (Untersuchung des Chorionzottengewebes auf chromosomale Abweichungen des Fötus) genetische Eigenschaften, mit welchen Krankheiten oder Behinderungen verbunden sind, festgestellt werden. Keine Auskunft geben die Tests über den genauen Grad einer Krankheit oder Behinderung. Über die tatsächlich zu erwartende Lebensqualität des Kindes, welche meist zusätzlich von vielen anderen Faktoren als nur von seinen Genkonstellationen abhängt, können deshalb nur Mutmassungen angestellt werden. Diese Testresultate sind Eigenschaftsbeschreibungen des Fötus und machen deshalb als solche nur deskriptiv empirische und nicht normative Aussagen. Sie stellen also noch keine wertende Stellungnahme dem getesteten menschlichen Leben gegenüber dar. Normativ sind erst die Entscheidungen, welche aufgrund solcher Testresultate gefällt werden.

Schwangerschaftsabbrüche aufgrund eines positiven Testresultates bei vorgeburtlichen Untersuchungen werden in der Schweiz nur mit der sogenannt „mütterlichen Indikation" durchgeführt, wonach das Leiden, welches mit dem Leben des Kindes für die Mutter einhergehen würde, ihr nicht zumutbar sei. Nicht erlaubt hingegen ist die „eugenische Indikation", welche eine Lebenswertbewertung des werdenden Lebens darstellt. In der Praxis angeführt, wird aber trotzdem oft die Begründung, das zu erwartende Leiden des Kindes sei „mit dem Leben nicht vereinbar". Wie beeinflussen nun Menschenbilder diese im Einzelfall jeweils sehr schwierige Leidensabwägung?

Menschenbilder

Jedes werdende Elternpaar macht sich Bilder des zu erwartenden Kindes. Vor den Möglichkeiten der vorgeburtlichen Untersuchungen lag zwischen den Bildern, die sich die werdenden Eltern von ihrem Kind machten, immer die Ungewissheit, wie das Kind denn nun tatsächlich aussehen und sein werde. So konnten weder die Idealbilder der Eltern und Ärzte noch deren mit Vorurteilen behafteten Bilder von behinderten Menschen zur normativen Stellungnahme dem werden Leben gegenüber werden. Das werdende Leben konnte sich so frei nach seinem eigenen Bild entfalten. Die Frau kam nicht umhin, mit diesem werdenden Leben in ihrem Körper in Beziehung zu treten. Das Kind konnte sich bei der Frau gleichsam einen Sympathiebonus erwerben, bis es dann die Mutter und den Vater mit seinem tatsächlichen Bild konfrontierte.

Ist das Kind erst einmal auf der Welt, so setzt sich normalerweise die Beziehungskraft des Kindes gegenüber den gemachten Bildern durch. Dies widerspiegelt sich heute in der unterschiedlichen Verhaltensweise der Eltern bei den Entscheidungen aufgrund der vorgeburtlichen Untersuchungen und denjenigen auf der neonatalen Intensivstation: Während in 92 Prozent der Fälle beim Vorliegen eines Down Syndroms die Schwangerschaft abgebrochen wird, wird der Kampf um das Leben dieser Kinder auf der neonatalen Intensivstation von den Eltern mitgetragen.

Über Bilder hinaus

Das Geheimnis dieser Beziehungskraft, welche zwischen den Menschen gegen Idealbilder und Vorurteile wirksam wird, hat überhaupt erst zu einer humanen Kultur geführt, welche sich gerade dadurch auszeichnet, ungewohntes menschliches Leben in die menschliche Gemeinschaft aufzunehmen und ihm besondere Beachtung und Sorge zukommen zu lassen. Mit dieser absolut unnatürlichen Verhaltensweise widerspricht der Mensch dem Naturgesetz des „survival of the fittest". Diese Eigenart zeichnet das Menschsein gegenüber der anderen belebten Natur aus, wo Leben, wenn es nicht dem Bild der eigenen Art entspricht, ausgeschlossen oder gar getötet wird. Der Mensch erkennt seine Zugehörigkeit zur menschlichen Gemeinschaft offensichtlich über innere Beziehungen, also über abgrenzend wirkende Bilder hinaus.

Eugenischer Impetus

Im Kontext dieser Überlegungen wird bewusst, wie tiefgreifend der Einfluss der vorgeburtlichen Untersuchungen auf das Menschsein selber ist: Menschliches Leben kann aufgrund von Idealbildern und von Vorurteilen geprägten Bildern behinderten oder kranken Menschen gegenüber bewertet werden, noch bevor sich seine persönliche Beziehungskraft bei seiner Mutter und seinem Vater entfalten konnte: Je nach dem, ob das Kind dem Idealbild oder dem Vorurteil entspricht oder nicht, wird die Schwangerschaft weitergeführt oder abgebrochen. Vorgeburtliche Untersuchungen haben deshalb immer einen eugenischen Impetus, selbst dann, wenn sie beim Vorliegen eines negativen Testresultates die Beziehungsdynamik zwischen werdendem Leben und Eltern beschleunigen. Wie negativ besetzt die Bilder von behindertem Leben sein können, zeigt die spontane Reaktion einer Frau nach einem Schwangerschaftsabbruch aufgrund einer vorgeburtlichen Untersuchung, als ihr das Kind nochmals gezeigt wurde: „Das Kind sah so friedlich aus. Im Nachhinein war ich froh, es nochmals gesehen zu haben, denn ich meinte nach dem positiven Testresultat, ein Monster in mir getragen zu haben. Andererseits verunsicherte mich dieses friedliche Kind darin, auch wirklich richtig entschieden zu haben.“

Leidensabwägungen im medizinischen Alltag

Es darf nicht geleugnet werden, dass genetische Abweichungen unter Umständen äusserst schwerwiegende Leidenssituationen erzeugen können, welche mit der Bildproblematik nichts zu tun haben: Leiden, welche Beziehungen mit einem Menschen überhaupt verunmöglichen und ihn oder sie irreversibel zum Objekt machen oder unerträgliche Schmerzsituationen hervorrufen. Da die Tests meist keine Auskunft über den Grad der Behinderung geben können, ist eine Entscheidungsfindung sehr schwierig. Für eine verantwortliche Güterabwägung bedarf es einer grundsätzlichen Abklärung der mutmasslichen Lebenssituation und Leidenssituation des Kindes. Problematisch bei den Tests ist, dass solche Lebensentscheide in ganz kurzer Zeit gefällt werden müssen. Je früher die Tests, umso grösser die Gefahr, dass die Tests eugenische Entscheide sind, da sich noch kaum eine Beziehung zwischen dem Fötus und der Mutter etabliert hat. Für solch schwierige Leidensabwägungen braucht es neben genetischem Sachwissen sowohl ethische als auch psychologische Beratungskompetenz.

Der Kern der Humanität

Menschenbilder und vorgeburtliche Untersuchungen vermögen nur Aspekte menschlichen Lebens und nicht das Wesen des Menschseins zu erfassen. Der Kern der Humanität ist der Zuspruch an jeden Menschen, unabhängig von seinem Erscheinungsbild und seiner Lebensqualität eine Würde zu besitzen, die ihm von niemandem abgesprochen werden kann. Dieser Würdeanspruch macht es unmöglich, das Menschsein qualitativ beschreiben zu können. Damit wird gleichzeitig Einspruch gegen jede normative Anwendung eines Menschenbildes erhoben, denn jedes Bild diskriminiert all diejenigen, welche nicht diesem Bild entsprechen. Bei den schwierigen Leidensabwägungen nach einem positiven Befund der vorgeburtlichen Untersuchungen steht die Gesellschaft moralisch vor einer Pattsituation: Zwingt sie die Frau, das Kind auszutragen, wird die Frau instrumentalisiert; wird die Schwangerschaft abgebrochen, ist es das Kind, das einer Instrumentalisierung zum Opfer fällt. Es ist die existentielle Grundpflicht der menschlichen Gemeinschaft, dafür zu sorgen, dass sich die Beziehungskraft zwischen den Menschen ungehindert entfalten kann. Entsprechend hat die Gesellschaft die Aufgabe, dass sich bei den Entscheiden nach vorgeburtlichen Untersuchungen nicht ideale oder von Vorurteilen geprägte Menschenbilder normativ durchsetzen können. Es haben sorgfältige Leidensabwägungen, welche der konkreten Beziehungssituation eines Paares Rechnung tragen, stattzufinden. Nur kompetente Beratung vor, während und nach einem Test vermag Entscheidungsautomatismen entgegenzuwirken. Das Handeln nach vorgeburtlichen Untersuchungen darf nicht zur eugenischen Praxis werden, die eine innere Tendenz zur Ausweitung besitzt. Diese wirkt sich unter anderem dahingehend aus, dass Leiden und Schmerz dem persönlichen Verantwortungsbereich zugesprochen und erst noch als vermeidbar angesehen werden. So wie dies bei Menschen mit Down-Syndrom bereits heute der Fall ist. Übersehen wird bei diesen Überlegungen, dass nicht die Krankheit, sondern der Krankheitsträger ausgelöscht wird. Damit kann es zu einer Entsolidarisierung mit kranken, leidenden und behinderten Menschen kommen. Der Würdezuspruch an jeden Menschen erhebt den Anspruch an die Gesellschaft, jeden Menschen, welches Bild sein Antlitz auch immer trägt, in ihre Gemeinschaft aufzunehmen und ihm

Sorge zu tragen. Um diesen Anspruch erfüllen zu können, bedarf es solidarischer gesellschaftlicher Rahmenbedingungen. Sie sind die Voraussetzung dafür, dass Frauen und ihre Partner die Zuversicht bekommen, sich während der Schwangerschaft bewusst auf Kinder einzulassen, die nicht Ihren Idealvorstellungen entsprechen. Jedes Kind sprengt ohnehin den Rahmen der elterlichen Erwartungen.

Literatur:

Baumann-Hölzle, Ruth: Hommage an die Liebe. In: ZEITschrift Reformatio, 49. Jg. Nr. 1, Februar 2000, (hier S. 21–28).

Mettner, Matthias (Hg.): Beratung als Zwang – Schwangerschaftsabbruch, genetische Aufklärung und die Grenzen kommunikativer Vernunft. Campus Verlag, Frankfurt a. M. 1998.

Stoller, Caroline: Eine unvollkommene Schwangerschaft. Theologischer Verlag Zürich 1996.

Ethische Probleme der pränatalen Diagnostik[1]

Im Zusammenhang mit vorgeburtlichen Untersuchungen stellen sich verschiedene ethische Fragen. Werden Integrität und Erleben der Frau während der Schwangerschaft durch die Analysen beeinträchtigt? Liegt es überhaupt in der menschlichen Kompetenz, sich gegen das Austragen eines Kindes zu entscheiden? Wie steht es mit den expansiven Tendenzen eugenischen Denkens in einer Gesellschaft?

Das Erleben der Frau während einer Schwangerschaft ist von ganz verschiedenen, auch ambivalenten Gefühlen geprägt. Trotz den grossen Unterschieden bei diesen Gefühlen, welche durch die persönliche Lebenssituation gegeben sind, kann von ein paar Grundkonstanten des Schwangerschaftserlebens ausgegangen werden. Die Frau muss zu einem neuen Körpergefühl hinfinden. Die Lebenssituation der Frau und ihres Partners ändert sich mit jedem Kind grundlegend, selbst da, wo bereits Kinder vorhanden sind. Dies führt zu Ängsten wie zu Hoffnungen. Diese Gefühle werden verstärkt durch die Sorge um die Gesundheit des zu erwartenden Kindes.

Gleichzeitig erlebt die Frau neue Empfindungen und Hochgefühle: Das Frausein wird unmittelbar und offensichtlich erlebt und das Selbstbewusstsein gesteigert. Das Heranwachsen eines Lebens im eigenen Leib geht im eigentlichen Sinne „unter die Haut" und wird für viele Frauen zu einer religiösen Erfahrung. In der Tatsache, dass nicht in den Schwangerschaftsverlauf eingegriffen werden kann – man kann eine Schwangerschaft weder selber beschleunigen noch verlangsamen oder sonstwie ihren Verlauf ändern, sondern höchstens ganz abbrechen –, wird die Unverfügbarkeit des Lebens persönlich erlebt. Die Verbundenheit mit dem Kind wächst im Verlaufe der Schwangerschaft, und diese Mutter-Kind-Einheit kann nur unter Schmerzen getrennt werden. Dabei ist diese Trennungserfahrung eine ganz andere, wenn sie im Zeichen einer Lebensgabe steht wie bei einer Geburt, als wenn sie vom Tod des werdenden Lebens gezeichnet ist wie bei einem Abort. Die Schwangerschaft ist ein langsamer Prozess der Annahme des

1 Veröffentlicht in: Neue Zürcher Zeitung, Nr. 83, 10./11. April 1993.

werdenden Kindes im eigenen Körper. Während dieser Zeitspanne macht die Frau einen wichtigen Entwicklungsprozess durch auf ihre neue Identität als Mutter hin. Bei Frühgeburten wird dieser Zeitmangel von den Frauen schmerzlich empfunden.

Schwanger unter Vorbehalt

Die Möglichkeiten der pränatalen Diagnostik unterlaufen diese menschlichen Grunderfahrungen in vielfacher Weise. Die Visualisierung des werdenden Lebens im Ultraschall führt zu einem neuen Erleben der Frau und ihres Partners: Endlich kann das heranwachsende Wesen im Bauch schon vor der Geburt gesehen, kann die Neugier der werdenden Eltern gestillt werden. Die innere und intime Schwangerschaftserfahrung der Frau wird dabei objektiv gemacht. Plötzlich genügen ihre eigenen Empfindungen nicht mehr, sie muss sich die Schwangerschaft durch die Technik bestätigen lassen, die Mutter-Kind-Einheit verliert ihre Intimität. Dabei läuft die Frau Gefahr, nicht mehr als Mutter, sondern nur noch als Gebärmutter des werdenden Kindes wahrgenommen zu werden.

Die vorgeburtlichen Untersuchungen der Chorionbiopsie und der Amniozentese, welche genetische Abweichungen diagnostizieren können, eröffnen der Gesellschaft und den werdenden Eltern die Möglichkeit, Bedingungen an die Annahme des werdenden Lebens zu stellen. Es muss ganz bestimmte Kriterien der Lebensqualität erfüllen, um überhaupt zur Welt kommen zu dürfen. Damit wird der wichtige Prozess der Annahme des Kindes verkürzt, denn vor den Testergebnissen des werdenden Lebens in ihrem Bauch ist die Frau erst schwanger unter Vorbehalt. Diese Schwangerschaft auf Probe entfremdet die Frau ihrem tatsächlichen Erleben, und sie muss sich zu Beginn der Schwangerschaft der Einswerdung mit dem Kind verweigern, bis das Testresultat vorliegt.

Für die Mehrzahl der pränatal feststellbaren Krankheiten und genetischen Abweichungen sind keine Therapien bekannt. Ein „positives“ Resultat stellt daher vor die Alternative: entweder Austragen eines Kindes mit einer Abweichung oder Schwangerschaftsabbruch.

Die Analysen und Diagnosen werden während der Schwangerschaft vorwiegend mit dem Ziel vorgenommen, Leben, welches nicht den gesellschaftlichen Vorstellungen und den eigenen Wünschen entspricht, auszusortieren. Das werdende Leben wird damit nicht zum Patienten, wie oft behauptet wird, sondern zum Todeskandidaten. Da die pränatalen Diagnosemöglichkeiten nur über Wahrscheinlichkeiten einer späteren Entwicklung Auskunft zu geben vermögen, jedoch nicht über den tatsächlichen Grad einer genetischen Abweichung, wird im Zweifelsfalle gegen das sich entwickelnde Leben entschieden.

Ausgeblendete Risiken

Die Angebote der pränatalen Diagnostik sprechen in subtiler Art und Weise die Ängste der Frauen und ihrer Partner an. So werben die Testlabors mit dem falschen Versprechen, mittels pränataler Diagnosen ein gesundes Kind garantieren zu können. Die Risiken und Konsequenzen der Diagnosen werden dabei vollständig ausgeblendet, wonach durch die invasiven – in die körperliche Integrität der Frau eingreifenden – Testmethoden es zu einem Spontanabort oder zur Verletzung von „gesunden" Föten kommen kann. So sind von der Chorionbiopsie neue Risiken bekannt geworden, indem diese Testmethode die Ausbildung der Extremitäten behindern kann. Geschwiegen wird ebenso über die Risiken, welche mit jeder Geburt verbunden sind. Darüber hinaus kommen immer wieder Laborfehler vor, welche falsche Ergebnisse liefern.

Je invasiver die Techniken sind, desto mehr wird die Integrität der Frau selber verletzt. Deutlich zeigt sich diese Tendenz im Ausland, wo Versicherungsleistungen bereits an die Durchführung von vorgeburtlichen Untersuchungen gebunden werden. Mit den pränatalen Diagnosen hoffen die Versicherungen, die Risikogruppe mit Geburtsgebrechen möglichst klein zu halten.

Frauen, welche nur noch damit beschäftigt werden, auf äussere, objektive Daten zu hören, verlernen die Sprache ihres eigenen Körpers. Die Konsequenzen dieser veränderten Grunderfahrungen am Lebensanfang sind derzeit noch nicht absehbar, folgende Tendenzen lassen sich ablesen: die Erfahrung der Mutter-Kind-Einheit wird für die Frauen immer schwieriger, die grundsätzliche Annahme des Lebens schlechthin ist in Frage gestellt, und die Verfügbarkeit des menschlichen Lebens kommt verstärkt in den Blick.

Grenzen menschlicher Entscheidungsfähigkeit

Die Entscheidungsfindung nach einem „positiven" Resultat einer pränatalen Diagnose gestaltet sich aus verschiedenen Gründen schwierig. Die Entscheidung muss innerhalb kurzer Zeit getroffen werden, da sich das Lebewesen im Bauch der Frau ständig weiter entwickelt. Die Konsequenz, mit einem behinderten Kind weiterleben zu müssen, ist für viele Paare zuerst unvorstellbar. Schon die Annahme eines „gesunden" Kindes braucht Zeit, obwohl diese Situation aus der Umgebung vertraut ist. Um so mehr Zeit braucht die Annahme eines behinderten Kindes. Es ist kaum möglich, sich in so kurzer Zeit ein realistisches Bild vom Leben von behinderten Menschen und ihren Familien zu machen. Die Angst vor dem Unbekannten lässt die Entscheidung meist gegen das sich entwickelnde Leben ausfallen.

Die Konsequenzen des Schwangerschaftsabbruchs nach einer erwünschten Schwangerschaft werden vor dem Entscheid vollständig verdrängt. Ein „positives" Testresultat erzwingt von der Frau und ihrem Partner in einer durch die Schwangerschaft ohnehin emotionell belasteten Situation eine Antwort auf die Frage: „Mit welchem Entscheid werde ich nachher sinnvoll weiterleben können?" Eine solche Lebensfrage kann unter diesen Umständen nicht verantwortlich gelöst und eine Zumutbarkeit nicht sinnvoll abgewogen werden. Dort, wo die pränatalen Untersuchungen ohne Therapiemöglichkeiten allein vor die Alternative des Austragens oder des Schwangerschaftsabbruchs stellen und nicht im Dienste einer Therapie und einer gelungenen Geburt stehen, stossen die betroffenen Paare an die Grenze ihrer Entscheidungsfähigkeit.

Besonders schwierig ist die Situation für Eltern, welche bereits ein behindertes Kind haben und sich ein weiteres Kind wünschen. Hier wird immer wieder die Chance betont, welche die Testmöglichkeiten diesen Eltern bieten würden, um doch noch zu einem gesunden Kind zu kommen. Nur, die pränatalen Untersuchungsmethoden können kein gesundes Kind garantieren. Ein Schwangerschaftsentscheid kann nicht unter der Voraussetzung gefällt werden, dass das Kind später sicher gesund sein wird. Jedes „gesund“ geborene Kind kann von einem Moment auf den anderen zu einem schwerstbehinderten Menschen werden. Es nur unter dem Vorbehalt seines Gesundseins zu akzeptieren, geht an den Lebensrealitäten vorbei. Das Leben bleibt trotz allen Testmöglichkeiten ein Risiko. Zudem befinden sich diese Eltern in der unmöglichen Situation, sich im Falle eines „positiven“ Resultats gegen den Lebenswert des bereits vorhandenen, behinderten Kindes entscheiden zu müssen. Bei einem Schwangerschaftsabbruch sind die Schuldgefühle dem lebenden Kind gegenüber gross und werden nur sehr schwer verarbeitet. Auch hier sind die betroffenen Eltern in eine übermenschliche Entscheidungssituation gestellt.

Jedoch nicht allein die verschiedenen Lebensumstände übersteigen die menschliche Entscheidungsfähigkeit. Der Entscheid selbst, mit dem über den Lebenswert eines sich entwickelnden Lebens befunden wird, liegt jenseits der menschlichen Kompetenz. Äussere Kriterien vermögen nichts über den Lebenswert auszusagen.

Lebensfeindliches Perfektionsdenken

Derzeit werden nicht die Grenzen menschlicher Entscheidungsfindung wahrgenommen, sondern im Gegenteil beginnt sich eugenisches Denken durchzusetzen, welches sich an einem illusionären Perfektionismus und an der Vorstellung eines leidfreien Lebens orientiert. Auf eine Leidensabwägung im Einzelfall wird verzichtet, und es entwickelt sich ein Automatismus, wonach behindert oder krank mit unwert gleichgesetzt wird. Das eugenische Denken hat eine innere Tendenz, sich auszuweiten und sich in anderen Lebensbereichen breitzumachen, so auch nach der Geburt. Mit der Argumentation, dass es allen Frauen möglich sein soll, sich für oder gegen ein behindertes Kind entscheiden zu können, wird versucht, auch das Überleben von behinderten Neugeborenen in Frage zu stellen.

Gerade das Umgekehrte sollte geschehen, und die Meinungsbildung sollte sich nach einer pränatalen Diagnose an deren Betreuung auf den Neonatologieabteilungen orientieren. Auch hier werden die Eltern und das betreuende Team durch das Angebot der neuen technischen Möglichkeiten zu Lebensentscheiden herausgefordert: Wie oft soll reanimiert werden dürfen? Wieviel Technik ist einem Menschen für sein Überleben zuzumuten? Wieviel Leid erträgt menschliches Leben? Die Fragen bleiben auch nach der Geburt schwierig, der medizinische Auftrag gilt hier eindeutig dem geborenen Kind, für welches die optimale Betreuung gesucht wird. Im Namen seiner Menschenwürde kann es in Extremsituationen geboten sein, auf den Einsatz von lebenserhaltenden Massnahmen zu verzichten. Um solche Entscheide wird mit grosser innerer Betroffenheit gerungen. Die Tötung eines lebensfähigen behinderten Kindes darf dabei nicht in den Blick kommen. Das Tabu der Tötung muss für alle Menschen aufrechterhalten bleiben, sonst wird menschenwürdiges Zusammenleben verunmöglicht. Die meisten Eltern wachsen in die Aufgabe der Betreuung eines behinderten Kindes hinein und erfahren durch sie neue Sinndimensionen, welche ihnen sonst verschlossen geblieben wären. Es soll hier nicht verschwiegen werden, dass Eltern am Leid von schwerstbehinderten Kindern auch zerbrechen können; nur, auch der Lebensweg von „gesunden" Kindern kann Eltern in die Verzweiflung treiben.

Nach dem Tod eines Kindes erleben Eltern nicht die übergrossen Schuldgefühle wie nach einem Abort auf Grund eines „positiven" Testresultates, denn sie fühlen sich für seinen Tod nicht verantwortlich. Es ist eine Trauer, welche von der Mitwelt geteilt werden kann. Im Gegensatz dazu sind die Frauen nach einem Schwangerschaftsabbruch eines an sich gewünschten Kindes mit ihrer Trauer allein und werden von vielen Seiten dazu noch schuldig gesprochen.

Gesellschaft und Eugenik

Die persönliche Entscheidungsfindung eines Paares nach einem positiven Befund durch pränatale Diagnostik steht in einem gesellschaftlichen Kontext und ist nicht nur eine private Angelegenheit. Der Entscheid des Paares nimmt Einfluss auf das gesellschaftliche Denken behinderten Menschen gegenüber, umgekehrt beeinflusst das gesellschaftliche Klima die werdenden Eltern. Mit der Haltung „Ein solches Kind müsste eigentlich nicht mehr zur Welt kommen" findet eine gefährliche Individualisierung und Entsolidarisierung mit Familien und ihren behinderten Kindern statt. Der Druck auf werdende Eltern wächst, „solche" Kinder nicht mehr zur Welt bringen zu dürfen, weil die Gesellschaft ihnen ihre Unterstützung sowohl in emotioneller wie in finanzieller Hinsicht zu versagen beginnt. Kinder mit Down-Syndrom (Mongoloide) werden gesellschaftlich bereits öffentlich stigmatisiert und ihre Eltern verurteilt.

Die meisten Behinderungen nicht genetisch

Das Denken, welches sich durch die Möglichkeiten der pränatalen Diagnostik abzuzeichnen beginnt, ist von der Illusion geprägt, Behinderungen liessen sich vermeiden. Dabei wird nicht berücksichtigt, dass nur ein verschwindend kleiner Teil der Behinderungen auf erblich bedingte Faktoren zurückgeht, die Mehrheit der Behinderungen jedoch aus Unfällen, insbesondere Verkehrsunfällen, und aus Schädigungen, welche im Verlaufe der Geburt auftreten, resultiert. Dieses illusionäre Denken der Vermeidbarkeit von Behinderungen entwickelt sich also am kleinsten Teil der Behinderungen, nimmt aber erheblichen Einfluss auf das gesellschaftliche Denken und Verhalten den behinderten Menschen gegenüber und mindert Solidarität und gesellschaftliche Verantwortung. Es erstaunt sehr, dass so viel für die Ausmerzung der Krankheitsträger vor der Geburt unternommen wird, während für die Unfallverhütung im Verkehr einschneidende Massnahmen wie Temporeduktionen kaum wirksam durchgesetzt werden können und sehr wenig Mittel für die Verhütung von Behinderungen bei lebenden Menschen zur Verfügung gestellt werden. Man wird den Verdacht nicht los, dass sich unter dem Deckmantel des Mitleids mit den Eltern und der Leidensverminderung bei den Kindern handfeste finanzielle Interessen verbergen. Es wäre aufschlussreich nachzuprüfen, wem Privatlabors gehören und wer mit ihnen sehr lukrative Einkünfte erzielt.

Der Automatismus von „positivem" Testresultat und Abbruch wird gesellschaftlich durch die Einführung von sogenannten Screening-

Programmen verstärkt. Ein Screening ist der Einsatz von „Suchtests" zum Nachweis von Krankheiten in der Gesamtbevölkerung oder in bestimmten Bevölkerungsgruppen (Reihenuntersuchungen). Solche Screening-Programme lassen eine individuelle Leidensabschätzung nicht zu und führen zu einer allgemeinen Stigmatisierung von Menschen, welche eine so ermittelte Behinderung aufweisen. Screening-Programme stellen einen eugenischen Zwang dar und führen zu einer Verinnerlichung gesellschaftlicher Vorstellungen und Werte bei einzelnen Paaren.

Auch eine Frage der Menschenrechte

Bereits das technische Angebot der pränatalen Diagnostik übt eine persuasive Wirkung in Richtung Eugenik auf den persönlichen Entscheid eines Paares aus, dem es sich nur schwer zu entziehen vermag. Die Tatsache, dass auf Grund von vorgeburtlichen Untersuchungen die Krankheitsträger eliminiert werden und nicht die Krankheit zu heilen versucht wird, birgt die Gefahr in sich, dass dieses eugenische Denken am Anfang des Lebens sich auch in spätere Lebensabschnitte einnistet. Dem Denken, Behinderungen seien vermeidbar, indem die Krankheitsträger ausgemerzt werden, muss mit aller Vehemenz im Namen der Menschenrechte entgegengetreten werden. Jedes Leben, auch wenn es noch so versehrt ist, hat einen legitimen Anspruch auf gesellschaftliche Solidarität und Unterstützung. In einer Gesellschaft, welche sich anmasst, Leben nach Kriterien der Lebensqualität zu bewerten und mit einem Preis zu klassieren, der über seinen Wert entscheidet, wird menschengerechtes Zusammenleben auf weite Sicht verunmöglicht.

Menschliches Leben muss preislos und wertvoll bleiben. Wer sollte über die Lebensqualität eines anderen Menschen entscheiden können? Die Denkveränderungen, welche durch das Angebot der pränatalen Diagnostik entstehen, geschehen subtil und entwickeln sich langsam, aber stetig, schleichend fort. Das Paar, welches in dieser Entscheidungssituation steht, wird mit einem neuen Verständnis von Verantwortung konfrontiert, wonach es für ein behindertes Kind persönlich verantwortlich gemacht wird. Die werdenden Eltern geraten unter den gesellschaftlichen Druck, die Welt nicht mit einem behinderten Kind zu „belasten“. Eine freiheitliche und persönliche Entscheidung wird auf diesem Hintergrund verunmöglicht. Soll die Unabhängigkeit vor dieser schwerwiegenden Entscheidung gewährleistet sein, muss eine umfassende Behindertenbetreuung angeboten werden. Den behinderten Menschen muss der Zugang zum gesellschaftlichen Leben in allen Bereichen offengehalten werden. Wird den Lebensperspektiven der behinderten Menschen in der Gesellschaft allgemein Beachtung geschenkt und Raum gegeben, so ist dies für die Menschlichkeit einer Gesellschaft generell von gutem.

Verändertes Medizinverständnis

Neben dem genannten Einfluss auf das gesellschaftliche Denken verändert das Angebot der pränatalen Diagnostik zusammen mit anderen medizinisch-technischen Möglichkeiten das Verständnis der Medizin schlechthin. Das Selbstverständnis der Medizin war lange Zeit geprägt von der Idee des Dienstes am Menschen, der krank ist und gesund werden möchte. Die Tötung des Krankheitsträgers wird in der Tradition der ärztlichen Ethik grundsätzlich abgelehnt. Viele ethische Probleme der Medizin ergeben sich aus dem Unvermögen des Arztes, eine Krankheit zu heilen. Immer mehr jedoch wird das Können der Ärzte und damit die medizinische Kunst selber zu einem ethischen Problem, muss sich die ärztliche Ethik mit verschiedenen Zielkonflikten auseinandersetzen. Neben Problemen der Zielfindung wird die Ressourcenknappheit zu einem zentralen Thema medizinischer Ethik, und ökonomische Fragen rücken in den Vordergrund.

Angebot und Nachfrage statt Schicksal

Das beeindruckende Können der Medizin verführt viele Patientinnen und Patienten zu einer Wunschhaltung den Ärzten gegenüber. Man möchte nicht mehr nur gesund gemacht werden von der Medizin, sondern erhofft sich von ihr eine Verbesserung der allgemeinen Lebenssituation. Entsprechend wünscht man sich vom Arzt die erhoffte Kinderzahl, gesunde Kinder, nach Möglichkeit vorbestimmten Geschlechtes. Die technischen Möglichkeiten der In-vitro-Fertilisation werden in diesem Sinne von einzelnen Kliniken angeboten und versprechen gegen ein entsprechendes Entgelt vielen Paaren die Erfüllung dieser Wünsche. Auch in der Medizin beginnen sich die Mechanismen von Angebot und Nachfrage durchzusetzen, bestimmt das Angebot die Entscheidungsfindung und sind die Ansprüche den Ärzten gegenüber von einem allgemeinen Konsumverhalten geprägt. Soll sich auch in der Medizin die Marktregel durchsetzen: „Wer zahlt, befiehlt", oder steht vielleicht nicht doch mehr auf dem Spiel?

Der Umgang einer Gesellschaft mit behinderten und kranken Menschen gibt Auskunft darüber, wie menschengerecht diese ist. Die derzeitige Praxis der pränatalen Diagnostik muss als eugenische Handlung abgelehnt werden. Der Wert menschlichen Lebens kann nicht mittels Qualitätskontrollen, welche überdies nur Wahrscheinlichkeiten festzustellen vermögen und mit Fehlerquoten bei den Resultaten belastet sind, ermittelt werden. Die Gesellschaft ist einmal mehr herausgefordert, der Versuchung und dem Irrglauben zu widerstehen, Krankheiten und Behinderungen liessen sich durch das Ausmerzen der Krankheitsträger verhindern. Diesen Tendenzen ist entgegenzutreten. Das ärztliche Handeln darf nicht zur Ausführung gesellschaftlicher Zwänge missbraucht, sondern muss weiterhin in den Dienst eines menschengerechten Lebens gestellt werden. Die Frau kann ihre Integrität in Zukunft nur bewahren, wenn sie sich diesem Denken entzieht und ihren Körper und das werdende Leben dafür nicht zur Verfügung stellt.

Ethische Probleme bei der Anwendung der pränatalen Diagnostik[1]

Im folgenden Artikel werden die ethischen Probleme der vorgeburtlichen Untersuchungen auf der Verfahrensebene thematisiert. Auf der Verfahrensebene geht es um die ethische Gestaltung des Angebotes der vorgeburtlichen Untersuchungen, d. h. um die Informationsvermittlung und Betreuung der Frauen, aber auch um die wissenschaftliche Untersuchung der einzelnen Angebote und deren Auswirkungen auf den Fetus und auf das Schwangerschaftserleben. Besondere Beachtung wird der Frage nach der legitimen Indikationsstellung für die Anwendung einer Pränataldiagnostik geschenkt.

Die grundsätzliche Problematik der Selektion von menschlichem Leben nach Kriterien der genetischen Leistungsfähigkeit wird am Schluss im Rahmen der Überlegungen zur menschlichen Freiheit kurz aufgegriffen.

Anwendung der vorgeburtlichen Untersuchungen

Um die ethischen Probleme der gegenwärtigen Anwendung der vorgeburtlichen Untersuchungen besser herausarbeiten und andere Untersuchungen nachprüfen[2] zu können, wurden 13 Frauen befragt, welche unterschiedliche Haltungen gegenüber der Pränataldiagnostik eingenommen und verschiedene Erfahrungen mit dem Angebot der vorgeburtlichen Untersuchungen gemacht haben.

1 Veröffentlicht in: Schweizerische Medizinische Wochenschrift. 1997/127. S. 31–39.

2 Katz Rothman, Barbara: The tentative pregnancy, prenatal diagnosis and the future of motherhood. Viking Press, New York 1986.

Überblick über die Interviews

Drei der befragten Frauen gebaren unvorbereitet Kinder mit einer genetischen Abweichung: Zwei Kinder hatten ein Down-Syndrom und ein Kind hatte Spina bifida. Alle drei Frauen hatten keine invasiven Untersuchungen machen lassen. Im Falle des Kindes mit Spina bifida zeigte der AFP-Test keine Auffälligkeiten. Alle drei Frauen äusserten sich dahingehend, dass sie im nachhinein froh waren, dass sie während der Schwangerschaft keine Entscheidung für oder gegen das Weiterleben des Fetus fällen mussten. Im Falle des einen Down-Syndroms äusserte der behandelnde Gynäkologe sehr deutlich sein Bedauern darüber, dass er das Down-Syndrom auf dem Ultraschallbild nicht erkannt hatte.

Drei Frauen liessen bewusst eine Amniozentese oder eine Chorionzottenuntersuchung durchführen, um sich im Falle einer Abweichung auf ein behindertes Kind einstellen zu können. Eine der Frauen gebar denn auch ein Kind mit Down-Syndrom, die Kinder der anderen Frauen waren gesund. Die Frau, welche ein Kind mit Down-Syndrom geboren hatte, betonte im Interview, dass sie heute vorbehaltlos vorgeburtliche Untersuchungen befürwortete, denn die Möglichkeit, sich auf ihr behindertes Kind einstellen zu können, sei für sie wichtig und wertvoll gewesen. Eindrücklich waren die Aussagen einer Frau, welche die Untersuchungen nur auf Wunsch ihres Mannes durchführen liess, grundsätzlich aber nicht zu einem Abbruch bereit gewesen wäre.

Zwei Frauen wählten bewusst invasive Methoden, um im Falle eines abweichenden Befundes einen Schwangerschaftsabbruch vornehmen zu lassen. Nach negativen Testresultaten gebaren sie gesunde Kinder. Beide gaben an, dass der Eingriff, einmal Amniozentese und einmal Chorionzottenuntersuchung, schmerzhaft für sie gewesen sei. Bei der Frau, welche eine Amniozentese durchführen liess, gelang die Untersuchung zuerst nicht, da die Frau sich zu sehr verspannte. Nach zwei Wochen musste deshalb die Untersuchung wiederholt werden. Die Frau fürchtete sich sehr vor der zweiten Untersuchung. Der Arzt konnte sie jedoch beruhigen, und diesmal verlief der Eingriff fast schmerzlos. Die vierwöchige Wartezeit auf das Untersuchungsergebnis erlebte die Frau als belastend. Auch nach diesen Erlebnissen sprach sich die Frau für die Untersuchungen aus, da sie ein behindertes Kind soweit als möglich ausschliessen wollte. Als Problem, welches sich ihrer Ansicht nach mit der Pränataldiagnostik stellt, nannte sie ihr Erleben, wonach sie bis zum Zeitpunkt des Testresultats schwanger gewesen sei und doch nicht schwanger.

Eine Frau liess bewusst einen Ultraschall durchführen, um zu wissen, ob die Arme und die Beine des Kindes vorhanden waren. Invasive Untersuchungen lehnte sie jedoch ab, da ihr das Untersuchungsrisiko zu hoch war.

Zwei Frauen liessen nach positiven Testresultaten einen Abbruch vornehmen. Im einen Fall zeigte der Ultraschallbefund in der 21. Woche schwere Missbildungen am Kopf des Kindes. Das Ergebnis der Chorionzottenuntersuchung war bei dieser Frau absolut unauffällig gewesen. Bei dieser Frau wurde das Kind per Kaiserschnitt unter Vollnarkose entbunden. Die Frau bereute im nachhinein, dass sie das Kind nicht gebären und sie es auch nicht sehen konnte. Der Trauerprozess sei dadurch stark gestört worden. Ihrer Umgebung hat sie von einer Totgeburt und nicht von einem Abbruch erzählt. Im Anschluss daran liess sie eine genetische Beratung durchführen, bevor sie wieder schwanger wurde. Sie gebar ein gesundes Mädchen, liess aber in dieser Schwangerschaft keine Untersuchungen mehr durchführen. Bei der anderen Frau zeigte eine Ultraschalluntersuchung beim Kind eine Anenzephalie. Diese Frau musste den Fetus gebären. Sie hing insgesamt drei Tage am Wehentropf und hat diese Geburt als traumatisches Erlebnis geschildert. Ihr wurde die Möglichkeit geboten, von ihrem Kind Abschied zu nehmen, was für sie von grosser Bedeutung war. Kurz darauf wurde sie wieder schwanger und war froh, dass sie auf dem Ultraschallbild einen runden, normalen Kopf des Kindes sehen konnte. Die Frau hat heute eine sehr ambivalente Haltung den Untersuchungen gegenüber und wünscht sich, dass sich die Frauen kritisch mit diesen Möglichkeiten auseinandersetzen. Beide Frauen unterstrichen die Wichtigkeit der Informationen und der Möglichkeit, das Kind nach dem Abbruch noch einmal zu sehen und sich von ihm verabschieden zu können.

Eine Frau hatte eine eingeleitete Totgeburt, nachdem der Tod des Fetus im Ultraschall festgestellt worden war. Sie liess in der darauffolgenden Schwangerschaft keine invasiven pränataldiagnostischen Untersuchungen vornehmen.

Eine Frau lehnte invasive Methoden ab, obwohl sie bereits 36 Jahre alt war. Ein Abbruch bei einem pathologischen Befund wäre für sie nicht in Frage gekommen.

Zusammenfassung der Interviews

Die Mehrzahl der 13 Frauen waren durch ihren Frauenarzt oder ihren Allgemeinpraktiker auf die verschiedenen pränataldiagnostischen Möglichkeiten aufmerksam gemacht worden. Bei den Frauen, welche während der Schwangerschaft über 35 Jahre alt gewesen waren, war es für die Gynäkologen und Gynäkologinnen jeweils selbstverständlich, dass die Frauen eine solche Untersuchung machen würden. Ablehnende Haltungen auf Seiten der Frauen wurden von den Ärzten bis auf einen Fall jeweils akzeptiert. Die eine Frau wechselte darauf ihren Arzt. Die Informationen der Ärzte orientierten sich an den Möglichkeiten und Chancen der Pränataldiagnostik, die Risiken und die möglichen Konsequenzen der Untersuchungen wurden, wenn überhaupt, nur am Rande erwähnt. Keiner Frau wurde z.B. mitgeteilt, dass ein Abbruch nach einer Amniozentese die Geburt eines Kindes zu einem Zeitpunkt bedeutet, bei dem der Körper der Frau ganz auf die Schwangerschaft eingestellt ist.

Der Ultraschall wird von vielen Frauen und ihren Partnern kaum als Untersuchungsmethode wahrgenommen, welche beim Fetus nach Abweichungen sucht. Trotz Ängsten und Zweifeln vor allem zu Beginn der Schwangerschaft gab die Mehrzahl der Frauen an, grundsätzlich in ihrer Schwangerschaft von einem starken Urvertrauen getragen gewesen zu sein, dass das Kind sicher gesund sei, selbst dann, wenn sie starke Schwangerschaftsbeschwerden hatten. Dieses Urvertrauen war auch dort noch vorhanden, wo der Gynäkologe oder die Gynäkologin ihnen eine invasive Untersuchung empfohlen hatte, ohne dass diese von den Frauen bereits zum vornherein gewünscht worden war. Demgegenüber sprachen diejenigen Frauen, welche schon zu Beginn der Schwangerschaft überzeugt waren, eine invasive Untersuchung machen zu lassen, um bei einem pathologischen Befund die Schwangerschaft abbrechen zu lassen, dass sie sich stark auf den Zeitpunkt des Testergebnisses konzentrierten. Diese Ausrichtung auf die Tests hätte es ihnen verunmöglicht, ein solches Urvertrauen entwickeln zu können. Das Zwiegespräch zwischen werdender Mutter und werdendem Kind hätten sie auf die Zeit nach dem Test vertagt. Besonders belastend wurde von allen Frauen die Wartezeit auf das Testergebnis angegeben. Es erstaunt nicht, dass ein negatives Testresultat unter diesen Umständen eine Erleichterung darstellt. Dieser Stressmoment im Schwangerschaftsverlauf wurde von keinem der Ärzte auch nur erwähnt. In diesem Zusammenhang wäre es z.B. sehr interessant zu wissen, welchen Einfluss dieser Stressmoment auf die Nährstoffversorgung des Fetus durch die Plazenta ausübt.

Eindrücklich war der Einfluss, welche die Partnerbeziehung auf den Entscheid für oder gegen eine Untersuchung ausübte. Zwei Frauen standen unter Druck von ihren Partnern, eine Amniozentese oder eine Chorionzottenuntersuchung durchführen zu lassen. Eine Frau, welche solche Untersuchungen in der Praxis spontan abgelehnt hatte, war zu Hause froh, dass ihr Mann sie in ihrem Entscheid unterstützt hatte.

Die Interviews bestätigten bereits gemachte Untersuchungen, wonach der Partner der Frau viel eher wissen möchte, wie es um das sich entwickelnde Kind bestellt ist. Das soziale Umfeld der Frauen übt einen grossen Einfluss auf die Entscheidung für oder gegen eine Pränataldiagnostik aus. Frauen, welche sich in einem sozialen Netz getragen fühlen, verzichten eher auf das Testangebot. Die Angst vor mangelnder gesellschaftlicher Solidarität hingegen lässt Frauen die Testangebote in Anspruch nehmen. Interessant war, dass der Kontakt zu behinderten Menschen zu sehr entschiedenen, aber gegensätzlichen Haltungen führte. Fünf der befragten Frauen hatten näheren Kontakt mit behinderten Menschen durch ihre Arbeit. Eine dieser fünf Frauen wollte alle Möglichkeiten der Früherkennung von Normabweichungen nutzen, um möglichst ein behindertes Kind auszuschliessen, zwei Frauen wählten bewusst invasive Methoden, um sich auf ein behindertes Kind vorbereiten zu können, sie wollten aber unter keinen Umständen einen Abbruch vornehmen. Zwei Frauen lehnten invasive Methoden grundsätzlich ab.

Religiöse Haltungen spielten für die interviewten Frauen bei der Annahme eines behinderten Kindes eine grosse Rolle. Überraschend war, dass Frauen, welche die Tests mit der Konsequenz des Abbruchs befürworteten oder selber einen Abbruch hinter sich hatten, ausnahmslos an die Seelenwanderung glaubten. Sie äusserten sich dabei so, dass das Kind die Chance bekäme, in einem neuen Leib noch einmal geboren zu werden.

Die Interviews zeigen die Schwierigkeiten der Entscheidungsfindung rund um die vorgeburtlichen Untersuchungen. Die Frauen müssen sich, kaum dass sie überhaupt wissen, dass sie schwanger sind, mit dem Angebot der vorgeburtlichen Untersuchungen und damit mit der Option eines Schwangerschaftsabbruches bei einem an sich gewünschten Kind auseinandersetzen. Dadurch werden viele Frauen in ihrem Schwangerschaftserleben verunsichert, das Vertrauen in den eigenen Körper geht verloren. Bis zum Vorliegen des Testresultats sind manche Frauen schwanger und doch nicht schwanger. In ihrer Auseinandersetzung mit dieser Option sind die Paare in den meisten Fällen alleingelassen. Professionelle Beratungsangebote mit ausgebildeten Beratern oder Beraterinnen gibt es in der Schweiz kaum. Die Gespräche finden in den Arztpraxen statt, es sei denn, Paare werden von einem genetischen Institut betreut. Es gibt in der Schweiz keine verbindlichen Standards, welche den Rahmen für solche Gespräche aufzeigen und eine minimale Qualität garantieren würden. Es ist dem persönlichen Belieben des behandelnden Arztes oder der Ärztin überlassen, wie er oder sie die Patientin in diesen heiklen Fragen beraten will. Eine Ausbildung in Gesprächsführung wird für solche Beratungen von den Ärzten in der Schweiz nicht verlangt. Viele Gynäkologen und Gynäkologinnen sind bereits mit den Sachinformationen überfordert: Die Resultate aus den genetischen Untersuchungen sind z.T. schwierig zu interpretieren und die einzelnen Krankheitsbilder zu wenig bekannt. Hinzu kommt, dass auch die Ausbildung im Umgang mit dem Ultraschall ungenügend ist und es deshalb häufig zu falsch positiven Resultaten kommt.

Der Komplexität der Fragestellungen rund um die pränatale Diagnostik wird in der derzeitigen Praxis ausgewichen, indem die Tests, welche ein Arzt oder eine Ärztin für angemessen hält, den Paaren als Selbstverständlichkeiten angeboten werden: Die nicht-invasiven Methoden werden allen Frauen als selbstverständlich angeboten, während die invasiven Methoden bei den sogenannten Risikogruppen selbstverständlich geworden sind. Ebenso selbstverständlich geworden ist, dass, wenn eine nicht-invasive Methode eine Abweichung anzeigt, weitere Abklärungen mit invasiven Methoden vorgenommen werden.

Hinterfragt man diese Selbstverständlichkeiten bei der Indikationsstellung, so zeigt sich, dass sich dahinter grundsätzliche Probleme verbergen. Der Artikel von Jörg Schmidtke[3] vom Institut für Humangenetik in Hannover, „Die Inidikationen zur Pränataldiagnostik müssen neu begründet werden", welcher in der medizinischen Genetik im Januar 1995 erschienen ist, setzt sich mit der derzeitigen Indikationsstellung für vorgeburtliche Untersuchungen auseinander und macht ihre Willkürlichkeit deutlich. Im folgenden werden seine Überlegungen aufgegriffen.

Wunschindikation

Schmidtke zeigt klar, dass diese Selbstverständlichkeiten zweifelhaften Ursprungs sind, denn die derzeitige Praxis orientiert sich nicht an klaren Indikationen, sondern: „… die neuen Verfahren und Inhalte fanden ‚per diffusionem' Eingang in die Alltagsmedizin, was bereits aus berufsrechtlichen Gründen als ausserordentlich problematisch anzusehen ist." Nach Schmidtke ist die derzeit praktizierte Indikationsstellung überholt, denn die vom erhöhten Risiko ausgehende Indikationsstellung sei medizinisch schlecht begründet. Die Praxis sei in sich widersprüchlich und entspreche nicht dem medizinisch-wissenschaftlichen Fortschritt. Als Beispiel hierzu führt er die Risiken einer Vetter-Basen-Ehe gegenüber denjenigen einer Schwangerschaft an, bei der die Frau über 35 Jahre alt ist: Eine pränatale Chromosomenuntersuchung aller Schwangerschaften von über 35jährigen Frauen sei technisch und wirtschaftlich „machbar", eine Abklärung aller rezessiven und multifaktoriellen Krankheiten bei Schwangerschaften aus Vetter-Basen-Ehen nicht. Schmidtke kommt in seinem Artikel zum Schluss, dass es keine medizinisch begründbare Kontraindikation für die Anwendung nicht-invasiver Testverfahren bei jeder Schwangerschaft gebe. Auch bei Anwendung invasiver Verfahren lasse sich keine tragfähige Begründung dafür finden, einer Schwangeren die Pränataldiagnostik

3 Schmidtke, Jörg: Die Indikationen zur Pränataldiagnostik müssen neu begründet werden. In: Med. Genetik 1/1995. S. 49–52.

zu verweigern, und zwar unabhängig von Alter, Eigen- und Familienanamnese. Damit ist nach Schmidtke die Pränataldiagnostik bei jeder schwangeren Frau indiziert. Da das genetische Risiko niemals gleich null sei, sei eine Pränataldiagnostik auch niemals „medizinisch unnötig". Die einzig legitime Indikationsstellung ist nach Schmidtke der Wunsch der schwangeren Frau, welcher in einem individuellen Beratungsgespräch erarbeitet werden müsse. Denn bestehe seitens der Schwangeren ein Interesse an weitergehenden Massnahmen, so seien diese „indiziert", in dem Sinne, dass sie medizinisch begründbar seien. Dabei kann nach Schmidtke kein Arzt dazu verpflichtet werden, von sich aus zu einer Pränataldiagnostik zu raten oder von ihr abzuraten. Jeder Arzt, der eine Schwangerschaft feststelle, sei aber verpflichtet, sich zu vergewissern, dass die Frau Kenntnis über die Möglichkeit habe, sich bezüglich pränataldiagnostischen Massnahmen ausreichend informieren und beraten zu lassen – aufgrund einer persönlichen, aktiven Entscheidung.

Der Indikationsbegriff wird damit auf den Wunschbegriff reduziert, induziert ist, was gewünscht ist. Dies drückt Schmidtke klar aus, wenn er schreibt: „Eine Beschränkung auf die häufigsten Erkrankungen wäre auch durchaus mit einem Individuen-zentrierten Konzept vereinbar, in dem eine Diagnostik nicht in erster Linie den Personen mit den höchsten numerischen Risiken angeboten wird, sondern denjenigen, die die Diagnostik möglicherweise am meisten wünschen – also potentiell allen. Die häufigsten Krankheiten dürften nämlich auch die grössten Sorge bereiten. Allerdings sind die häufigsten Störungen nicht zugleich die schwerwiegendsten."

Damit wird der Wunsch der schwangeren Frau zum obersten Prinzip erhoben. Dieser Autonomieforderung auf Seiten der Schwangeren steht die Autonomieforderung des Arztes oder der Ärztin gegenüber, welchem gegenüber dem Wunsch der schwangeren Frau die Forderung nach Gewissensfreiheit eingeräumt wird. Damit werden beide Partner bei diesem Arzt-Patient-Verhältnis von ihrer gegenseitigen Verpflichtung entbunden: Die schwangere Frau wird von der Pflicht entbunden, ihr Handeln rechtfertigen zu müssen und der Arzt hat keine Verpflichtung im Hinblick auf die Betreuung der Frau, ausser sie auf Konkurrenzangebote hin aufmerksam zu machen. Medizinische Leistung wird zur Dienstleistung reduziert. Die genetische Beratung verkommt auf diesem Hintergrund zum beratenden Selbstbedienungsladen, denn mit zunehmenden Möglichkeiten der Pränataldiagnostik muss eine Auswahl der zu untersuchenden Störungen getroffen werden. Gerade diese Auswahl gestaltet sich als schwierig und überfordert den einzelnen Arzt in seiner Praxis. Es steht die Befürchtung im Raum, so Schmidtke im selben Artikel, dass wir angesichts der inhaltlichen und statistischen Schwierigkeiten beraterisch kapitulieren könnten. Das ständig anwachsende Überangebot der medizinischen Möglichkeiten, genetische Defekte aufzuzeigen, macht nach Schmidtke eine Definition eines Standards unumgänglich, welche numerischen und strukturellen Chromosomenaberrationen und welche monogenen Erkrankungen zur Untersuchung angeboten werden sollten. Schmidtke argumentiert meiner Ansicht nach überzeugend, dass wir nicht darum herum kommen werden, den nahezu allseits abgelehnte „Katalog“ der pränataldiagnostischen untersuchungs-“würdigen“ Krankheiten einzuführen. Schmidtke stellt zum Schluss seines Artikels die Frage, ob sich dadurch eugenische Tendenzen verstärkten oder ob eine gute genetische Beratung genau das Gegenteil leisten könnte. Wichtige Dialogpartner sind seiner Ansicht nach Betroffene.

WHO-Strategiepapier zur Selektion von „wirtschaftlich produktivem Leben“

Meine persönliche These ist die, dass sich im derzeitigen gesellschaftlichen Umfeld eugenische Tendenzen abzeichnen, welche es ernst zu nehmen gilt. Zur Stützung meiner These beziehe ich mich auf eine Publikation der WHO, welche 1993 unter dem Titel „Gemeindenahe genetische Beratung in Europa“ erschienen ist.[4] Gutachter der Publikation sind verschiedene Genetiker und Genetikerinnen aus ganz Europa. Die Ausrichtung des Buches wird bereits im Buchdeckel sichtbar, wonach die WHO-Gesundheitsorganisation 1948 im Bestreben gegrün-

4 Modell/Kuliev/Wagner: Gemeindenahe genetische Beratung in Europa. Bericht über eine Untersuchung. Regionale Veröffentlichungen der WHO. Europäische Schriftenreihe, Nr. 38. 1993.

det wurde, um „allen Menschen der Welt ein Gesundheitsniveau zu ermöglichen, das es ihnen erlaubt, ein sozial und wirtschaftlich produktives Leben zu führen." Im Vorwort werden die Ziele der gemeindenahen, genetischen Beratung wie folgt genannt: „Die Länder erhalten die Informationen, die sie benötigen, um mit der rationellen Planung der genetischen Beratung zu beginnen, die ihre Kosteneffektivität sowie ihr gewaltiges Potential für die Minderung menschlichen Leids wiederholt bewiesen hat." Im folgenden zitiere ich verschiedene Schlüsselstellen dieses Buches, welche für sich selbst sprechen.

„Eine auf Screening basierende gemeindenahe genetische Beratung mit präventiver Ausrichtung bedarf einer Konzeption mit auf die gesamte Bevölkerung abzielender Bürgernähe." „Dem Staat obliegt oft eine erhebliche unmittelbare Verantwortung für die präventive Genetik, doch die Gesundheitsplaner haben selten Berührung mit Einzelpersonen und sind sich eventuell ihrer persönlichen Verantwortung für Entscheidungen und deren Folgen nicht ausreichend bewusst." „Um die Erbringung dieser Leistungen im Grossmassstab zu verbessern, müssen Screening und Beratung auch unbedingt in die gesundheitliche Grundversorgung integriert werden." „Selbstverständlich ist bei breiter Anwendung dieser Screening-Methode die landesweite Begleitkontrolle erforderlich." „Grundsätzlich sollte angestrebt werden, dass alle aufgeklärten Mütter *wunschgemäss* Zugang zu einem Screening erhalten, mit dem das Down-Syndrom beim Fetus ausgeschlossen wird. Tatsächlich könnten durch Karyotypanalysen bei allen Schwangeren sämtliche geschädigten Feten erkannt werden." „Die Beratung zu genetischen Risiken im Zusammenhang mit dem Alter der Mutter erfolgt hauptsächlich durch Geburtshelfer und Hausärzte statt in genetischen Facheinrichtungen." „Die WHO-Definition für ein Bekämpfungsprogramm … [erfordert] eine integrierte Strategie, die die optimale Patientenversorgung mit der Prävention auf der Grundlage von Erziehung und Aufklärung der Öffentlichkeit, prospektiver Genträgerdiagnostik, genetischer Beratung und dem Angebot der Pränataldiagnostik kombiniert."

„Viele Risiken werden erst durch Screening während der Schwangerschaft erkannt, die Labordiagnostik kann mehrere Wochen in Anspruch nehmen, und die Ultraschalldiagnostik angeborener Missbildungen kann erst nach etwa 19 Schwangerschaftswochen aussagekräftig sein. Aus all diesen Gründen sollte bis zur 24. Schwangerschaftswoche die Möglichkeit des Schwangerschaftsabbruchs wegen fetaler

Anomalien bestehen." „Der Abbruch einer Wunschschwangerschaft im zweiten Trimenon ist physisch schmerzhaft und sowohl für die Mutter als auch für die behandelnden Ärzte und Schwestern psychologisch belastend. Sie sollte unter der Obhut erfahrener Hebammen und nicht auf einer allgemeinen gynäkologischen Station vorgenommen werden. Den Eltern tut es oft gut, den Fetus – für sie bereits ihr Kind – zu sehen und anzufassen, und viele freuen sich über ein Foto. … Auch sollte mit den Eltern einige Zeit später ein Nachsorgegespräch stattfinden, bei dem sie erfahren, wann eine neue Schwangerschaft beginnen kann." „Dringend notwendig sind Schulungskurse und eine Laufbahnstruktur, damit das vorgeschlagene Netz bürgernah arbeitender genetischer Berater aufgebaut werden kann." „Unter der Begleitkontrolle der Leistungen wird ein Register der geschädigten Personen geführt." „Kosten-Nutzen-Analysen von Präventionsprogrammen liegen für Neuralrohrdefekte, das Down-Syndrom, die Hämoglobinopathien und das Tay-Sachs-Syndrom vor. Die meisten Analysen schränken sich auf finanzielle Ausgaben und Einsparungen mit dem Hauptziel, die Finanzierung eines Beratungsangebotes zu sichern, indem nachgewiesen wird, dass es zu Einsparungen führt. Dieses ziemlich einseitige Herangehen kann jedoch zu Missverständnissen in der Bevölkerung führen und eine feindselige Einstellung zur Kosten-Nutzen-Analyse sowie Widerstand gegen die Pränataldiagnostik hervorrufen." „Die nichtfinanziellen Kosten und Nutzen für die Familien lassen sich als ‚genetische Leistungsfähigkeit' ausdrücken." „Zu den positiven Auswirkungen der bestehenden gemeindenahen genetischen Beratung gehören die Befreiung von Angst, gesunde, statt geschädigte Kinder und ein normales Familienleben. Diese Leistungen sind für Frauen in hohem Masse akzeptabel, ethisch indiziert, lassen sich effizient organisieren und kontrollieren und sind sehr kostenwirksam."

Die Sprache dieses Buches ist eindrücklich: Strategie, Bekämpfungsprogramm, Gesundheitsplaner und Kontrolle. Dies sind alles Begriffe, welche dem militärischen Bereich entnommen sind. Behindertes Leben ist der Feind, den es mit allen Mitteln zu bekämpfen gilt. Was von namhaften Genetikern abgesegnet und 1993 publiziert wurde, ist ein eugenisches Programm zur Ausmerzung von wirtschaftlich nicht produktivem Leben! Die Aufmachung des Buches ist zynisch, befindet sich doch auf dem Titelbild ein kleines Kind mit Down-Syndrom, welches mit einer Stoffpuppe spielt, während es zwischen den

Buchdeckeln vorwiegend darum geht, menschliches Leben mit Down-Syndrom zu eliminieren. Die genetische Beratung, welche hier angepriesen wird, ist keine neutrale Beratung, welche werdenden Eltern bei den schwierigen Entscheidungen rund um die vorgeburtlichen Untersuchungen Entscheidungshilfe anbietet, um für ihre ganz persönliche Situation einen angemessenen Entscheid fällen zu können. Es geht nicht um die Abklärung einer individuellen Lebenssituation, sondern um kollektive, vom Staat verordnete Gesundheitskontrolle, welche die Lebensqualität menschlichen Lebens an seiner genetischen Leistungsfähigkeit misst. Der Begriff der Lebensqualität wird somit mit „genetischer Leistungsfähigkeit" gleichgesetzt, welche von genetischen Beratern festgelegt, kontrolliert und in Katalogen den Frauen und ihren Partnern zur Auswahl vorgelegt wird.

Sollte die „gemeindenahe genetische Beratung" einmal Realität werden, lässt sich unschwer voraussehen, was sie für ein gesellschaftliches Klima erzeugen wird. Werdende Eltern setzen sich in einer solchen „Beratung" in der Mehrzahl in einer „Als-ob-Situation" oberflächlich mit den Problemen behinderter Menschen auseinander und werden dahin geführt, dass wirtschaftlich nicht produktives Leben grundsätzlich nicht lebenswertes Leben sei und deshalb möglichst vermieden werden müsste. Erste Anzeichen hierfür sind die Veränderungen, welche der Verantwortungsbegriff auf dem Hintergrund der vorgeburtlichen Untersuchungen erfährt.

Neue Verantwortlichkeiten

Das Angebot der Pränataldiagnostik versetzt die Frauen und ihre Partner in eine Entscheidungs- und Wahlsituation. Der soeben emeritierte Genetiker aus Zürich, Werner Schmid[5], spricht in diesem Zusammenhang von der Freiheit zur Entscheidung. Inwieweit kann eine Frau diese Freiheit überhaupt wahrnehmen? Allen interviewten Frauen wurde

5 Schmid, Werner: Die Freiheit zu entscheiden. In: Tages Anzeiger Magazin, Nr. 10. 113/1995.

das Angebot der Pränataldiagnostik als selbstverständliche Möglichkeit angeboten, im Falle eines pathologischen Befundes die Schwangerschaft abbrechen zu können. Selbstverständlichkeiten versetzen diejenigen, welche diese Selbstverständlichkeiten nicht teilen, unter einen Rechtfertigungszwang. Je selbstverständlicher die Anwendung der Pränataldiagnostik wird, desto grösser wird der Druck, der gesellschaftlichen Norm entsprechend handeln zu müssen, ein Druck, der von der Gesellschaft mit verschiedenen Mitteln ausgeübt werden kann. Bereits heute werden Familien, welche ein Kind mit Down-Syndrom haben, öffentlich gefragt, warum sie denn überhaupt ein solches Kind zur Welt gebracht hätten. Die Reaktion des erwähnten Gynäkologen gegenüber der Frau, welche einen Knaben mit Down-Syndrom geboren hatte, er habe es leider nicht gemerkt, spricht hierfür Bände. Der gesellschaftliche Druck wird die Entscheidungsfreiheit der Frauen und ihrer Partner zunehmend einschränken. Eindrücklich wurde von einer Frau geschildert, wie stark das bestehende Angebot der Pränataldiagnostik selbst einen gewissen Druck ausübt (im Sinne: Wenn es schon die Möglichkeit gibt, dann muss man dieses Angebot doch auch in Anspruch nehmen). Die Gefahr dabei ist, dass damit eine neue Verantwortlichkeit für die Gesundheit des geborenen Kindes stilisiert wird. Schmid z.B. setzt die Verantwortung der Eltern, Pränataldiagnostik in Anspruch zu nehmen, auf die gleiche Stufe wie die Verantwortung der werdenden Mutter, ein gesundes Leben zu führen. Dabei kommt es zu einer Pervertierung des Verantwortungsbegriffes, denn im Fall der Pränataldiagnostik besteht die Verantwortung darin, abweichende Krankheitsträger zu eliminieren, während im Falle der gesunden Lebensführung die Verantwortung gegenüber dem werdenden Leben besteht.

Medizinisches Handeln und gesellschaftliche Zwänge

Dort, wo die Medizin die Mittel zur Selektion von menschlichem Leben zur Verfügung stellt, überschreitet sie ihren bisherigen Auftrag, entweder Menschen zu heilen oder, wenn eine Heilung nicht mehr möglich ist, das Leiden des Menschen, welcher krank ist, zu lindern. Die Medizin stellt sich damit in den Dienst einer Gesundheitsideologie, wonach menschliches Leben nur wertvoll ist, wenn es den gesellschaftlichen Gesundheitsnormen (sprich genetischen Leistungsstandards) entspricht. Dies wird besonders deutlich bei den Screening-Programmen, welche individuelle Leidensabwägungen in den Hintergrund treten lassen und bei welchen die Schwangerschaft bei einem abweichenden Befund „regelhaft" abgebrochen wird. Medizinisches Handeln wird damit der bisherigen Verpflichtung einzelnen Menschen gegenüber entbunden und in eine rationale Gesundheitsplanung, welche sich an Kosten-Nutzen-Analysen orientiert, eingegliedert.

Informierte Zustimmung und Qualitätssicherung in der Schwangerschaftsbegleitung

Auf dem Hintergrund dieser Situation beim Anbieten von pränataldiagnostischen Möglichkeiten im medizinischen Alltag ist die Forderung nach der Möglichkeit der „informierten Zustimmung" auf Seiten der Frau und ihres Partners in der Schwangerschaftsbegleitung mit Nachdruck zu stellen. Paare müssen einen Rahmen erhalten, in dem eine verantwortliche, persönliche Entscheidungsfindung überhaupt möglich ist. Sie müssen über die Vor- und Nachteile und über die Konsequenzen der vorgeburtlichen Untersuchungen informiert werden. Grundsätzlich geht es um das Angebot einer umfassenden Abklärung der persönlichen Lebenssituation eines Paares, in der die Fragen und Bedenken ausgesprochen werden können und ein bewusster Entscheid gefällt werden kann.

Die Forderung nach „informierter Zustimmung" auf Seiten der schwangeren Frau und ihres Partners verlangt eine gute Ausbildung in Gesprächsführung der Personen, welche solche Beratungsgespräche durchführen. Da in der Schweiz solche Beratungsgespräche vorwiegend in der gynäkologischen Facharztpraxis stattfinden, ist eine zusätzliche Ausbildung in Gesprächsführung für Gynäkologinnen und Gynäkologen unverzichtbar.

Neben diesen beraterischen Fähigkeiten verlangen die vorgeburtlichen Untersuchungen ein grosses Mass an technischem Können und Wissen. Die Ausbildung der Mediziner in der Ultraschalldiagnostik ist zu verbessern. Die privaten Labors, welche biochemische Analysen durchführen, sind einer strengen Qualitätskontrolle zu unterstellen.

Im Anwendungsbereich der vorgeburtlichen Untersuchungen ist auf allen Ebenen eine Qualitätssicherung dringend notwendig.

Es ist fraglich, ob solche Forderungen überhaupt erfüllbar sind, denn auch die Kapazitäten der Mediziner sind beschränkt. Hier zeigt sich am Beispiel der pränatalen Diagnostik ein grundsätzliches Problem modernen medizinischen Handelns: Es werden immer neue medizinische Techniken entwickelt, ohne dass die menschlichen Ressourcen vorhanden wären, die Anwendung dieser Techniken human zu gestalten.

Neue Freiheiten

Entstehen durch das Angebot der pränatalen Diagnostik neue Freiheiten? Erhalten die Menschen neu die Freiheit, sich für ein von Behinderung freies Leben oder gar leidfreies Leben entscheiden zu können? Oder kommt es dank der Möglichkeit der vorgeburtlichen Selektion zu einem Entscheidungszwang für genetische Leistungsfähigkeit?

Nach den neuen Indikationsstellungen soll der Wunsch der Eltern für oder gegen eine vorgeburtliche Untersuchung ausschlaggebend sein. Ist der Begriff der Entscheidungsfreiheit mit demjenigen des Entscheidungswunsches gleichzusetzen? Zeichnet sich menschliche Freiheit dadurch aus, dass die Menschen immer das bekommen sollen, was sie sich wünschen?

Der Wunsch- und der Freiheitsbegriff unterscheiden sich klar voneinander: Wünsche müssen nicht verantwortet werden und tragen deshalb den Charakter der Willkür; menschliche Freiheit zeichnet sich gerade dadurch aus, dass sie die Menschen für ihr Handeln verantwortlich macht. Diese Verantwortung besteht gegenüber konkretem menschlichem Leben und nicht gegenüber willkürlichen, individuellen Glücksvorstellungen. Sobald allein der elterliche Wunsch die Indikation stellt, ist die Indikationsstellung der Willkür preisgegeben. Solcher Willkür könnten nur Indikationskataloge entgegengesetzt werden. Indikationskataloge werden daher, wie Schmidtke in seinem Artikel mit Recht behauptet, nicht zu vermeiden sein.

Ob es einer Gesellschaft gelingt, auf der einen Seite menschliches Leben vor der Geburt auf seine genetische Leistungsfähigkeit hin zu testen und abzulehnen und auf der anderen Seite Menschen mit einer Behinderung ein humanes Zusammenleben zu garantieren, bezweifle ich sehr. Vielmehr wage ich zu behaupten, dass solches Denken und Handeln das Zusammenleben zwischen sogenannt „gesunden" und sogenannt „behinderten" Menschen vermehrt entsolidarisiert und dass Menschen mit einer Abweichung ihr Dasein zunehmend rechtfertigen müssen. Dort, wo das Angebot der pränatalen Diagnostik die Mittel zur qualitätsorientierten Selektion menschlichen Lebens zur Verfügung stellt, ist sie von ethischer Warte aus, deren Referenzpunkt der Autonomie- und Gleichheitsanspruch jedes Menschen ist, grundsätzlich zu hinterfragen.

Gegenüber diesen eugenischen Entwicklungen ist das Kriterium der Lebensqualität in seiner ursprünglichen, humanen Bedeutung zurückzugewinnen: als soziale Aufgegebenheit und als Herausforderung, die sozialen Bedingungen so umzugestalten, dass den Menschen, unabhängig von ihrer physischen und psychischen Verfassung, ein würdiges Leben möglich ist.

Es geht nicht um die Freiheit zwischen wertem und unwertem Leben zu entscheiden – das ist nicht Freiheit, sondern Willkür –, sondern es geht um die verantwortliche Entscheidung zur Freiheit für alle Menschen, unabhängig von ihrer genetischen Leistungsfähigkeit!

Nur mit individuellen Leidensabwägungen im Rahmen einer solidarischen Gesellschaft kann eugenischen Entwicklungen bei der Anwendung der Pränataldiagnostik entgegengewirkt werden.

Weiterführende Literatur

Baumann-Hölzle, Ruth: Ethische Probleme der pränatalen Diagnostik. In: Neue Zürcher Zeitung, 10. /11. April 1993, S. 9.

Ehrlich, Susanne: Denkverbot als Lebensschutz? Westdeutscher Verlag, Opladen 1993.

Hümmeler, Elke: Erfahrung in der genetischen Beratung. Peter Lang Verlag, Frankfurt am Main 1993.

Schindele, Eva: Gläserne Gebär-Mütter. Vorgeburtliche Diagnostik – Fluch oder Segen. Fischer Verlag, Frankfurt am Main 1992.

Indikationen zur pränatalen Diagnostik

Vom geburtshilflichen Notfall zum genetischen Screening[1]

Der folgende Artikel setzt sich mit den neuen Möglichkeiten vorgeburtlicher Untersuchungen auseinander und zeigt die Konsequenzen auf, die sich daraus für die Arzt-Patient-Beziehung in der Schwangerschaft und für das gesellschaftliche Klima gegenüber behinderten Menschen ergeben. Es wird die These aufgestellt und begründet, dass die Pränataldiagnostik zunehmend aus einem Hilfsmittel der Individualmedizin zu einer Massnahme der öffentlichen Gesundheitsvorsorge wird, verstanden als Förderung und Planung der kollektiven Gesundheit auch auf Kosten individuellen Lebens. Der Artikel ist das Ergebnis interdisziplinärer Zusammenarbeit bei einer medizin-ethischen Fragestellung.

Ärztliches Handeln als Reaktion auf eine Notlage

Pränatale Diagnostik sucht während der Schwangerschaft nach Auffälligkeiten beim Fötus. Das Auffinden einer schwerwiegenden Normabweichung bei einer solchen Untersuchung stellt den glücklichen Ausgang der Schwangerschaft und damit die Erwartung eines gesunden Kindes jäh in Frage. Das ärztliche Gespräch mit der schwangeren Frau über das weitere therapeutische Vorgehen erhält in dieser Situation eine besondere ethische Dimension. Die Frau nimmt dabei eine Doppelrolle ein, sie bestimmt zum einen über ihr eigenes, zum anderen über das in ihr sich entwickelnde Leben. Häufig ist nicht ohne

1 Veröffentlicht in: Kettner, M. (Hg.): Beratung als Zwang. Frankfurt u. a. 1998. Dieser Artikel wurde zusammen mit Christian Kind verfasst.

weiteres klar, wer schliesslich der Empfänger der Therapie sein soll. Wenn, wie sehr oft, eine Therapie beim Fötus nicht möglich ist, wird der Frau als „Therapie“ der Schwangerschaftsabbruch angeboten. Entsprechend wird auch, vor allem im französischen und englischen Sprachgebrauch, von *therapeutischem Schwangerschaftsabbruch* gesprochen. Die Frage stellt sich, auf welche Krankheit diese Therapie zielt. Die direkteste und schärfste Interpretation sagt, dass Mutter eines behinderten Kindes zu sein als krankhaft und das behinderte Kind selbst als Krankheit seiner Mutter anzusehen ist. Etwas gewundener kann das der Mutter durch die Behinderung des Kindes erwachsende, unzumutbare Leid als die zu therapierende, oder eigentlich eher zu verhütende Krankheit bezeichnet werden. Dem entspricht in der Schweiz, wo keine embryopathische Indikation besteht, die strenggenommen einzige Indikation für den straflosen Schwangerschaftsabbruch, nämlich die anders nicht abzuwendende schwerwiegende Gefährdung von Leben oder Gesundheit der Schwangeren. Die dritte Deutungsmöglichkeit zielt auf das zukünftige Leiden des ungeborenen Kindes, dem als späterer Person eine bestimmte Behinderung nicht zugemutet werden könne, weshalb das Auslöschen seiner Existenz die einzige Therapie darstelle. Bei dieser Deutung wird das zu erwartende, zukünftige Leben des sich entwickelnden Embryo oder Fötus als nicht lebenswert eingestuft. Alle drei Deutungsarten, vor allem jedoch die letzte, stehen in scharfem Kontrast zum Bild, das in unserer Gesellschaft vom lebenden behinderten Menschen mit der gleichen Störung offiziell postuliert wird, nämlich dem Bild eines vollwertigen, zu akzeptierenden und zu fördernden Mitglieds der Gemeinschaft. Dieses Kontrastverhältnis wird dadurch ermöglicht, dass, unabhängig vom Vorliegen oder Nichtvorliegen bestimmter pathologischer Merkmale, der Embryo einerseits und der Mensch nach der Geburt andererseits einen unterschiedlichen normativen Status haben.[2] Es fragt sich jedoch, ob dieser auf dem Entwicklungsstadium beruhende Unterschied eine Beurteilung des Lebenswertes für den Embryo tatsächlich ethisch rechtfertigt und noch viel mehr, ob diese Differenzierung, dass Diskrimi-

2 Vgl. Schöne-Seifert/Krüger: Humangenetik heute: umstrittene ethische Grundlagen; in: Schöne-Seifert/Krüger: Humangenetik – Ethische Probleme der Beratung, Diagnostik und Forschung. Fischer Verlag, Stuttgart/New York 1993, S. 253–289, hier S. 269.

nierung aufgrund einer Behinderung vor der Geburt erlaubt, nach der Geburt aber verboten sein soll, sich auf der Gefühlsebene wirklich aufrecht erhalten lässt.

In diesem Spannungsfeld hat die betroffene Schwangere mit ihrem Partner – meist unter Zeitdruck – zu entscheiden. Für die Beratung und Entscheidungsfindung in solchen Situationen spielt es eine wichtige Rolle, wie es ursprünglich zur Untersuchung gekommen ist, d.h. wie pränatale Diagnostik als ärztliche Massnahme indiziert wurde. Wenn weitergehende Untersuchungen durchgeführt wurden, weil in einer bisher unauffälligen Schwangerschaft plötzlich alarmierende Symptome aufgetreten sind, ist das diagnostische Vorgehen als ärztliche Reaktion auf eine bevorstehende, akute Notsituation der schwangeren Frau zu verstehen. In ähnlicher Weise kann pränatale Diagnostik bei einem erblich belasteten Paar mit deutlich erhöhtem Risiko für ein chronisch krankes oder behindertes Kind als medizinische Hilfeleistung in einer bestehenden Notlage angesehen werden. Solchen Paaren ist in der Regel die Lebenswirklichkeit eines Menschen mit der in Frage stehenden Behinderung und seiner Angehörigen aus dem eigenen Alltag oder mindestens durch Berichte von Familienmitgliedern gut bekannt. Die genetische Beratung wird also in diesen beiden Situationen aufgrund einer konkreten Betroffenheit durchgeführt. Dabei scheint der ethische Konflikt als schicksalhaft gegeben; zeitliche und personelle Möglichkeiten für eine ausführliche, persönliche Beratung sind in aller Regel gewährleistet. Trotzdem hat sich mancherorts bereits ein gewisser Automatismus durchgesetzt, d.h. die Feststellung einer unkorrigierbaren Normabweichung beim ungeborenen Kind führt in den meisten Fällen ohne tiefergehende, individuelle Leidensabwägung zum Schwangerschaftsabbruch.

Viel problematischer ist die Situation bei der grossen Mehrzahl der heute durchgeführten pränatalen Untersuchungen, die wegen fortgeschrittenen Alters der schwangeren Frau oder einfach auf deren Wunsch hin vorgenommen werden: Hier ist ursprünglich keine Notlage erkennbar, und der ethische Konflikt wird erst durch das Untersuchungsangebot geschaffen. Die Untersuchungen werden im Gegensatz zur ärztlichen Reaktion auf eine bestehende Notlage *ohne* konkret vorliegende Betroffenheit durchgeführt. Zwar besteht bei der Altersindikation ein gegenüber jüngeren Frauen erhöhtes Risiko für Chromosomenaberrationen, dieses ist jedoch rein statistischer Natur und nicht aus der eigenen Lebensgeschichte entstanden, wie bei Frauen mit erblich belasteter Familie oder abnormem Schwangerschaftsverlauf. Die Altersgrenze von 35 Jahren ist völlig willkürlich gewählt und repräsentiert keineswegs einen Sprung in der mit dem Alter langsam ansteigenden Risikokurve. Dazu kommt, dass oft von ärztlicher Seite übertriebene Risikoschätzungen verwendet werden.[3] Das in der Beratung oft angegebene Risiko für eine Trisomie 21 in der Frühschwangerschaft ist nämlich deutlich höher als das Risiko, ein lebendes Kind mit dieser Chromosomenaberration zur Welt zu bringen, da viele dieser Schwangerschaften von Natur aus mit einer Fehlgeburt enden. Demgegenüber entsteht bei der invasiven Pränataldiagnostik durch Chorionbiopsie oder Amniozentese ein erhöhtes Risiko für Fehlgeburten auch bei chromosomal normalen Schwangerschaften, was eine schwierige Risikoabwägung notwendig macht, die leider oft übergangen wird. In welcher Weise kann für diese ärztlichen Eingriffe eine medizinische Indikation geltend gemacht werden?

Indikationen für vorgeburtliche Untersuchungen

(1) *Wunschindikation.* Der deutsche Genetiker Jürgen Schmidtke kommt in seinem Aufsatz „Die Indikationen zur Pränataldiagnostik müssen neu begründet werden“[4] zum Schluss, dass es keinen medizinischen Grund dagegen gebe, pränatale Testverfahren ohne Eingriff in die Gebärmutter (z.B. Ultraschall oder Untersuchungen im mütterlichen Blut) in allen Schwangerschaften anzuwenden. Es lasse sich auch keine tragfähige Begründung dafür finden, eingreifende Verfahren, wie Fruchtwasserpunktion oder Chorionbiopsie, die ein gewisses Risiko für eine

3 Vgl. Mikkelsen, Margareta: Entwicklung und Stand der Pränataldiagnostik in Dänemark; in: Schöne-Seifert/Krüger, Humangenetik – Ethische Probleme der Beratung, Diagnostik und Forschung. Fischer Verlag, Stuttgart/New York 1993, S. 5–23, hier S. 11.

4 Schmidtke, Jürgen: Die Indikationen zur Pränataldiagnostik müssen neu begründet werden. In: Med. Genetik, 1/1995, S. 49–52.

Fehlgeburt mit sich bringen, einer schwangeren Frau, die sie wünsche, zu verweigern, und zwar unabhängig von Alter, Familien- und persönlicher Vorgeschichte. Da das genetische Risiko niemals null sei, sei eine Pränataldiagnostik auch niemals „medizinisch unnötig". Die einzig legitime Indikationsstellung ist nach Schmidke der Wunsch der schwangeren Frau. Dieser müsse in einem individuellen Beratungsgespräch erarbeitet werden. Kein Arzt sei befugt, von sich aus zu einer Pränataldiagnostik zu raten oder von ihr abzuraten. Hingegen müsse sich jeder Arzt, der eine Schwangerschaft feststellt, vergewissern, dass die Frau Kenntnis von der Möglichkeit hat, sich bezüglich pränataldiagnostischer Massnahmen ausreichend informieren und beraten zu lassen.

Schmidke erhebt damit den Wunsch der Frau fraglos zum obersten Entscheidungsprinzip. Es ist jedoch noch wenig erforscht, wie die Wünsche und Präferenzen werdender Eltern im Hinblick auf die Anwendung der Pränataldiagnostik entstehen und zum Ausdruck kommen. Zu untersuchen wäre zum Beispiel, nach welchen Kriterien ein Paar eine bestimmte Untersuchung wählt und wie diese Wahl durch Beratung beeinflusst werden kann.[5] Die von Arzt zu Arzt sehr unterschiedliche Häufigkeit der Durchführung invasiver Pränataldiagnostik aufgrund der Altersindikation lässt schliessen, dass Haltung und Verhalten des Arztes oder der Ärztin grossen Einfluss auf den Entscheid der schwangeren Frau ausüben. Dies ist in Anbetracht der ausgeprägten Asymmetrie in der Arzt-Patient-Beziehung auch nicht erstaunlich. Da mit jeder Schwangerschaft Ängste um die Gesundheit des werdenden Lebens einhergehen, lassen sich schwangere Frauen durch die Schilderung von Risiken leicht verunsichern und betroffen machen. Wenn das allgemeine genetische Risiko der Bevölkerung zur Indikationsstellung genügt, werden alle Frauen zu Betroffenen gemacht und als solche in neuer Art und Weise verantwortlich für die Gesundheit ihres Nachwuchses. Auf dem Hintergrund dieser *neuen Verantwortlichkeit* „wünschen" sie die Pränataldiagnostik, nicht zuletzt deshalb, weil die Untersuchung ihnen mit hoher Wahrscheinlichkeit wiederum ihr Nicht-Betroffensein zu bestätigen verspricht.

5 Evans/Evans/Pryde/Johnson: The Choices Women Make about Prenatal Diagnosis. In: Evans, Mark. Fetal Diagnosis and Therapy. Karger, Basel/Freiburg/New York u. a. 1993, S. 70–79, hier S. 79.

Selbst in einer idealen Beratungssituation, in der wirklich die ureigensten Wünsche der Frau herausgearbeitet werden, stellt sich aber die moralische Frage, ob alle diese Wünsche legitimerweise mit dem Hilfsmittel der pränatalen Diagnostik und des selektiven Schwangerschaftsabbruchs erfüllt werden *dürfen*. Der Wunsch nach einem Kind ist meist auch mit Wünschen an das Kind vergesellschaftet. Ehrlich beschreibt in ihrem Buch „Denkverbot als Lebensschutz?“[6] im Kapitel über das „Wesen des Kinderwunsches“ drei Formen solcher Wünsche: Erstens möchten die Eltern sich selbst in ihrem Kinde wiederfinden; zweitens soll das Kind helfen, eigene Unzulänglichkeiten zu kompensieren und drittens dient das Kind der Befriedigung des elterlichen Bedürfnisses nach Fürsorge und Verantwortung. Ehrlich zitiert Sichtermann, indem sie schreibt: „... dieses Kind, das das sein soll, ‚was man selbst ist, was man selber war und was man selbst sein möchte‘, muss ein gesundes, wohlgestaltetes Kind sein, um die Hoffnungen und Erwartungen seiner Eltern einzulösen.“[7] In diesem Zusammenhang können dann auch eindeutig nicht-medizinische Wünsche auftauchen, wie z.B. nach pränataler Selektion aufgrund des Geschlechts oder anderer *normaler* Merkmale. In der Literatur wird kontrovers diskutiert, inwieweit die Pränataldiagnostik auch auf solche Anliegen eingehen soll.[8]

(2) *Positive Eugenik.* Es zeigt sich also die Gefahr, dass die Erhebung des Wunsches der Frau zum obersten Indikationsprinzip, wie es Schmidke vertritt, die Pränataldiagnostik aus dem medizinischen Kontext herauslöst und eine Wunschbefriedigung in einem viel umfassenderen Sinne möglich wird. Schon der Gedanke, dass das genetische Grundrisiko einer Bevölkerung die pränatale Diagnostik für alle Schwangeren rechtfertige, impliziert ja, dass die genetische Basis dieser Bevölkerung für die einzelne Frau ein inakzeptables Risiko beinhalte und entstammt im

6 Ehrlich, Susanne: Denkverbot als Lebensschutz? Westdeutscher Verlag, Opladen 1993, S. 127–135

7 Ehrlich, Susanne: a.a.O. S. 135.

8 Wolff, Gerhard: Ethische Aspekte pränataler Diagnostik aus der Sicht eines Genetikers. In: Schöne-Seifert, Bettina/Krüger, Lorenz: Humangenetik – Ethische Probleme der Beratung, Diagnostik und Forschung. Fischer Verlag, Stuttgart/New York 1993, S. 25–38, v.a. 29ff.

Grunde positiv eugenischen Überlegungen[9]. Wenn in den Wunschvorstellungen der Eltern dann kompensatorische Motive für die eigenen Unzulänglichkeiten ausschlaggebend werden, ist der Weg zur positiven Eugenik geöffnet. Nach dem Motto „Meine Kinder sollen es einmal besser haben als ich" wird die Pränataldiagnostik willkommenes Mittel zum Zweck der elterlichen Bedürfnisbefriedigung. Natürlich soll der elterliche Wunsch nach einem besseren Leben für die Kinder nicht grundsätzlich abgelehnt werden. Solange sich das Bessergehen auf die Lebensumstände eines Kindes bezieht, ist gegen diese natürliche elterliche Fürsorge sicher nichts einzuwenden. Beziehen sich die Wünsche jedoch auf die Merkmale des Kindes – „Mein Kind soll einmal besser sein als ich" – und werden sie als Kriterium zur Selektion des Nachwuchses verwendet, so wird damit Zuchtwahl, d.h. positive Eugenik betrieben, und gegen positive Eugenik melden sich erhebliche moralische Bedenken. Sobald die Wünsche werdender Eltern kriterienlos erfüllt werden, lässt sich dies nicht mehr verhindern.

Die Pränataldiagnostik kann also bereits auf der individuellen Ebene positiv eugenischen Zwecken und damit der Zuchtwahl dienen. Menschen zu züchten widerspricht der menschlichen Würde, dem Grundsatz, dass menschliches Leben nie nur als Mittel zu den Zwekken anderer behandelt werden darf. Hier kann eingewendet werden, dass grundsätzlich bei jedem Schwangerschaftsabbruch eines geschädigten Fötus dessen menschliches Leben dem Zweck der Leidensverminderung für die Mutter geopfert wird. Der Schwangerschaftsabbruch nach Pränataldiagnostik enthält immer das Moment der Selektion menschlichen Lebens, denn letztendlich wird menschliches Leben von den Entscheidenden als lebenswert oder nicht lebenswert beurteilt.

Anerkennt man beim Embryo keine eigene Würde, so entfallen ihm gegenüber jegliche Pflichten zur Lebenserhaltung, und es können sogar negative Pflichten formuliert werden, ihn im Dienste einer Leidensverminderung zu töten. Dem Embryo jeglichen Eigenwert absprechen zu wollen, widerspricht jedoch schon auf empirischer Ebene der Schwangerschaftserfahrung der Frau und der Tatsache, dass viele Frauen und ihre Partner grosse Probleme bei der Entscheidungsfindung für oder gegen einen Schwangerschaftsabbruch haben. Diese Lebensentscheidung mit ihren weitreichenden Konsequenzen führt die betroffe-

9 Vgl. Text zur Eugenik im Anhang.

nen Frauen und Männer in ein Entscheidungsdilemma. Ein solches Dilemma kann nur dort entstehen, wo sich verschiedene Moralansprüche gegenüberstehen. Wird dieses Dilemma ausgeblendet, so wird das Handeln nicht angemessen gestaltet. Dies lässt sich heute deutlich daran erkennen, dass Frauen und ihre Partner in dieser schwierigen Entscheidungssituation zum grössten Teil alleine gelassen werden und dass sie auch nach einem Schwangerschaftsabbruch bei der Verarbeitung ihrer Trauer nicht begleitet werden.

Wird hingegen der Embryo oder Fötus als eine *potentielle Person* anerkannt und ihm damit ein *Eigenwert* zugestanden, so findet sich darin auch eine Erklärung für das erlebte Dilemma der schwangeren Frau und ihres Partners. Die Schwierigkeiten, die sich bei der Entscheidungsfindung auf der *empirischen* Ebene stellen, sind der Spiegel eines Dilemmas auf der *normativen* Ebene: ein Subjekt-Subjekt-Konflikt zwischen dem Lebensentwurf der werdenden Mutter und dem in ihr sich entwickelnden Leben. Trotzdem kann für einen „therapeutischen" Schwangerschaftsabbruch die Rechtfertigung herangezogen werde, dass die Frau durch ihre symbiotische Beziehung zum Fötus, wonach dieser in gewissem Sinn Teil ihres Körpers ist, ihr erlaubt, dessen Leben und Tod in eine Güterabwägung einzubeziehen. Wenn dabei auf Seiten des Fötus Leben und *Menschenwürde* auf dem Spiel stehen, *sollten* (und dieses Sollen ist moralisch gemeint) demgegenüber schweres Leid und eine existentielle Notlage der Mutter und nicht nur Zuchtwahlwünsche in der Waagschale liegen.

Ein zweites Argument gegen elterliche positiv-eugenische Ansprüche kommt aus der Entwicklungspsychologie. Für die gesunde psychische Entwicklung eines Kindes und vor allem für seinen Umgang mit Misserfolgen und Versagen ist es von grösster Wichtigkeit, dass es der voraussetzungslosen Solidarität seiner Eltern gewiss sein kann. Elternliebe ist aber keine naturgegebene Grösse, sondern entsteht in einem Bindungsprozess während der Schwangerschaft und in der ersten Zeit nach der Geburt. Wenn nun durch pränatale Diagnostik zuerst die Kriterien überprüft werden, die das Kind erfüllen muss, damit es das Akzeptiertwerden durch die Eltern verdient, wird dieser Bindungsprozess mindestens zeitlich verschoben, wenn nicht grundsätzlich gefährdet. Die Argumentation, das sorgfältig ausgelesene Wunschkind werde besonders geliebt, trägt spätestens dann nicht mehr, wenn sich das Kind anders entwickelt, als es sich seine Eltern gewünscht haben.

Will man der Gefahr der positiven Eugenik entgehen, darf der Wunsch der schwangeren Frau *nicht allein* ausschlaggebend sein. Eine Möglichkeit der Begrenzung wäre die Einführung von Kriterien, die den minimal geforderten Schweregrad einer gesuchten Störung, der eine pränatale Diagnostik rechtfertigen könnte, generell festlegen würden. Solche Kriterien würden jedoch zwangsläufig zur Formulierung eines allgemeinverbindlichen Standards dessen führen, was in der Pränataldiagnostik zu untersuchen sei. Für Schmidke wird die Definition eines solchen Standards, der festlegt, welche Chromosomenaberrationen und welche monogenen Erbkrankheiten zur Untersuchung angeboten werden sollen, schon aus rein praktischen Gründen, aufgrund des ständig wachsenden diagnostischen Angebots, unumgänglich. Die rasch zunehmenden Möglichkeiten der Pränataldiagnostik machen, nach seiner Ansicht, das Beratungsgespräch immer schwieriger und drohen den einzelnen Arzt und die Ärztin in der Praxis zu überfordern. Es sei zu befürchten, dass viele Ärzte angesichts der inhaltlichen und statistischen Schwierigkeiten beraterisch kapitulierten. Die Einführung des bisher nahezu allseits abgelehnten „Kataloges" der pränataldiagnostisch *untersuchungswürdigen* Krankheiten sei letztlich nicht mehr zu vermeiden.

Die Problematik eines solchen Standardkatalogs der pränatal zu diagnostizierenden Störungen liegt darin, dass lebende Menschen, die ihre Behinderung oder chronische Krankheit darin wiederfänden, die Bedrohung ihres Lebensrechts, die sie schon rein aufgrund der Möglichkeit der pränatalen Diagnostik empfinden könnten, nun aufgrund des Standards quasi offiziell bestätigt sehen müssten. Ihre vorgeburtliche Eliminierung wäre nicht nur möglich gewesen, sondern sie hätte auch dem gültigen Standard entsprochen. Diese Bedrohung kann sich in einer Verletzung des Selbstwertgefühls, aber auch in offener Feindseligkeit anderer Menschen äussern. Es ist deshalb nicht verwunderlich, dass unter Behinderten und ihren Angehörigen die Befürchtung eines zunehmenden Verlustes der gesellschaftlichen Solidarität bis zur Verweigerung von Versicherungsleistungen weit verbreitet ist.

Sollte man sich trotz dieser schwerwiegenden Bedenken zum Aufstellen eines Untersuchungskataloges entschliessen, stellt sich die Frage, wer solche Standards formulieren sollte und aufgrund welcher Normen, d. h. mit welcher Art von Autoritätsanspruch er für werdende Eltern verbindlich erklärt werden könnte.

(3) *Autonomiekonflikte.* Sobald elterliche Wünsche beurteilt werden und ihre Erfüllung eingeschränkt wird, kommt es zu Autonomiekonflikten. Auf der individuellen Ebene ist ein solcher Konflikt zwischen den werdenden Eltern mit ihren Wünschen und der medizinischen Profession mit ihrer Beurteilungskompetenz angelegt. Mit der Formulierung eines Untersuchungskataloges kommen als dritte Partei die Menschen, die bereits mit pränatal zu diagnostizierenden Störungen leben, und ihre Autonomieforderungen mit ins Spiel. Damit bekommt die *individuelle* Beratungssituation zwischen werdenden Eltern und Ärztin eine unleugbare *gesellschaftliche* Dimension.

Der Autonomieanspruch erwächst auf der normativen Ebene auf dem Hintergrund des Würdepostulates, wonach menschliches Leben nicht ungefragt instrumentalisiert werden darf. Diesem normativen Anspruch stehen auf der empirischen Ebene Autonomiedefizite gegenüber, denn menschliches Leben ist immer beschränktes Leben. Um dem Würde- und Autonomiepostulat zu entsprechen, müssen sich die Beteiligten gegenseitig so weit zur Autonomie verhelfen, dass sie das Würdepostulat ernst nehmen können.

Auf der individuellen Ebene lässt sich der Autonomiekonflikt nur in einem offenen Beratungsprozess lösen, bei dem auf beiden Seiten von möglichem Nichtwissens ausgegangen wird: Die werdenden Eltern haben kein ausreichendes Sachwissen, und die (ärztlich oder sonstwie professionalisierte Beraterin) ist in ihrem Urteilsbildungsprozess darauf angewiesen, den Lebensentwurf und -kontext der schwangeren Frau kennenzulernen. Dabei steht die Beraterseite bezüglich Sachwissen, ethischer Urteilsbildung und Gesprächsgestaltung in einer Bringschuld. Die Eltern wiederum müssen ihren Lebensentwurf und ihre Wertvorstellungen einbringen. Die zu fällende Entscheidung ist in einem idealen Beratungsgespräch das Ergebnis eines Prozesses, bei dem sich das der Situation angemessene Handeln im Verlauf der Urteilsbildung herauskristallisiert. Ein solches Gespräch ist nur unter ganz bestimmten Rahmenbedingungen möglich.[10] Ein solches Gespräch

10 Der folgende Forderungskatalog wurde von Braga/Baumann-Hölzle in: Stoller, Caroline: Eine unvollkommene Schwangerschaft. Theologischer Verlag Zürich 1996 publiziert, S. 89–92:

Ganzheitliche Beratung – ein Forderungskatalog
In der Schweiz und in Deutschland muss derzeit von einem allgemeinen Beratungsnotstand rund um das Angebot der vorgeburtlichen Untersuchungen ge-

kann nicht zustandekommen, wenn allein von den Wünschen der Eltern oder von klar festgelegten Katalogen ausgegangen wird.

sprochen werden. Das breite Angebot der vorgeburtlichen Untersuchungen verunsichert viele Frauen und Paare. Für die meisten Krankheiten und Behinderungen, die vor der Geburt entdeckt werden können, gibt es keine Therapie. Frauen und ihre Partner sind daher bei einem positiven Befund, der auf eine Krankheit oder Behinderung des werdenden Kindes hinweist, vor die folgenschwere Wahl gestellt, sich entweder bewusst für ein Kind mit einer Krankheit oder Behinderung zu entscheiden oder die Schwangerschaft abzubrechen. Mit diesen Lebensentscheidungen sind sie allein gelassen. Kompetente Beratung ist dringlich und sollte folgende Forderungen erfüllen:

Beratungsziele für die verschiedenen Entscheidungsphasen:
Vor einer vorgeburtlichen Untersuchung gibt die Beratung Frauen und ihren Partnern die Möglichkeit, ihre Hoffnungen, Ängste und Gefühle in Bezug auf das werdende Kind zu äussern. Sie erhalten klare Informationen über Grenzen, Risiken und Konsequenzen bestimmter Untersuchungen, damit sie eine Grundlage für ihre Entscheidung haben.

Nach einer vorgeburtlichen Untersuchung, welche auf eine Krankheit oder Behinderung hinweist, soll die Beratung die Frau und ihren Partner begleiten und ihnen helfen, ihre Lebensentscheidung zu finden.

Nach der Geburt eines kranken oder behinderten Kindes begleitet die Beratung beim Prozess der Annahme dieses Kindes, nach einem Schwangerschaftsabbruch begleitet sie bei der Trauer.

Entscheidungsfreiheit während des ganzen Prozesses:
Eine Frau und ihr Partner müssen sich in jeder Phase ihrer Auseinandersetzung mit vorgeburtlichen Untersuchungen für oder gegen die Fortsetzung der Untersuchungen, für oder gegen einen Schwangerschaftsabbruch entscheiden können.

Die Gesellschaft muss die Freiheit der Gewissensentscheidung der Betroffenen als einen Grundwert schützen. Dies schliesst ein, dass jeder Frau und ihrem Partner mit Nachdruck das Recht auf Nichtwissen zuzugestehen ist. Werdenden Eltern, welche keine vorgeburtlichen Untersuchungen in Anspruch nehmen wollen, sind gesellschaftlich zu stützen und dürfen in keiner Art und Weise benachteiligt werden.

Freie Gewissensentscheidung und unabhängige Beratung sind auch dem medizinischen Personal zu gewährleisten.

Gesellschaftliche Rahmenbedingungen:
Der Gewissensfreiheit der betroffenen Einzelnen muss die Solidarität der Gesellschaft mit behinderten Menschen in allen Bereichen entsprechen, die sich unter anderem darin erweisen muss, dass Familien mit behinderten Kindern ausreichend finanzielle Unterstützung und professionelle Hilfe bei der Betreuung gewährt wird.

Die Auseinandersetzung mit den ethischen Fragen rund um das Angebot

Durch das offene Beratungsgespräch lässt sich im günstigen Fall der Autonomiekonflikt zwischen Professionsrepräsentanten (vor allem = Ärzten) und schwangerer Frau lösen. Allerdings kann ein solches Gespräch auch scheitern, indem die eine oder andere oder auch beide Seiten auf ihrem Standpunkt beharren und kein Entwicklungsprozess zwischen beiden Parteien in Gang kommt. Aber auch ein gelungenes Gespräch kann nicht ausschliessen, dass sich bei einem völlig offenen Prozess, der ohne allgemeinverbindlichen Standard geführt wird, positiv eugenisches Handeln einschleicht. Will man dagegen die Offenheit des Gesprächs durch einen Standardkatalog doch wieder einengen, handelt man sich den oben erwähnten Autonomiekonflikt auf gesellschaftlicher Ebene mit den behinderten Menschen ein. Auch Schmidke sieht dieses Dilemma, wenn er zum Schluss seines Artikels

der vorgeburtlichen Untersuchungen und mit dem medizinischen Fortschritt allgemein ist gesamtgesellschaftlich zu fördern.

Fachliche Anforderungen an Berater und Beraterinnen:
Beratung verlangt medizinische Kenntnisse, hier besonders der menschlichen Genetik, und heilpädagogisches Wissen. Neben diesen inhaltlichen Kenntnissen erfordert die kompetente Beratung eine psychologische Ausbildung. Für die persönliche Auseinandersetzung der Berater und Beraterinnen mit den schwierigen ethischen Fragen rund um das Angebot der vorgeburtlichen Untersuchungen sind berufsbegleitende Fortbildungen unumgänglich.

Diese verschiedenen Anforderungen lassen sich nicht von einer Berufsgruppe allein erfüllen, sondern setzen die interdisziplinäre Zusammmenarbeit zwischen Medizinern/-innen, Heilpädagogen/-innen, Psychologen/-innen und Ethikern/-innen und vor allem natürlich mit den Betroffenen voraus.

Auf dem Hintergrund der Zunahme der genetischen Testmöglichkeiten erhält die Beraterfunktion des Arztes und der Ärztin vermehrtes Gewicht in der Arzt-Patient-Beziehung. Die Schulung und Weiterbildung in Psychologie und medizin-ethischer Urteilsbildung ist für Mediziner/-innen unumgänglich.

Institutionelle Rahmenbedingungen:
Beratung sollte ungeachtet der finanziellen Möglichkeiten für alle Betroffenen zugänglich sein.

Beratung sollte insofern unabhängig sein, als beim Berater oder bei der Beraterin keine persönlichen oder finanziellen Interessen im Spiel sein dürfen.

Für die Beratung sollten spezielle Räumlichkeiten zur Verfügung stehen, welche zu einer guten Atmosphäre beitragen.

Die Berater/-innen stehen auch dem medizinischen Personal zur Seite.

Den Beratern/-innen müssen Möglichkeiten geboten werden, ihre Tätigkeit psychologisch und ethisch zu reflektieren.

die Frage stellt, ob sich durch das Setzen von Standards eugenische Tendenzen verstärken würden oder ob eine gute genetische Beratung genau das Gegenteil leisten könnte. Wichtige Dialogpartner sind seiner Ansicht nach Betroffene.

Auch wenn ein ideales Beratungs- und Indikationsmodell für die pränatale Diagnostik gefunden würde, muss die Befürchtung von Schmidke geteilt werden, dass in Zukunft kaum ausreichende Beratungskapazitäten für solche Prozesse allen Schwangeren zur Verfügung gestellt werden können. Bis heute hat ja das Beratungsangebot in keiner Weise mit der zunehmenden Verbreitung der pränatalen Diagnostik, für die vor allem technologische Entwicklungen und ökonomische Überlegungen massgebend gewesen sind, Schritt gehalten.

Das Postulat von Schmidke, nämlich die generelle Ausweitung der Indikation zur pränatalen Diagnostik auf alle Frauen, die sie wünschen, führt also in jedem Fall zu ethischen Problemen. Werden alle Wünsche der Schwangeren bedingungslos erfüllt, lässt sich positiv eugenisches Handeln nicht vermeiden, setzt man dagegen Grenzen im Sinne eines Untersuchungsstandards, gefährdet man die gesellschaftliche Solidarität mit Behinderten. Der reale Beratungsnotstand wirkt in beiden Fällen konfliktverschärfend.

Diesem Dilemma kann nur entgangen werden, *wenn die genetische Beratung in den Kontext von Not und Hilfe eingebunden bleibt*, indem nur solchen werdenden Eltern pränatale Untersuchungen angeboten werden, die in irgendeiner Weise von einer pränatal diagnostizierbaren Störung direkt lebensgeschichtlich betroffen sind. Hier ist der Rahmen für das Beratungsgespräch durch die *reale Betroffenheit* gegeben, die positiv-eugenische Wünsche in den Hintergrund treten lässt. Da es sich stets um Einzelsituationen handelt, die individuell entschieden werden müssen, ergibt sich keine generelle Diskriminierung Behinderter, und da die Häufigkeit solcher Situationen begrenzt ist, würde sich ein Beratungsnotstand vermeiden lassen. Ganz im Gegensatz zu diesem individuell gezielten Einsatz der pränatalen Diagnostik wird bei *genetischen Screeningprogrammen* der Kontext von Not und Hilfe endgültig verlassen. Diesem Screening gelten im folgenden unsere Überlegungen.

Die Entwicklung pränataler genetischer Screeninguntersuchungen

In den letzten zwei Jahrzehnten wurden zunehmend vorgeburtliche Untersuchungen entwickelt, die allen schwangeren Frauen als Reihenuntersuchungen zum genetischen Screening angeboten werden können. Erstes Ziel solcher Anstrengungen war die Erkennung von Neuralrohrdefekten, einerseits des Anenzephalus (Fehlen des Grosshirns) und andererseits der Spina bifida (Myelmeningozele), einer offenen Läsion des Rückenmarks, die eine Gehbehinderung, Störung der Darm- und Blasenfunktion sowie in einem Teil der Fälle eine geistige Behinderung mit sich bringt. Für das Screening auf Neuralrohrdefekte stehen seit längerer Zeit die Untersuchung eines bestimmten Eiweisses, des sogenannten Alpha-Föto-Proteins (AFP), im mütterlichen Blut sowie die Ultraschalluntersuchung zur Verfügung.

Der Akzent bei der Entwicklung von Untersuchungsverfahren liegt immer noch auf der Erfassung des Down-Syndroms (Trisomie 21, früher „Mongolismus"). Die weitverbreitete Durchführung der Fruchtwasserpunktion (Amniozentese) bei schwangeren Frauen über 35 Jahren vermochte die Häufigkeit des Down-Syndroms nicht zu verringern, da 2/3 aller Kinder mit Down-Syndrom eine jüngere Mutter haben. In den letzten Jahren wurde deshalb eine Untersuchung eingeführt, bei der in der 16.–18. Schwangerschaftswoche im mütterlichen Blut zusätzlich zum Alpha-Föto-Protein noch zwei Hormone untersucht werden (sogenannter *AFP plus* oder *Triple Test*). Aufgrund des Testresultats, das die geschätzte Wahrscheinlichkeit für das Vorliegen eines Down-Syndroms beim Fötus angibt, wird dann der schwangeren Frau eine Fruchtwasserpunktion vorgeschlagen oder nicht. Neuerdings wird auch ein Ultraschall-Screening in der 10.–12. Schwangerschaftswoche propagiert. Dabei gilt eine ödematöse Hautverdickung in Nakken des Fötus als verdächtig für ein Down-Syndrom. Da dieser Befund aber auch bei anderen Störungen sowie bei Föten mit ungestörter Entwicklung vorkommen kann, muss zur Bestätigung der Diagnose eine durch Punktion der Gebärmutter entnommene Probe fötalen Zottengewebes (Chorionbiopsie) untersucht werden. Ein modifizierter *AFP-plus-Test*, der schon in der 10.–12. Woche aus Untersuchungen im mütterlichen Blut die Wahrscheinlichkeit eines Down-Syndroms ermitteln kann, ist zur Zeit in Erprobung. Ebenfalls erprobt werden von verschiedenen Forschergruppen Verfahren zur Isolation fötaler Zellen aus dem mütterlichen Blut, die dort während der Schwangerschaft stets in sehr geringer Zahl zirkulieren. In den isolierten Zellen lassen sich einzelne Chromosomen durch Fluoreszenz-in-situ-Hybridisierung (FISH) anfärben und zählen. Falls sich diese Methode in klinischen Studien als ausreichend empfindlich und spezifisch erweist, wird es damit möglich, die Trisomie 21, aber auch andere Chromosomen-Aberrationen sowie das fötale Geschlecht aus einer einfachen Blutentnahme bei der schwangeren Frau zu diagnostizieren.

Drittes Ziel genetischer Screeninguntersuchungen sind rezessiv vererbte Krankheiten, sofern sie zu schwerer chronischer Beeinträchtigung führen und in einer Bevölkerung nicht zu selten sind. Wichtigstes Beispiel für diese Gruppe ist die Thalassämie (Mittelmeeranämie), für die sich in verschiedenen Ländern (z.B. Zypern, Sardinien, Griechenland) seit Jahren Screeningprogramme etabliert haben. Für die mittel- und westeuropäischen Länder wird ein Screening auf zystische Fibrose (Mukoviszidose) angestrebt. Solche Erbkrankheiten können nur Kinder betreffen, deren Eltern beide gesunde Träger des entsprechenden Gens sind. Das Screening muss hier vor der Schwangerschaft stattfinden, wobei Paare gesucht werden, bei denen beide Teile das krankmachende Gen aufweisen. Diesen wird dann eine gezielte vorgeburtliche Untersuchung mit der Möglichkeit zum Schwangerschaftsabbruch bei einem betroffenen Kind angeboten.

Vom kommunikativen zum strategischen Handeln in der Arzt-Patient-Beziehung

Auf dem Hintergrund dieser neuen Screeningmöglichkeiten bahnt sich in der Schwangerschaftsbetreuung ein grundsätzlicher Wandel in der Arzt-Patient-Beziehung an. Entsprechend der Wunschindikation auf individueller Ebene reagiert ärztliches Handeln nicht mehr auf eine Notsituation, welche als Indikation dient, sondern es werden ohne einen zusätzlichen rechtfertigenden Anlass oder Umstand Untersuchungen durchgeführt, um eine bestimmte Krankheit, Eigenschaft oder

Behinderung zu suchen. Da das diagnostische Handeln hier medizinisch indikationslos geschieht, werden Überlegungen darüber notwendig, wonach man suchen will und wonach nicht. Das Beratungsgespräch, falls überhaupt noch eines stattfinden kann, ist auf ein fiktives Ereignis in der Zukunft ausgerichtet, von dem die Betroffenen annehmen, dass es *wahrscheinlich nicht* eintreten wird. Beim Screening wird die Arzt-Patient-Beziehung weder aus Notwendigkeit, also zur Abwendung existentieller Not, noch auf primären Wunsch eines Patienten eingegangen, sondern ohne konkrete medizinische Indikation von aussen an die Menschen herangetragen, ohne dass bereits eine Betroffenheit vorliegen würde.[11] Die eventuelle Not ist noch nicht real ab-

11 Dies trifft natürlich auf präventivmedizinisches Handeln ganz allgemein zu. Während verschiedene Präventivmassnahmen den Nutzen für die öffentliche Gesundheit gemeinsam haben, unterscheiden sie sich zum Teil sehr stark im Grad der individuellen Betroffenheit, die durch ihre Anwendung ausgelöst werden kann. Bei Empfehlungen zur gesünderen Lebensführung decken sich primär die positiven Aspekte der individuellen und der gesellschaftlichen Gesundheitsförderung. Trotzdem besteht die Gefahr, dass Menschen, die nach Missachtung solcher Ratschläge, z.B. nicht zu rauchen, an einer zu verhütenden Krankheit leiden, in unsolidarischer Weise für ihre Krankheit verantwortlich gemacht werden. Schwierigere Probleme entstehen, wenn als Prävention Screeninguntersuchungen zur Früherkennung oder gar Voraussage von Krankheiten eingesetzt werden. Die Diagnose einer schwerwiegenden Erkrankung bei einem Menschen, der sich vollständig gesund fühlt, bedeutet in jedem Fall einen sehr einschneidenden Eingriff in seine Lebensgeschichte und rechtfertigt sich nur, wenn aus der frühzeitigen Erkennung ein therapeutischer oder wenigstens ein biographischer Vorteil resultiert. Je weniger gesichert der therapeutische Wert einer Frühdiagnose ist, umso mehr können solche Screeninguntersuchungen nur im Zusammenhang mit einer Beratung vor und nach dem Test verantwortet werden. Die Trias Beratung – Diagnostik – Beratung bekommt auf dem Hintergrund der zunehmenden Entwicklung prädiktiver Gentests immer grössere Bedeutung. An die Beratungsfähigkeiten des Mediziners werden immer höhere Anforderung gestellt werden, je mehr nicht nur die Gesundheitsplanung sondern die Lebensplanung ganz allgemein von den Aussagemöglichkeiten solcher Untersuchungen tangiert werden. Beim präventiven Einsatz pränataler Screeninguntersuchungen wird die individuelle Betroffenheit besonders gross, indem ein pathologisches Resultat den oben geschilderten Konflikt zwischen voraussichtlichem mütterlichem Leid und der menschlichen Würde des Fötus provoziert. Während die betroffene Frau die Lösung des Konfliktes auszustehen und zu verantworten hat, resultieren für die Gesellschaft im Fall eines Schwangerschaftsabbruchs Kosteneinsparungen bei der Behindertenbetreuung.

sehbar, sondern bloss vorgestellt, und das präventive-medizinische Handeln tritt in den Dienst antizipierender Wirklichkeitsgestaltung.

Das Screeningziel erwächst nicht aus dem kommunikativen Zusammenhang des Beratungsgespräches, sondern ist schon vor Gesprächsbeginn festgelegt, weitgehend von fremden Zwecken und Interessen geleitet. Dadurch gewinnt der gesellschaftliche Kontext, in dem die Untersuchungen angeboten werden, an entscheidender Bedeutung. Pränataldiagnostik verwandelt sich zunehmend aus einem *Hilfsmittel zur Konfliktlösung in der Individualmedizin* in eine *Massnahme der öffentlichen Gesundheitsvorsorge*, verstanden als Förderung und Planung der kollektiven Gesundheit auch auf Kosten individuellen Lebens. Zeichnete sich bereits auf der Individualebene durch die Wunschindikation eine Tendenz zur positiven Eugenik ab, so kommt diese beim indikationslosen Screening, vollends zum Durchbruch. Screeningprogramme werden von *Fachleuten* aufgrund von *Kosten-Nutzen-Überlegungen* als Massnahme öffentlicher Gesundheitsvorsorge propagiert. Sie werden aber nicht im Rahmen der politisch abgestützten Gesundheitsplanung offiziell empfohlen und darum auch nicht Gegenstand der öffentlichen Diskussion, sondern sie treten als *Wahlmöglichkeiten individueller Lebensgestaltung* auf der Ebene des Einzelnen in Erscheinung. Damit geschieht eine merkwürdige Verkehrung von individuellen und gesamtgesellschaftlichen Entscheidungen: Eugenische Gesundheitsziele für die Bevölkerung, die heute kein Staat mehr durchsetzen kann, z.B. die Ausrottung des Down-Syndroms, scheinen sich nun in unheimlicher Zwanglosigkeit durch die privaten, individualisierten Planungsperspektiven freier StaatsbürgerInnen zu ergeben. Die Arzt-Patient-Beziehung wird dabei latent strategischen Zielen untergeordnet, die, wenn eine staatliche Instanz sie proklamierte, als fragwürdige eugenische Ziele deutlich würden. Möglich ist diese Verkehrung auf dem Hintergrund einer allgemeinen, sonst verborgenen, jedoch tiefsitzenden Behindertenfeindlichkeit, die bei diesen individualisierten Entscheidungen an die Oberfläche tritt.[12] Hierzu schreibt Ehrlich:

„Frauen und Paare, die sich pränataler Diagnostik unterziehen, beweisen dadurch kein besonderes Mass an Aggressivität gegenüber

12 Sanders, Dietke: Frauen und Behinderung. Zum Verhältnis zwischen nichtbehinderten und behinderten Frauen. Dipl. Arbeit, Berlin 1995.

Behinderten, sondern sie antizipieren eine Ablehnung, die üblicherweise verdrängt ist. Die Konfrontation mit dem Problem, (möglicherweise) ein behindertes Kind zu erwarten, zwingt zur Aufgabe dieser Verdrängung, da der Impuls, dieses Risiko zu vermeiden, sich in der realen Situation gegenüber dem Impuls, sich als „ethisch ideal" zu erweisen, durchsetzt."[13]

Von der Begleitung zur Kontrolle der Schwangerschaft

Deutlich zum Ausdruck kommt dieses eugenisch motivierte Denken und die Verschränkung von individueller und gesellschaftspolitischer Ebene in einer Broschüre mit dem Titel „Gemeindenahe genetische Beratung in Europa" (Modell 1993)[14], die das europäische Regionalbüro der Weltgesundheitsorganisation (WHO) 1993 veröffentlicht hat. Die Schrift wird vom Gedanken geleitet, dass durch ein umfassendes Leistungsangebot für genetisches Screening und genetische Beratung „die Zahl der jährlich mit schweren kongenitalen Störungen geborener Kinder um Zehntausende verringert werden" soll. Die Aufmachung des Buches ist zynisch. Auf dem Titelbild spielt ein kleines Kind mit Down-Syndrom mit einer Stoffpuppe – zwischen den Buchdeckeln geht es vorwiegend darum, menschliches Leben mit Down-Syndrom zu eliminieren. Im Vorwort werden folgende Ziele der „gemeindenahen genetischen Beratung in Europa" genannt: „Die Länder erhalten die Informationen, die sie benötigen, um mit der rationellen Planung der genetischen Beratung zu beginnen, die ihre Kosteneffektivität sowie ihr gewaltiges Potential für die Minderung menschlichen Leids wiederholt bewiesen hat." Zwar wird die Entscheidungsfreiheit der werdenden Eltern als wichtig bezeichnet, das ganze Programm ist jedoch auf möglichst vollständige Erfassung und beraterische Effizienz ausgerichtet, mit dem deklarierten Ziel, möglichst nur Kinder zur Welt

13 Ehrlich, Susanne: Denkverbot als Lebensschutz? S. 203f.

14 Modell/Kuliev/Wagner: Gemeindenahe genetische Beratung in Europa, Bericht über eine Untersuchung, Regionale Veröffentlichungen der WHO, Europäische Schriftenreihe Nr. 38, 1993.

zubringen, die ein Gesundheitsniveau aufweisen, „das es ihnen erlaubt, ein sozial und wirtschaftlich produktives Leben zu führen.“ Es fällt schwer, genetische Beratung in diesem Kontext als das zu verstehen, was sie *eigentlich* sein sollte, nämlich eine Hilfe für werdende Eltern, die ihnen im schwierigen Fragenkreis der vorgeburtlichen Untersuchungen in einer Notsituation einen eigenen, ihnen ganz persönlich angemessenen Entscheid erleichtern kann. Den Autoren geht es nicht um die Abklärung einer individuellen Lebenssituation, sondern um kollektive, vom Staat verordnete Gesundheitskontrolle. So heisst es: „Die gemeindenahe genetische Beratung sollte mit dem Gesundheitsschutz für Mutter und Kind in die primäre Gesundheitsversorgung integriert werden. Lokale Managementgremien müssen die Leistungserbringung am Ort gewährleisten.“ Der Begriff der Lebensqualität wird mit „genetischer Leistungsfähigkeit“ gleichgesetzt und kann auch mit Geldbeträgen beziffert werden: „Somit kostet das Ersetzen eines geschädigten durch einen gesunden Fötus“ (durch Schwangerschaftsabbruch nach positiver pränataler Diagnostik, erneuter Schwangerschaft mit pränataler Diagnostik und schliesslich Geburt bei normalem Resultat)“ ca. 30% der jährlichen und 2% der (diskontierten) Gesamtkosten der Behandlung für ein thalassämieerkranktes Kind.“ Die Autoren des Buches vermögen in solcher Beratung nur Positives zu erkennen, so heisst es u.a.: „Zu den positiven Auswirkungen der bestehenden gemeindenahen genetischen Beratung gehören die Befreiung von Angst, gesunde, statt geschädigte Kinder und ein normales Familienleben. Diese Leistungen sind für die Frauen in hohem Masse akzeptabel, ethisch indiziert, lassen sich effizient organisieren und kontrollieren und sind sehr kostenwirksam.“

Situation in der Schweiz

Im Vergleich zu dieser WHO-Schrift nehmen die meisten Genetiker in der Schweiz gegenüber vorgeburtlichen Reihenuntersuchungen eine wesentlich differenziertere Haltung ein. Die tatsächliche Entwicklung läuft aber auch in der Schweiz nicht anders als in den anderen europäischen Ländern, d.h. die Verbreitung des pränatalen Screenings schreitet rasch voran. Dabei spielen auch kommerzielle Interessen eine Rolle, was zum Beispiel durch die Tatsache illustriert wird, dass die Einführung des *AFP-plus*-Tests in der Schweiz vor allem durch führende Privatlabors vorangetrieben wurde. Programme genetischen Screenings werden also aufgrund von ökonomischen Überlegungen gefördert, zu ihrer ethischen Rechtfertigung wird jedoch immer auf die persönliche Entscheidungsfreiheit der einzelnen Frau verwiesen. Dies ist umso befremdlicher, als die Beratungssituation für werdende Eltern in der Schweiz eindeutig mangelhaft ist. Allzuoft werden Tests nach minimalem oder überhaupt ohne vorhergehendes Gespräch durchgeführt. An diesem Misstand sind sowohl die Mängel in der Ausbildung, die schlechte Honorierung der Beratung im Vergleich zu anderen ärztlichen Leistungen und die zeitliche Überforderung durch die grosse Zahl zu betreuender schwangerer Frauen ursächlich beteiligt.

Schlussbemerkungen

Ärztliches Handeln verlässt beim genetischen Screening den kommunikativen Kontext von Not und Hilfe und wird zum strategischen Handeln im Hinblick auf eine antizipierte Wirklichkeit ohne Behinderung und Leiden. Die Pränataldiagnostik wird sowohl auf gesellschaftlicher wie individueller Ebene als Mittel zur Planung der idealtypischen Familie, die keine behinderten Kinder hat, eingesetzt. Dieses Ziel ist aber illusionär: Schliesslich resultiert die Mehrzahl aller Behinderungen nicht aus angeborenen Störungen, sondern entsteht später durch Unfälle, Krankheiten oder schädigende Lebensumstände. Die Tatsache, dass die Beratungssituation rund um das Angebot der vorgeburtlichen Untersuchungen in der Schweiz schon heute sehr unbefriedigend ist, lässt befürchten, dass sich durch die weitere Ausbreitung des pränatalen Screenings eugenisch motiviertes Handeln mehr oder weniger unbemerkt durchsetzt.

Befürworter des pränatalen genetischen Screenings behaupten oft, dass Behindertenfeindlichkeit, soweit ihre Existenz überhaupt zugegeben wird, durch pränatale Diagnostik nicht beeinflusst wird, so wie es Ehrlich formuliert:

> Die gesellschaftliche Praxis der Versorgung, Anerkennung und Integration Behinderter ist der gesellschaftlichen Praxis des Nationalsozialismus diametral entgegengesetzt. Es besteht also keine Veranlassung, das Leben Behinderter gegen aggressive Absichten zu schützen. Das Leben geschädigter Föten schützen zu wollen, kann nicht mit dem Bedürfnis nach Lebensschutz begründet werden. (…) Die aggressiven Impulse gegenüber Behinderten lassen sich nicht durch staatliche Aufklärungs- und Unterstützungsleistungen, geschweige denn durch administrative Massnahmen beseitigen. Zudem wäre das Leiden an Behinderung, namentlich aber die narzisstische Kränkung durch die Geburt eines behinderten Kindes, auch durch die Beseitigung dieser aggressiven Impulse aus der Umgebung der Familie sowie der äusseren Beschwernisse bei der Aufzucht des behinderten Kindes nicht aufgehoben.[15]

Ehrlichs optimistische These, dass eine allgemeine Trauerarbeit, bei der sich jeder sowohl als potentielles Opfer wie als Täter von Vernichtung wahrnimmt, die negativen gesellschaftlichen Folgen der pränatalen Selektion aufheben könnte[16], scheint uns wenig plausibel. Wir halten es für wahrscheinlicher, dass *die Möglichkeiten des Screenings die Illusion einer von Behinderung freien Welt fördern* und damit diese Trauerarbeit gerade verunmöglichen. Zu befürchten ist, dass die bei der pränatalen Selektion erworbenen Denk- und Handlungsmuster auf das allgemeine gesellschaftliche Verhalten übergreifen und eine Aufhebung der Verdrängungsmechanismen bewirken, die die heute noch grossenteils latente Behindertenfeindlichkeit eindämmen. Dies würde in einer Zeit zunehmender Ressourcenknappheit die Tendenz stark begünstigen, behinderten Menschen die notwendige gesellschaftliche Solidarität zu verweigern.

Wir schliessen uns daher der Argumentation von Bettina Schöne-Seifert und Lorenz Krüger an. Sie formulieren Autonomieansprüche verschiedener Seiten als Freiheitsrechte.[17] Sie halten als Grundsatz fest, dass „negative Freiheit von genetischer Diagnostik leichter zu machen und wichtiger zu finden“ sei „als die positiven Freiheiten zu ihr“[18]. Während aber Schöne-Seifert und Krüger sich bei den Anwendungen der Pränataldiagnostik vorerst für eine Phase des kritischen laisser-faire aussprechen[19], plädieren wir dagegen für *einen Verzicht*

15 Ehrlich, Susanne: Denkverbot als Lebensschutz? S. 204.
16 Ebd. S. 204.
17 Schöne-Seifert/Krüger: Humangenetik. S. 273.
18 Ebd. S. 275.
19 Ebd. S. 277.

auf jede Pränataldiagnostik ohne Indikation und insbesondere auf *das pränatale genetische Screening* und befürworten die Beschränkung ihrer Anwendung auf den geburtshilflichen Notfall, wie er oben beschrieben wurde.

Ob es unserer Gesellschaft gelingen wird, negativ-eugenisches strategisches Handeln, welches auf die Ausmerzung wirtschaftlich und sozial „nicht produktiven" Lebens abzielt, und solidarisches Handeln, welches lebensermöglichende Rahmenbedingungen für *alle* Menschen garantieren will, auf Dauer zu vereinen, ist mehr als fraglich. Es ist vielmehr zu befürchten, dass Krankheit und Behinderung zunehmend in den privaten Verantwortungsbereich abgeschoben werden. Die allgemeine Verbreitung pränataler, genetischer Screeninguntersuchungen könnte sich als wichtiger Schritt auf dem Weg zu einer solchen gesamtgesellschaftlichen Klimaveränderung gegenüber behinderten und kranken Menschen erweisen.

Anhang: Eugenik

Der Begriff der Eugenik (zur Definition siehe Löffler 1986) geht auf den Engländer Francis Galton (1822–1911) zurück, der ihn 1883 prägte als „die Wissenschaft, die sich mit allen Einflüssen befasst, welche die angeborenen Eigenschaften einer Rasse verbessern und welche diese Eigenschaften zum grösstmöglichen Vorteil der Gesamtheit zur Entfaltung bringen". Unter Rasse ist dabei der Erbanlagenbestand einer Menschengruppe, etwa eines Volkes verstanden. Galton war der Cousin von Charles Darwin, der in seinem Werk „On the Origin of Species" auf die Möglichkeiten der Tierzucht hinwies. Galtons Überlegungen lösten eine erste eugenische Bewegung aus. Er und seine Mitläufer plädierten anfangs des zwanzigsten Jahrhunderts für eugenische Zielsetzungen von Sozialprogrammen. 1916 schrieb der Amerikaner W.E. Castle das Standardwerk der eugenischen Bewegung „Genetics and Eugenics". Man hoffte, dass durch die Vererbungslehre viele Krankheiten verhindert und der Gen-Pool verbessert werden könnte. Vor und während des Zweiten Weltkrieges kam es im Rahmen der Hitlerbewegung zu einem Höhepunkt der eugenischen Illusion, die menschliche Rasse verbessern zu können. Trotz der Greueltaten dieses Krieges schrieb Hermann Müller (1890–1967) schon kurz nach Kriegsende seinen Aufsatz „What Genetic Course Will Man Steer?“. Hatte Müller noch 1932 die amerikanische eugenische Bewegung angegriffen, so fordert er 1958 die Menschen in diesem Artikel auf, ihre biologische Evolution in die eigenen Hände zu nehmen. Nach Müller sind die meisten Menschen in der modernen unübersichtlichen Gesellschaft verloren, weil ihnen das nötige Mass an Intelligenz fehlt. Müllers Gedanken fanden eine positive Aufnahme in der wissenschaftlichen Gemeinschaft. In der Folge kam es zur Gründung der „Nobelspermbank“, für welche Nobelpreisträger Samen spendeten. Die *positive* Eugenik geht von einem sich ständig verschlechternden Gen-Pool aus, der zu verbessern ist. Als Gründe werden meist die bessere Versorgung und der verhältnismässig grosse Kinderreichtum der ‚unterdurchschnittlichen‘ Menschen angeführt. Die Ziele der positiven Eugenik setzen unrealistisch die Definierbarkeit der genetischen Gesundheit der Bevölkerung voraus und führen zudem zu moralisch unentscheidbaren Fragen. Unter *negativer* Eugenik wird das Ausmerzen von Krankheiten verstanden (z.B. durch Sterilisationen). Der Staat hat sowohl an negativer wie an positiver Eugenik ein Interesse, da sich durch sie Kosten sparen lassen. Dadurch geraten die Wohlfahrts- und die Sozialpolitik miteinander in Konflikt, denn es besteht die Gefahr, dass die Wohlfahrt durch die Sozialpolitik aufgesogen wird und keine freie Wahl des einzelnen mehr möglich ist, wie dies z.B. bei einer allgemeinen Fluorisierung des Trinkwassers oder bei einem allgemeinen Impfzwang der Fall ist (vgl. Baumann-Hölzle 1990, S. 260ff.). Der selektive Schwangerschaftsabbruch nach einer Pränataldiagnose ist *medizinisch* als negative Eugenik auf individueller Ebene zu bezeichnen, da man damit Krankheiten und Behinderungen verhindern will. Das *moralische* Problem des eugenisch indizierten Schwangerschaftsabbruchs nach einer Pränataldiagnostik wird dadurch verschärft, dass bei ihr nicht die Krankheiten, sondern die Krankheitsträger ausgemerzt werden.

Literatur:

Apel, Karl-Otto: Diskurs und Verantwortung. Suhrkamp Verlag, Frankfurt am Main 1990.

Baumann-Hölzle, Ruth: Human-Gentechnologie und moderne Gesellschaft. Theologischer Verlag, Zürich 1990.

Bianchi, Diana W.: Prenatal diagnosis by analysis of fetal cells in maternal blood. J. Pediatr. 127 (1995), S. 874–56.

Braga/Baumann-Hölzle: Ganzheitliche Beratung – Ein Forderungskatalog. In: Stoller, Caroline: Eine unvollkommene Schwangerschaft. Theologischer Verlag, Zürich 1996, S. 89–92.

Castle, William Ernest: Genetics and Eugenics. Harvard University Press, Cambridge 1916.

Darwin, Charles: On the Origin of Species. Murray, Londons 1859.

Ehrlich, Susanne: Denkverbot als Lebensschutz? Westdeutscher Verlag, Opladen 1993.

Evans/Evans/Pryde/Johnson: The Choices Women Make about Prenatal Diagnosis. In: Evans, Mark: Fetal Diagnosis and Therapy. Karger, Basel/Freiburg/New York u. a. 1993, S. 70–79.

Holzgreve/Nippert/Gänshirt-Ahlert/Schloo: Immediate and long-term applications of technology. In: Evans, M. I. (ed.): The new reproductive genetics: Implications for Women and their Physicians. Clin Obstetr Gynecol 36 (1993), S. 476–484.

Löffler, L.: Eugenik. In: Galling, Kurt (Hg.): Die Religion in Geschichte und Gegenwart. UTB Grosse Reihe, 3. Auflage, 2. Bd., München 1986, S. 720–728.

Mikkelsen, Margareta: Entwicklung und Stand der Pränataldiagnostik in Dänemark. In: Schöne-Seifert/Krüger: Humangenetik – Ethische Probleme der Beratung, Diagnostik und Forschung. Fischer Verlag, Stuttgart/New York 1993, S. 5–23.

Modell, Bernadette et al.: Gemeindenahe genetische Beratung in Europa. Bericht über eine Untersuchung. Regionale Veröffentlichungen der WHO, Schriftenreihe Nr. 38, 1993.

Müller, Hermann: What Genetic Course Will Man Steer? In: Carlson, Elof Axel (Hg.): Man's future birthright (Essays on Science and Humanity by Hermann Müller). Albany State University of New York Press 1958.

Sanders, Dietke: Frauen und Behinderung. Zum Verhältnis zwischen nicht-behinderten und behinderten Frauen. Dipl. Arbeit, Berlin 1995.

Schmidtke, Jürgen: Die Indikationen zur Pränataldiagnostik müssen neu begründet werden. In: Med. Genetik 1/1195, S. 49–52.

Schöne-Seifert/Krüger: Humangenetik heute: umstrittene ethische Grundfragen. In: Schöne-Seifert/Krüger: Humangenetik – Ethische Probleme der Beratung, Diagnostik und Forschung. Fischer Verlag, Stuttgart/New York 1993, S. 253–289.

Stoller, Caroline: Eine unvollkommene Schwangerschaft. Zürich 1996.

Wolff, Gerhard: Ethische Aspekte pränataler Diagnostik aus der Sicht eines Genetikers. In: Schöne-Seifert/Krüger: Humangenetik – Ethische Probleme der Beratung, Diagnostik und Forschung. Fischer Verlag, Stuttgart/New York 1993, S. 25–38, v. a. 29 ff.

Die Gefahren der Präimplantationsdiagnostik – Untersuchung am Embryo vor der Implantation[1]

Bedrohung des Lebensrechts oder Hoffnung für Betroffene?

Die Präimplantationsdiagnostik

Mit der Präimplantationsdiagnostik kann man bei Embryonen im 4- bis 8-Zell-Stadium genetisch bedingte Krankheiten feststellen. Der Einsatz einer solchen Diagnostik entfacht erneut die Diskussion um lebenswertes Leben. In der Schweiz wird die Methode derzeit nicht angewandt und soll im neuen Gesetz über Fortpflanzungsmedizin verboten werden. Weltweit kamen seit 1990 mehr als 34 Kinder nach einem solchen Test auf die Welt.

Der Entwurf zum Bundesgesetz über die medizinisch unterstützte Fortpflanzung sieht ein grundsätzliches Verbot der Präimplantationsdiagnostik vor. Dieses Verfahren – bei der In-vitro-Fertilisation angewandt – würde es erlauben, einen menschlichen Embryo vor seiner Einpflanzung in den Mutterleib auf Erbkrankheiten hin zu untersuchen. Diese Technik wirft ethische Fragen auf.

Das in der Beratung stehende Fortpflanzungsmedizingesetz, welches den Bundesverfassungsartikel 24novies auslegt, regelt die Voraussetzungen, unter welchen die Verfahren der medizinisch unterstützten Fortpflanzung beim Menschen angewendet werden dürfen. Im Gesetzesvorschlag enthalten ist ein explizites Verbot der Präimplantationsdiagnostik. Im Gegensatz dazu dürfen andere Fortpflanzungsverfahren angewendet werden, um die Übertragung von schweren, unheilbaren Krankheiten auf die Nachkommen zu verhindern. Zurzeit wird eine heftige Diskussion um dieses Verbot der Präimplantationsdiagnostik geführt, denn von deren Befürwortern wird argumentiert,

1 Veröffentlicht in: Neue Zürcher Zeitung. Nr. 59, März 1997, S. 15.

dass mit dieser neuen Technologie eben gerade die Gefahr einer unheilbaren Erbkrankheit abgewendet werden wolle.

Ausschaltung von Erbleiden

Mit der Präimplantationsdiagnostik kann menschliches Leben noch vor der Einpflanzung in den Mutterleib diagnostiziert werden. Eltern, welche Träger einer unheilbaren Erbkrankheit sind und trotzdem Kinder haben möchten, können mit diesem neuen Verfahren Kinder ohne das entsprechende Erbleiden bekommen.

Diese neue Methode wird im Entwurf zum Fortpflanzungsmedizingesetz abgelehnt. Im Gegensatz dazu akzeptiert der Bund den selektiven Schwangerschaftsabbruch. Viele dieser Schwangerschaftsabbrüche werden nach der Fruchtwasseruntersuchung zu einem späten Zeitpunkt der Schwangerschaft durchgeführt, so dass die Frau den Fötus gebären muss. Begründet wird die Akzeptanz dieser Art der Abbrüche in der begleitenden Botschaft zum Bundesgesetz mit der symbiotischen Beziehung der Frau mit ihrem Fötus und mit dem daraus entstehenden Interessenkonflikt. Demgegenüber anerkennt der Bund bei der Präimplantationsdiagnostik keinen Interessenkonflikt. Nach den Ausführungen in der Botschaft zum Gesetz unterscheiden sich der selektive Schwangerschaftsabbruch und die Präimplantationsdiagnostik qualitativ dadurch, dass beim selektiven Schwangerschaftsabbruch ein konkreter Autonomiekonflikt zwischen dem bereits vorhandenen Fötus und dem Lebensentwurf der Frau bestehe, während sich bei der Präimplantationsdiagnostik der Lebensentwurf der Frau und die bewusste Erzeugung von Embryonen zu Untersuchungszwecken gegenüberstünden. Diese Unterscheidung zwischen Präimplantationsdiagnostik und selektivem Schwangerschaftsabbruch trifft im Hinblick auf die Untersuchung des Embryos nach einer In-vitro-Fertilisation zu.

Die existentielle Bindung zwischen Frau und Fötus, welche den Schwangerschaftsabbruch für Leib und Seele so schmerzhaft macht, fällt bei der Präimplantationsdiagnostik weg. Was sich auf den ersten Blick als ideale Lösung anbietet, birgt jedoch schwerwiegende Probleme in sich. Die Macht, über dieses Geschehen ausserhalb des Körpers der Frau zu verfügen, wird grösser, und es sinkt die Hemmschwelle, mit diesen Wesen zu experimentieren. So argumentierte bereits die vom Bund eingesetzte Studiengruppe Schreiber, welche im Jahr 1995 ein Grundlagenpapier zur Forschung am Menschen verfasste, dass überzählige Embryonen für die hochrangige Forschung zugänglich sein sollen. Hinzuzufügen ist, dass durch die Präimplantationsdiagnostik die kranken Keime bereits aussortiert wären und sich als ideale Forschungsobjekte für die entsprechenden Krankheiten anböten.

Die einzelnen Techniken lassen sich nicht isoliert betrachten. Jede Technik zieht Folgetechniken nach sich: Die Präimplantationsdiagnostik wäre nicht möglich, wenn es nicht die In-vitro-Fertilisation gäbe, genausowenig stünde die Frage der Embryonenexperimente zur Diskussion. Wird die Präimplantationsdiagnostik zugelassen, so wird der Druck zunehmen, auch Embryonenexperimente zu erlauben. Diesen Ausweitungstendenzen versucht das neue Gesetz zu widerstehen, indem es in seiner Urteilsbildung in der bundesrätlichen Botschaft am Eigenwert und am Würdeanspruch des Embryos festhält. Es verbietet, diesen Würdeanspruch ausserhalb des Mutterleibes dem Lebensentwurf eines Paares, das sich gesunde Kinder wünscht, unterzuordnen.

Schwierige Indikationsstellung

Die vorgeburtlichen Diagnoseverfahren sind ganz allgemein im Kontext der sich ständig erweiternden Möglichkeiten der Gendiagnostik zu beurteilen, welche die Indikationsstellung zunehmend schwieriger macht. Bereits heute können beim Fötus Krankheiten diagnostiziert werden, welche erst in der zweiten oder dritten Lebenshälfte eines Menschen ausbrechen werden, wie zum Beispiel verschiedene Krebsarten oder Demenzformen. Nur, wie und nach welchen Kriterien soll man angesichts dieser Diagnosemöglichkeiten entscheiden? Soll die Anwendung auf direkt betroffene Familien beschränkt werden, bei denen eine schwere Erbkrankheit bereits in Erscheinung getreten ist? Was aber bedeutet „Betroffenheit von einem Erbleiden“, sind darin die genannten Krebsarten eingeschlossen? Wer definiert den Schweregrad eines Erbleidens?

Die Frage nach der legitimen Indikation wird heute vielerorts so gelöst, dass der Wunsch der Frau und ihres Partners zur Indikation erhoben wird mit der Begründung, das genetische Risiko sei niemals gleich null und somit lasse sich eine Untersuchung auch immer rechtfertigen. Es wurden jedoch kaum Untersuchungen gemacht, nach welchen Kriterien ein Paar eine bestimmte Untersuchung wählt. Die Haltung und das Verhalten des Arztes üben jedoch grossen Einfluss auf den Entscheid der schwangeren Frau aus. Dies ist in Anbetracht der ausgeprägten Asymmetrie in der Arzt-Patient-Beziehung auch nicht erstaunlich. Da mit jeder Schwangerschaft Ängste um die Gesundheit des werdenden Lebens einhergehen, lassen sich schwangere Frauen durch die Schilderung von Risiken leicht verunsichern und betroffen machen. Wenn das allgemeine genetische Risiko der Bevölkerung zur Indikationsstellung genügt, werden alle Frauen zu Betroffenen gemacht und als solche in neuer Art und Weise verantwortlich für die Gesundheit ihres Nachwuchses. Vor dem Hintergrund dieser neuen Verantwortlichkeit „wünschen" sie die Pränataldiagnostik, nicht zuletzt deshalb, weil die Untersuchung ihnen mit hoher Wahrscheinlichkeit wiederum ihr Nichtbetroffensein zu bestätigen verspricht.

Der Wunsch nach einem Kind ist meist auch mit Wünschen an das Kind vergesellschaftet. In diesem Zusammenhang können dann auch eindeutig nichtmedizinische Wünsche auftauchen, wie zum Beispiel nach pränataler Selektion auf Grund des Geschlechts oder anderer normaler Merkmale. Nach dem Motto „Meine Kinder sollen es einmal besser haben als ich" wird die Pränataldiagnostik willkommenes Mittel zum Zweck der elterlichen Bedürfnisbefriedigung. Dabei soll natürlich der elterliche Wunsch nach einem besseren Leben für die Kinder nicht grundsätzlich abgelehnt werden. Solange sich das Bessergehen auf die Lebensumstände eines Kindes bezieht, ist gegen diese natürliche elterliche Fürsorge sicher nichts einzuwenden. Beziehen sich die Wünsche jedoch auf die Merkmale des Kindes – „mein Kind soll einmal besser sein als ich" – und werden sie als Kriterium zur Selektion des Nachwuchses verwendet, so wird damit Zuchtwahl, das heisst positive Eugenik betrieben.

Will man der Gefahr der positiven Eugenik entgehen, kann der Wunsch der schwangeren Frau nicht allein ausschlaggebend sein. Eine Möglichkeit der Begrenzung wäre die Einführung von Kriterien, die den minimal geforderten Schweregrad einer gesuchten Störung, der eine Präimplantationsdiagnostik rechtfertigen könnte, generell festlegen würden. Solche Kriterien würden jedoch zwangsläufig zur Formulierung eines allgemeinverbindlichen Standards dessen führen, was in der Pränataldiagnostik zu untersuchen sei. Die Problematik eines solchen Standardkatalogs der pränatal zu diagnostizierenden Störungen liegt darin, dass lebende Menschen, die ihre Behinderung oder chronische Krankheit darin wiederfänden, die Bedrohung ihres Lebensrechts quasi offiziell bestätigt sehen müssten. Ihre vorgeburtliche Eliminierung wäre nicht nur möglich gewesen, sondern sie hätte auch dem gültigen Standard entsprochen. Es ist deshalb nicht verwunderlich, dass unter Behinderten und ihren Angehörigen die Befürchtung eines zunehmenden Verlustes der gesellschaftlichen Solidarität bis zur Verweigerung von Versicherungsleistungen weit verbreitet ist.

Die Präimplantationsdiagnostik brächte für Frauen aus betroffenen Familien eine Erleichterung, ein Kind ohne die betreffende Erbkrankheit zu bekommen, weil damit der Schwangerschaftsabbruch wegfällt. Die Präimplantationsmethode nach einer In-vitro-Fertilisation verschärft die Problematik der Selektion von menschlichem Leben, da mehrere Embryonen erzeugt werden, um die Chance zu erhöhen, einen Embryo ohne das entsprechende Erbleiden zu finden.

Gelingt es der heutigen Gesellschaft, pränatale Selektion zu betreiben und postnatale Solidarität zu garantieren? Diese Fragen stellen sich nicht erst mit der Präimplantationsdiagnostik, sondern schon heute immer dringender ganz allgemein bei den vorgeburtlichen Untersuchungen. Der Versuch, diese Untersuchungen auf den Kreis von direkt betroffenen Familien zu beschränken, erweist sich mit der Ausweitung dieser Möglichkeiten als zunehmend illusorisch. Dies um so mehr, als es schon heute nicht gelingt, die Anwendung der vorgeburtlichen genetischen Untersuchungen auf den Kreis von direkt betroffenen Familien zu beschränken, obwohl die Frauen bei Spätabbrüchen sehr schwerwiegende Konsequenzen auf sich nehmen müssen und die Kinder nahe an der Überlebensfähigkeit stehen.

Gegenüber einer solchen beschränkten Anwendung der Pränataldiagnostik lässt sich heute eine Verkehrung von individuellen und gesamtgesellschaftlichen Entscheidungen erkennen: Eugenische Gesundheitsziele für die Bevölkerung, die heute kein Staat mehr durchsetzen kann, scheinen sich durch die privaten, individualisierten Planungsperspektiven freier Bürgerinnen und Bürger zu ergeben, welche stark von der ärztlichen Haltung beeinflusst werden. Ob auf diesem Hintergrund die Einführung weiterer Selektionsmethoden für menschliches Leben, wie sie die beiden neuen Verfahren der Präimplantationsdiagnostik darstellen, zu verantworten ist, darüber müssen die Räte in ihrer Diskussion zu diesem Gesetz entscheiden.

Ein Kind als juristischer Schadensfall?[1]

Inwieweit können Ärzte bei der Geburt eines an sich ungewollten Kindes, welches aufgrund mangelnder ärztlicher Aufklärung zur Welt kam, zu Schadenersatzzahlungen verpflichtet werden? Der Streit im deutschen Bundesverfassungsgericht wirft juristische und ethische Grundsatzfragen auf. Im Folgenden wird eine ethische Güterabwägung über diese Fragen vollzogen, welche zu einer Pattsituation innerhalb der höchsten deutschen Gerichtsinstanz geführt haben. Diese Güterabwägung ist das Ergebnis eines interdisziplinären Gespräches zwischen Pflegenden, Ärzten und Spitalangestellten aus der Administration, welches am Dienstag, dem 16. Dezember 1997, am Universitätsspital in Zürich unter der Leitung einer Ethikerin geführt wurde. Für die Überlegungen wurde die Perspektive der zuständigen Richter eingenommen. Sie wird im Folgenden verkürzt wiedergegeben.

Problemformulierung

Bei einer medizin-ethischen Güterabwägung geht es in einem ersten Schritt darum, das moralisch gewichtigste Problem einer Situation zu eruieren. In vorliegenden Fall der Geburt eines ungewollten Kindes aufgrund einer mangelnden ärztlichen Aufklärung drängen sich vier Fragen auf, zwischen denen die hauptsächlichste zu bestimmen ist: Kann ein Kind, welches aufgrund einer Fehlinformation zur Welt kommt, als Schaden betrachtet werden? Kann ein Paar sein Kind als Schaden bezeichnen? Kann ein Arzt zu Schadenersatzzahlungen für ein Kind verurteilt werden, wenn er seine Informationspflicht verletzt hat? Kann einem Kind zugemutet werden, als Schaden qualifiziert zu werden? Darf ein Kind ungefragt zum Mittel zum Zweck von Geldeinnahmen gemacht werden?

1 Dies ist ein bisher nicht veröffentlichter Text.

Von den hier aufgeworfenen Fragen liefert diejenige nach der Beurteilung eines Kindes als Schaden am meisten Kriterien zur Beantwortung der anderen und ist deshalb auch die gewichtigste. Diese moralische Grundsatzfrage steht denn auch im Zentrum der folgenden ethischen Güterabwägung.

Kontext

Das Problem ist nun in seinem Kontext zu betrachten, wobei nach seiner geschichtlichen Entwicklung, seinen institutionellen Rahmenbedingungen und nach den an ihm beteiligten Personen gefragt wird. Das Problem ist entstanden, nachdem ein Paar eine Klage gegenüber einem Arzt auf Schadenersatz eingereicht hat. Der jetzige Konflikt zwischen den Richtern des deutschen Bundesverfassungsgerichtes konnte nur entstehen, weil bereits ein Urteil aus dem Jahre 93 vorlag, bei dem im Zusammenhang mit dem Schwangerschaftsabbruch das Dasein eines Kindes als Schaden abgelehnt und damit gegenteilig beurteilt wurde. Der institutionelle Rahmen ist die höchste Gerichtsinstanz Deutschlands. Damit sind alle Bürger und Bürgerinnen Deutschlands indirekt an diesem Konflikt beteiligt.

Moralisches Dilemma

Nach der Kontextanalyse wird das moralische Dilemma des Konfliktes formuliert. Dieses besteht hier in einem Autonomiekonflikt zwischen der Autonomie der Eltern im Sinne ihrer Selbstbestimmung ein ungewünschtes Kind als Schaden zu beurteilen und derjenigen des Kindes ebenfalls im Sinne seiner Selbstbestimmung nicht als Schaden qualifiziert zu werden. Das moralische Dilemma zeigt sich daher als ein Gerechtigkeitsproblem zwischen zwei Parteien, welche beide Autonomieansprüche erheben.

Handlungsentwürfe

Angesichts eines solchen Dilemmas sind mindestens drei Handlungsszenarien zur Problemlösung zu entwerfen, wobei die Vorschläge noch unbewertet eingebracht werden. Folgende Handlungsvarianten sind denkbar: Entweder wird der Konflikt einseitig zugunsten der Autonomie der Eltern aufgelöst, d.h. es liegt in ihrer Kompetenz, ihr Kind als Schaden zu beurteilen, oder zugunsten des Autonomieanspruchs des Kindes und den Eltern wird ein Elternzwang auferlegt. Bei den weiteren Handlungsvarianten werden die Autonomieansprüche der Parteien abgeschwächt, so besteht zugunsten der Autonomie des Kindes die Möglichkeit, den Eltern wohl das Kind zuzumuten, ihnen Unterstützung in finanzieller und psychologischer Hinsicht durch den Staat zukommen zu lassen oder zugunsten der Elternautonomie, indem ihnen die Möglichkeit der Adoptionsfreigabe eingeräumt wird. Bevor nun zwischen diesen Handlungsvarianten eine Wahl getroffen wird, gilt es, diese zu verallgemeinern und sie dann im Hinblick auf ihre moralische Tauglichkeit zu prüfen.

Verallgemeinerungen

Auf dem Hintergrund des Autonomieanspruches des Kindes spitzt sich das Problem auf die Frage zu: Kann ein Kind, weil es unter unwürdigen Bedingungen zur Welt kam oder gezeugt wurde, als Schaden beurteilt werden und verliert es damit seinen Anspruch auf Menschenwürde und den daraus abzuleitenden Menschenrechten?

Vom Autonomieanspruch der Eltern her steht deren Handlungs- und Definitionsmacht angesichts geborener Kinder zur Debatte: Haben Eltern das Recht, ihre Kinder als Schaden und diese damit als Sache zu qualifizieren und den Anspruch des Kindes auf Autonomie ausser Kraft zu setzen? Sollen Menschen von Staates wegen gezwungen werden können, Eltern zu werden? Was für Konsequenzen hat das für andere Handlungsbereiche elterlicher Gewalt gegenüber Kindern?

Konsensfindung in einem liberalen Staat

Die Gesetzgebung in einem liberalen Staat basiert auf dem Axiom der Menschenwürde aller Bürger. Aus diesem Axiom abgeleitet werden die Menschenrechte, zu deren Schutz der Staat im Sinne einer allgemeinen Gerechtigkeit für alle verpflichtet ist. Das Gerechtigkeitsprinzip verbietet es, irgendwelche Bedingungen an die Menschenwürde oder die Menschenrechte zu knüpfen. Kein Mensch darf ungefragt zum Mittel von irgendwelchen Zwecken gemacht werden.

Urteilsbildung

Diese Kriterien auf die vorgeschlagenen Handlungsvarianten angewendet, legen folgende Schlüsse nahe: Kein Kind darf als Schaden beurteilt oder zu irgendwelchen Nutzen als Mittel eingesetzt werden. Seine Entstehungsgeschichte vermag seinen Würde- und Autonomieanspruch nicht ausser Kraft zu setzen. Die moralische Grundsatzfrage, inwieweit ein Kind als juristischer Schadensfall beurteilt werden kann, muss deshalb eindeutig verneint werden. Es kann aber auch kein Paar zur Elternschaft gezwungen werden, welches diese ablehnt.

Als Handlungsvarianten stehen somit nur noch die Freigabe des Kindes zur Adoption und diejenige der begleiteten Elternschaft zur Diskussion. Dem Paar muss das Recht zugestanden werden, zwischen diesen Varianten wählen zu können. Es liegt in der Verantwortung des Staates, diese beiden Varianten dem Paar in einer für sie angemessenen Art und Weise zu ermöglichen. Falls sie sich für das Kind entscheiden, ist dafür zu sorgen, dass sie die dafür notwendige Begleitung und Unterstützung erhalten.

Nachdem die Frage der Möglichkeit einer Beurteilung eines Kindes als juristischen Schadensfalles zurückgewiesen wurde, lassen sich auch die anderen anfangs gestellten Fragen beurteilen: Keinem Kind kann zugemutet werden, als Schaden qualifiziert zu werden. Keinem Paar steht ein Recht auf Schmerzensgeld für ein ungewolltes Kind zu. Kein

Arzt kann zu Schadenersatzzahlungen für ein nichtgewolltes Kind verpflichtet werden. Kein Kind kann ungefragt zum Mittel von Geldeinnahmen gemacht werden. Hingegen kann der Arzt sehr wohl bezüglich der Verletzung seiner Informationspflicht zur Rechenschaft gezogen werden. Hier ist eine angemessene Busse zu erheben, welche angesichts der schwerwiegenden Konsequenzen seiner Unterlassung entsprechend hoch sein muss.

Zusammenfassung

Es liegt grundsätzlich in der Verantwortung des Staates, Rahmenbedingungen zur Verfügung zu stellen und dafür zu sorgen, dass Menschen, die Kinder haben, gewollt und ungewollt, diese auch entsprechend aufziehen können, wenn sie dazu bereit sind. Verweigert hingegen ein Paar die Elternschaft, ist ihnen die Möglichkeit der Adoptionsfreigabe des Kindes zuzugestehen. Das Leben irgendeines Menschen, sei er gesund oder krank, alt oder jung, behindert oder nicht, darf in einem demokratischen Staat niemals als Schaden bezeichnet werden. Eine solche Qualifizierung eines Menschen widerspricht seiner Würde und verletzt Grundwerte, welche humanes Zusammenleben ermöglichen und garantieren.

Menschliches Leben – kein Rohstoff für die Forschung[1]

Bei der Befruchtung im Glas entstehen immer wieder überzählige Embryonen. Gestützt auf die Verankerung der In-vitro-Fertilisation in der Bundesverfassung in Artikel 24novies ging die Kommissionsmehrheit[2] in ihrer Argumentationsführung von der Unvermeidbarkeit überzähliger Embryonen aus. Da für diese Embryonen sonst keine Verwendung mehr bestehe, sollten sie der Forschung für hochrangige Forschungsziele zugänglich gemacht werden. Die grundsätzliche Frage, ob es denn überhaupt zulässig sei, dass bei einem Verfahren überzählige Embryonen entstehen, wurde nicht mehr gestellt.

Juristische Einwände

Über die Verfügbarkeit dieser überzähligen Embryonen kann nicht nachgedacht werden, als ob es den Verfassungsartikel mit seinen Restriktionen und seiner Entstehungsgeschichte nicht gäbe. Die Technik der In-vitro-Fertilisation wurde nur unter der Bedingung in die Bundesverfassung aufgenommen, dass gerade keine überzähligen Embryonen anfallen würden. Im Vorfeld der Abstimmung über Art. 24novies BV erklärten Parlamentarier und Parlamentarierinnen der Presse, die Forschung an Embryonen werde damit ausdrücklich verboten. Ebenso halten die Richtlinien der Akademie der medizinischen Wissenschaften für die In-vitro-Fertilisation von 1985 und 1990 fest: „Menschliche Embryonen dürfen nicht als Forschungsobjekte verwendet werden." Die Presse ging in der üblichen Lesart der Bestimmungen in Art. 24novies BV immer davon aus, dass in der Schweiz die Forschung an

1 Veröffentlicht in: Neue Zürcher Zeitung. 22. Dezember 1995, S. 15.

2 Bei dieser Kommission handelt es sich um die Studiengruppe Schreiber, welche im Jahre 1995 vom Bund zur „Forschung am Menschen" eingesetzt wurde.

Embryonen verboten sei. Da die Verfassungsgrundlage noch sehr jung ist, bleibt wenig Raum für eine von den historischen Intentionen abweichende Interpretation, was aus juristischen Gründen zu einer Ablehnung der verbrauchenden Forschung an überzähligen Embryonen führt.

Ethische Einwände

Embryonen haben als menschliches Leben Teil am Menschsein, was ihnen einen Selbstwert verleiht und das Handeln mit ihnen rechtfertigungspflichtig macht. Selbst wenn man Embryonen keinen Personenstatus zuerkennen will, kann nicht davon ausgegangen werden, dass sie überhaupt keinen Eigenwert besitzen und als „überzählig" bei einem Verfahren in Kauf genommen werden dürfen, denn als „ überzählig" wird ihnen jeglicher Selbstwert abgesprochen. Dieses überzählige Leben erhält auch durch seine Verwendung auf ein hochrangiges Forschungsziel hin seinen Selbstwert nicht zurück, sondern wird in nicht legitimer Art und Weise für Fremdzwecke instrumentalisiert. Der Wert eines Embryos liesse sich gerade noch mit dem eines Heilmittels vergleichen. Verbrauchende Forschung an überzähligen Embryonen ist deshalb nicht zulässig, weil es aus ethischen Gründen keine überzähligen Embryonen geben darf.

Studien belegen, dass bei 40 Prozent der Paare, die auf der Warteliste für eine medizinisch assistierte Fortpflanzung stehen, spontan eine Schwangerschaft eintritt. Demgegenüber tritt bei ungefähr 60 Prozent der Frauen, welche eine Therapie der medizinisch assistierten Fortpflanzung erhalten, eine mittelschwere bis schwere Depression auf. Ohne dass solche Studien angemessen berücksichtigt würden, wird die Forschung für die Überwindung der Kinderlosigkeit und Unfruchtbarkeit vorwiegend auf die Suche nach technischen Lösungen beschränkt. Psychologische, soziale und gesellschaftliche Aspekte der Kinderlosigkeit werden ausgeblendet. Mit einem Verbot der verbrauchenden Embryonenforschung käme es zu einer entsprechenden Umverteilung der finanziellen Mittel und zu einer Erweiterung der Forschungsansätze.

Präimplantationsdiagnostik

Von der Kommissionsmehrheit wurde die Präimplantationsdiagnostik als eine Erweiterung der pränatalen Diagnostik angesehen und deshalb im gleichen Sinne zugelassen. Die Präimplantationsdiagnostik stellt jedoch qualitativ eine andere Handlung dar als die pränatale Diagnostik. Vorgeburtliche Untersuchungen werden nicht ausschliesslich mit dem Ziel durchgeführt, Föten mit einer Abweichung abzutreiben, sondern sie hat neben dieser Zielsetzung auch lebenserhaltende Motivationen. Das selektive Vorgehen ist bereits bei der Anwendung der vorgeburtlichen Untersuchungen fragwürdig und verschärft sich bei der Entwicklung und möglichen Anwendung der Präimplantationsdiagnostik, welche allein auf die Selektion von menschlichem Leben ausgerichtet ist. Es werden dabei bewusst Embryonen erzeugt, um unter ihnen auswählen zu können. Die Überzähligen lässt man absterben.

Eine Gesellschaft, welche die Lebensqualität zunehmend mit genetischer Leistungsfähigkeit gleichsetzt und ihre technischen Möglichkeiten, menschliches Leben zu selektionieren, ständig erweitert, verfällt leicht der Illusion, behindertes Leben sei vermeidbar. Der Begriff der Lebensqualität wird dabei zum Selektionskriterium pervertiert, mittels dessen zwischen wertem und unwertem Leben unterschieden wird. Die Forderung nach einer möglichst hohen Lebensqualität für alle Menschen, unabhängig davon, ob sie gesund, krank, behindert, alt oder jung sind, muss ein Anspruch an die Gesellschaft bleiben. Das Gewicht der zukünftigen Forschung sollte daher nicht auf einer Weiterentwicklung der Selektionsmöglichkeiten menschlichen Lebens, sondern vermehrt auf den Grundsatzfragen der Kinderlosigkeit und Unfruchtbarkeit und auf den Rahmenbedingungen einer solidarischen Gesellschaft liegen. Hier liegt noch ein weites Forschungsfeld brach.

Forschungsfreiheit

Der bewusste Verzicht auf die verbrauchende Forschung an überzähligen Embryonen und die Präimplantationsdiagnostik wirft die Frage nach der Forschungsfreiheit auf. Forschungsfreiheit und Forschungswillkür gilt es klar auseinanderzuhalten. Bei der Forschungsfreiheit handelt es sich nicht um einen absoluten Wert, sondern um einen relativen. Menschliches Leben darf nicht ungefragt zum Mittel zum Zweck von Forschungsinteressen gemacht werden. Verbrauchende Forschung an überzähligen Embryonen und die Entwicklung der Präimplantationsdiagnostik sind deshalb als willkürliche Handlungen abzulehnen.

Welche Voraussetzungen und Grenzen sollen ausserhalb der Ehe für eine Elternschaft aufgrund medizinisch unterstützter Fortpflanzung gelten?[1]

1. Bemerkungen zur Leitfrage

Die Leitfrage und deren Begleittext bringen die These zum Ausdruck, wonach das Kindswohl in einer ehelichen Gemeinschaft am besten aufgehoben sei. So heisst es im Begleittext: „Für die Entwicklung und Entfaltung von Kindern bietet die Ehe als auf Dauer angelegte Lebensgemeinschaft von Mann und Frau im Regelfall den bestmöglichen Rahmen". Angesichts der hohen Scheidungsrate und des Wissens um die grosse Dunkelziffer von Übergriffen auf Kinder innerhalb von ehelichen Gemeinschaften stelle ich diese These jedoch in Frage. Die Institution der Ehe bietet offensichtlich für das Wohl der Kinder nicht ausreichend Schutz und kann nicht als Regelfall angenommen werden. Diese deshalb zur Selbstverständlichkeit beim Schutz des Kindswohles für den Einsatz von medizinisch unterstützter Fortpflanzung zu machen, ist auf diesem Hintergrund nicht plausibel.

Neben diesen empirischen Feststellungen lässt sich im Kontext einer pluralistischen Gesellschaft zudem die Ehe nicht mehr wie früher in einem geschlossenen christlichen Lebensentwurf als allgemein verbindlichen normativen Anspruch für die Anwendung medizinisch-unterstützter Fortpflanzung erheben. Entsprechend haben theologische Argumentationen, welche die Ehe als Schöpfungsordnung wie Emil Brunner[2] oder als exemplarische Grundfigur der Mitmenschlichkeit

1 Referat gehalten am 25. Mai 2000 in Berlin vor dem Symposium zur Fortpflanzungstechnologie, welches vom deutschen Bundesministerium für Gesundheit veranstaltet wurde.

2 Brunner, Emil: Der Mensch im Widerspruch. 5. Aufl., TVZ, Zürich 1985, S. 340–356.

wie Karl Barth[3] bezeichnen, ihre allgemeine Plausibilität eingebüsst. In der heutigen pluralistischen Gesellschaft haben die traditionellen sozialen Strukturen ihre Selbstverständlichkeit verloren. Dadurch sind neue Lebensformen möglich geworden. Die Freiheit zum eigenen Lebensentwurf ist im Rahmen des Autonomieethos der Moderne zum einforderbaren Recht geworden, solange dieser Lebensentwurf nicht das Wohl eines anderen Menschen beeinträchtigt oder elementare Voraussetzungen und Bedingungen humanen Zusammenlebens verletzt.

Auf dem Hintergrund dieser Überlegungen geht es nicht darum, nur Kriterien für die Elternschaft ausserhalb der Ehe zu formulieren, sondern die Gesellschaft hat ganz allgemein für Kinder Lebensbedingungen zu schaffen, die ihr Wohl sowohl ermöglichen als auch schützen. Das Referat setzt sich deshalb mit folgender Frage auseinander: „Welche Grenzen und Voraussetzungen sollen für die Elternschaft aufgrund von medizinisch unterstützter Fortpflanzung zum Wohle der Kinder gelten?"

2. Einleitung

Bei der Regelung der medizinisch unterstützten Fortpflanzung können verschiedene Menschenbilder miteinander in Konflikt geraten. Welchem Menschenbild man auch anhängt[4], ob man den Menschen materialistisch oder sonst wie als Einheit von Leib und Seele, usw. interpretiert, immer werfen künstliche Fortpflanzungsverfahren aus ethischer Sicht die Frage nach dem Verhältnis von menschlicher Leiblichkeit und Willensfreiheit auf: „Wieweit soll die menschliche Leiblichkeit vom Willen instrumentalisiert werden dürfen?" Im Rahmen einer pluralistischen Gesellschaft stellt sich zusätzlich die Frage, ob diese Verhältnisbestimmung bei Reproduktionsentscheiden Privatsache sei oder nicht. Im Folgenden wird die These vertreten, dass diese Verhältnisbe-

3 Barth, Karl: Kirchliche Dogmatik. III/ 4, Studienausgabe Bd. 19, TVZ, Zürich 1993, S. 127–69.

4 Vgl. hier meine Überlegungen in: Baumann-Hölzle, Ruth: Autonomie und Freiheit in der Medizin-Ethik. Karl Alber Verlag, Freiburg im Br. 1999.

stimmung von grundlegender kultureller Bedeutung ist und nicht der individuellen Beliebigkeit überlassen werden darf, denn es stehen dabei für ein humanes Zusammenleben notwendige Grundwerte auf dem Spiel: Menschenwürde und Verantwortung. Entsprechend werden die Voraussetzungen und Grenzen für die Elternschaft aufgrund von medizinisch unterstützter Fortpflanzung zum Wohle der Kinder im Kontext dieser beiden Grundwerte reflektiert und daraus die Konsequenzen gezogen.

3. Menschenwürde und Verantwortung

3.1. Menschenwürde

Es ist eine Erfahrungstatsache, dass eine Gesellschaft nur dann human zusammenleben kann, wenn sie den Würdeanspruch jedes Menschen respektiert, nicht ungefragt instrumentalisiert zu werden. Der Anspruch auf Würde und daraus abgleitet auch derjenige auf Autonomie ist zum gemeinsamen Credo der Menschen innerhalb einer pluralistischen Gesellschaft geworden, das auch die Menschenrechte begründet, deren Anspruch überkulturell akzeptiert, wenn auch nicht durchgesetzt ist. Im Hinblick auf die Menschenwürde ist deshalb an die medizinisch unterstützte Fortpflanzung die Frage zu stellen, ob es dabei zu einer ungefragten Instrumentalisierung von menschlichem Leben kommt oder nicht.

3.2. Verantwortung

3.2.1. Selbstverantwortung als Kern der menschlichen Verantwortlichkeit

Die faktische Angewiesenheit und Abhängigkeit der Willensfreiheit von der Leiblichkeit verunmöglicht es, die menschliche Leiblichkeit als wertneutrales Material zu qualifizieren. Die Leibgebundenheit ist so gesehen eine wertvolle Vorgegebenheit, welche die Verfügungsmacht des Willens über sie einschränkt: Die Leiblichkeit des Menschen darf von seiner Willensfreiheit nur soweit instrumentalisiert werden, als der Leiblichkeit nicht geschadet wird. Der Mensch hat dem Leib Sorge zu tragen und trägt ihm gegenüber die Verantwortung, ihm möglichst wohl zu tun und ihn nicht zu zerstören. Nur in dieser Art und Weise hat der Mensch ein integeres Verhältnis zu seiner Leiblichkeit. Die Verantwortung des Menschen dieser Integrität gegenüber ist der Kern der menschlichen Verantwortlichkeit. Indem der Mensch diese Verantwortung wahrnimmt, entspricht er seiner Würde, welche ihn gegenüber der nichtmenschlich belebten und unbelebten Natur auszeichnet.[5] Leiblichkeit tritt nie geschlechtsneutral auf, sie ist entweder männlich oder weiblich.

3.2.2. Eltern-Kind-Verantwortung als Ursituation der menschlichen Verantwortlichkeit

Sowohl im natürlichen als auch künstlichen homologen Zeugungsakt gibt ein Mensch eigene Leiblichkeit weiter. Dadurch entsteht eine existentielle leibliche Beziehung mit dem eigenen Nachwuchs, die kein Mensch mit seinem Willen auflösen, sondern sich ihr nur verweigern kann. Es sei denn er oder sie töte den eigenen Nachwuchs. In dieser grundlegenden existentiellen Beziehung erhält ein Mensch wegen der totalen Abhängigkeit des von ihm gezeugten Lebens von Pflege und Sorgetragen eine neue Verantwortlichkeit. Diese Verantwortung der Eltern ihren Kindern gegenüber ist die Ursituation menschlicher Verantwortlichkeit[6]. Beide Elternteile sind in gleicher Art und Weise dafür verantwortlich, dass diese Beziehung integer ist, d.h. dem Wohle des Nachwuchses dient. Ein Sollen setzt immer ein Können voraus. Wer diese Verantwortung nicht übernehmen kann, hat Ultima Ratio die Möglichkeit sich ihr zu verweigern und das Kind zur Adoption wegzugeben. Soll es aber auch legitim sein, menschliches Leben be-

5 Von ethischer Seite aus könnte der Einwand gemacht werden, dass hier ein naturalistischer Fehlschluss vorliege, denn es werde von einer empirischen Tatsache, dass die menschliche Würde an seine Körperlichkeit gebunden ist, Normativität erschlossen. Insofern aber die empirische Faktizität der Körperlichkeit ihren Wert von der Würde her bekommt, d.h. von einem transzendentalen Axiom, entfällt dieser Vorwurf.

6 Vgl. ausführliche Überlegungen zur Verantwortung bei Jonas, Hans: Das Prinzip Verantwortung. Insel Verlag, Frankfurt am Main 1979.

wusst mit der Absicht zu zeugen, für dieses gerade nicht Verantwortung übernehmen und sich der existentiellen Beziehung als Mutter oder Vater entziehen zu wollen, wie dies bei der heterologen Insemination, Eispende und heterologen IVF der Fall wäre?

4. Grenzen für die Elternschaft aufgrund von medizinisch unterstützter Fortpflanzung aus ethischen Überlegungen

4.1. Ablehnung der heterolog durchgeführten medizinisch unterstützten Fortpflanzung[7]

4.1.1. Instrumentalisierung

Bei der Samen- oder Eizellenspende entzieht sich ein Elternteil der Beziehung mit dem Kind. Dadurch degeneriert die Fortpflanzung als menschliches Handeln im Sinne der aristotelischen „Praxis“ bei der heterolog durchgeführten medizinisch unterstützten Fortpflanzung zur Herstellung und wird zur „Poiesis“. Das Kind wird so zum Zweck der Erfüllung eines fremden Kinderwunsches instrumentalisiert, was seiner Würde widerspricht.

4.1.2. Verlust der Kernverantwortung

Bei der Erfüllung des eigenen Kinderwunsches liegt wegen der existentiellen leib-seelische Koninuität zwischen den leiblichen Eltern und ihren Kindern hingegen keine Instrumentalisierung des Kindes vor. Die Bereitschaft eines Paares, seine von der Leiblichkeit her entstandene Elternrolle zu übernehmen, d.h. sich in den Dienst des Kindes zu stellen, hebt die Instrumentalisierung der eigenen Wunscherfüllung

7 Mit dieser Ablehnung habe ich meine Position gegenüber dem Artikel vom Februar 2000 „Transplantationsmedizin, In-vitro-Fertilisation und heterologe Insemination auf dem Prüfstand der Menschenwürde“ verschärft.

wieder auf. Diese Aufhebung der Instrumentalisierung des Kindes ist weder im Hinblick auf die Eispenderin, noch auf den Samenspender möglich. Die Eispenderin und der Samenspender geben die Bindung zwischen Willensfreiheit und Leiblichkeit in Bezug auf sich selbst damit auf. Aber auch in Bezug auf die Ei- oder Samenempfängerin kommt es zu dieser Trennung von Willensfreiheit und Leiblichkeit. Mit diesem Auseinanderreissen von Leiblichkeit und Willensfreiheit geht die menschliche Verantwortung im Kern verloren.

4.1.3. Verletzung der Ursituation der menschlichen Verantwortlichkeit

Der Samenspender oder die Eispenderin entzieht sich der existentiellen, durch die Leiblichkeit irreversibel gegebenen Beziehung zum gezeugten Nachwuchs und verweigert die damit einhergehende Verantwortung. Mit der Zulassung von heterologen Verfahren bei der medizinisch unterstützten Fortpflanzung wird die Ursituation menschlicher Verantwortlichkeit verletzt. Denn dort, wo Menschen sich ihrer Verantwortlichkeit für die Konsequenzen ihres Handelns entziehen, es sei denn es geschehe aus einer existentiellen Notlage heraus, widersprechen sie ihrem eigenen verantwortlichen Sein. Angesichts des Paradigmencharakters, den das medizinische Handeln für das Handeln in der Gesellschaft allgemein hat, wird mit der Zulassung von heterologen Fortpflanzungsverfahren die bereits bestehende Tendenz der Kultur der Postmoderne, keine Verantwortung für das, was sie erzeugt, übernehmen zu wollen, noch verstärkt.

4.1.4. Technisierung der Fortpflanzung

Indem die Bindung der Willensfreiheit an die Leiblichkeit sowohl in Bezug auf die Spender als auch in Bezug auf das gezeugte Kind aufgegeben wird, wird der Fortpflanzungsvorgang zur Technik. Dadurch laufen auch die menschlichen Beziehungen Gefahr, auf technische Verhältnisse reduziert zu werden.

Fazit: Heterolog durchgeführte medizinisch unterstützte Fortpflanzungsverfahren sind ethisch aus folgenden Gründen abzulehnen:

a) Durch die Instrumentalisierung wird die Würde des Kindes verletzt.

b) *Indem die Bindung der Willensfreiheit an die Leiblichkeit aufgegeben wird, wird die Fortpflanzung zu einer rein technischen Handlung. Verantwortung geht im Kern verloren.*
c) *Nachwuchs zu zeugen, ohne dafür Verantwortung übernehmen zu wollen, steht im Widerspruch zum Menschsein und verletzt die Ursituation der Verantwortlichkeit.*
d) *Die Technisierung der Fortpflanzung führt zu technischen Verhältnissen der Menschen untereinander. Dies verunmöglicht eine dem Menschen angemessene Lebensführung.*

4.2. Konsequenzen

Mit der Beschränkung der medizinisch unterstützten Fortpflanzung auf homologe Verfahren, ist es gleichgeschlechtlichen Paaren nicht möglich, die medizinisch unterstützte Fortpflanzung in Anspruch zu nehmen, da sie in dieser Situation immer heterolog ist.

Dies bedeutet jedoch nicht, dass gleichgeschlechtliche Menschen als Eltern nicht geeignet wären. Sexuelle Neigungen sagen nichts über elterliche Fähigkeiten aus. Auch gleichgeschlechtliche Paare können Kindern warme Geborgenheitsräume ermöglichen, in denen Kinder wohl aufwachsen können. In diesem Sinne ist gleichgeschlechtlichen Paaren unbedingt die Möglichkeit zu eröffnen, Kinder in Pflege nehmen zu dürfen. Diese Kinder haben ja bereits eine leibliche Mutter und einen leiblichen Vater. Mit diesen Ausführungen wird bewusst in Kauf genommen, dass gleichgeschlechtliche Paare keine eigenen Kinder haben können.

4.3. Situation von gleichgeschlechtlichen Paaren in der Schweiz

Am 22. Juni 1999 sprach sich die Rechtskommission des Nationalrates der Schweiz für die parlamentarische Initiative des Genfer Nationalrates Jean-Miches Gros von den Liberalen aus.[8] Er schlägt eine Gleichstellung vor allem bei der Sozialversicherung, im Erb-, Steuer- und Ausländerrecht vor, ohne aber homosexuellen Paaren die Mög-

8 Tagesanzeiger, Zürich, 23. Juni 1999.

lichkeit zu geben, Kinder zu adoptieren oder via künstliche Fortpflanzung zu erzeugen. Nach wie vor umstritten ist die Möglichkeit der Eheschliessung.

Für medizinisch unterstützte Fortpflanzung wird in der Schweiz entweder eine Ehe oder eheähnliche Gemeinschaft verlangt. Gleichgeschlechtlichen Paaren wird sie nicht angeboten.

5. Voraussetzungen für die Elternschaft aufgrund von medizinisch unterstützter Fortpflanzung im Namen des Kindswohles

5.1. Selbstverpflichtung

Empirische Untersuchungen zeigen, dass Kinder für ihr Wohl konstante Bezugspersonen brauchen. Entsprechend ist die Selbstverpflichtung für eine existentielle Bindung an ein Kind unabdingbare Voraussetzung für die Inanspruchnahme von künstlichen Fortpflanzungsmethoden.

Voraussetzung für die Elternschaft von homologer medizinisch unterstützter Fortpflanzung ist im Namen des Kindswohles innerhalb und ausserhalb der Ehe die grundsätzliche Bereitschaft zur existentiellen und dauerhaften Bindung an das Kind im Sinne einer Selbstverpflichtung einer Frau als Mutter und eines Mannes als Vater.

5.2. Verpflichtung zur dauerhaften Lebensgemeinschaft

Die Selbstverpflichtung zweier Menschen zur existentiellen Bindung an ein Kind reicht für das Kindswohl noch nicht aus. Kinder bedürfen darüber hinaus der warmen und stabilen Geborgenheitsräume, in denen sich ihre Persönlichkeit gelungen entfalten und entwickeln kann. Ein solcher Geborgenheitsraum entsteht dort, wo zwei Menschen sich gegenseitig zu einer dauerhaften Lebensgemeinschaft verpflichten. Im

Rahmen einer solchen Lebensgemeinschaft lernen Kinder, wie man Lebensgemeinschaften, ja ganz allgemein: wie man ein soziales Zusammenleben gestaltet. Sie sehen, wie man mit Beziehungskonflikten umgeht und was es braucht, damit das Zusammenleben gelingen kann. Im Namen des Kindswohles haben solche Lebensgemeinschaften selbst eine allfällige Trennung von zwei Liebespartnern zu überstehen, indem die Liebespartner im Namen des Kindswohles ihrer Beziehung eine neue Form geben, welche den Kindern weiterhin Schutz und Geborgenheit bietet.

Voraussetzung für die Elternschaft von homologer medizinisch unterstützter Fortpflanzung ist im Namen des Kindswohles innerhalb und ausserhalb der Ehe die Verpflichtung zu einer dauerhaften Lebensgemeinschaft im Sinne eines Geborgenheitsraumes. Paare, welche medizinisch unterstützte Fortpflanzung in Anspruch nehmen wollen, müssen deshalb ausweisen können, dass sie auch tatsächlich gemeinsam eine Lebensgemeinschaft bilden.

Das Problem ist, dass weder die Selbstverpflichtung noch die Verpflichtung zur dauerhaften Lebensgemeinschaft eines Paares mit Kinderwunsch von der Gesellschaft nach genau festgelegten Kriterien überprüft werden kann. Die Gesellschaft kann hierfür nur Beratungsangebote machen, jedoch hat sie nicht die Möglichkeit, irgendwelche Bewilligungsverfahren zu formulieren. Bisherige Versuche, im Namen des Kindswohles Voraussetzungen für eine Elternschaft festzulegen, sind, wie die Geschichte der Sterilisationspraxis eindrücklich belegt, alle gescheitert. Im Gegenteil, solche Versuche wurden sehr schnell von totalitären Überlegungen vereinnahmt. Auf dem Hintergrund dieser Erfahrungen sind auch für die Inanspruchnahme der homologen medizinisch unterstützten Fortpflanzung solche explizite Voraussetzungen und im Namen des Kindswohles abzulehnen. Der Entscheid für oder gegen eine medizinisch unterstützte Fortpflanzung soll letztlich allein beim Paar mit dem Kinderwunsch liegen. Grund zur Ablehnung ist allein das Fehlen einer Lebensgemeinschaft bei einem Paar. Im Namen des Kindswohles kann medizinisch unterstützte Fortpflanzung nur zusammen mit Beratung verantwortlich angeboten werden.

5.2.1. Konsequenz

Mit der Forderung einer auf Dauer angelegten Lebensgemeinschaft können zwei Menschen, die sich nur gerade für die Erfüllung eines Kinderwunsches zusammentun, keine medizinisch unterstützte Fortpflanzung verlangen. Damit wird es Einzelpersonen unmöglich, eigene Kinder per künstliche Fortpflanzungsverfahren zu bekommen.

5.3. Beratung

Institutionen, welche medizinisch unterstützte Fortpflanzung anbieten, sind zu einem solchen Beratungsangebot zu verpflichten. Personen, welche Beratungen durchführen, haben die notwendigen Sachkenntnisse auszuweisen und professionell über psychologische und ethische Beratungskompetenzen zu verfügen. Für solche Beratungen sind deshalb verbindliche Qualitätsstandards zu setzen.

Medizinisch unterstützte Fortpflanzung soll aber erst dann eingesetzt werden, wenn andere Behandlungsmöglichkeiten ausgeschöpft worden sind, denn sie stellen eine erhebliche Belastung für die Frau dar.

5.4. Kultur der Verantwortung allem Lebendigen gegenüber

Die Postmoderne zeichnet sich durch die Kultur einer zunehmenden Instrumentalisierung alles Lebendigen aus. Die medizinisch unterstützte Fortpflanzung hat sich überhaupt erst in diesem Kontext entwickeln können. Ohne die Bereitschaft Embryonen als Material zu werten, hätte die In-vitro-Fertilisation nicht entwickelt werden können. Dieser Rationalität entsprechend wird denn auch von verschiedenen Seiten im Namen des Rechtes auf Selbstverwirklichung ein Anspruch auf medizinisch unterstützte Fortpflanzung formuliert, ohne dass damit auch Pflichten, die sich aus dem Kindswohl ergeben, genannt werden.

Das Kindswohl, welches die Tugend[9] der Bereitschaft zur existentiellen Selbstbindung der Eltern an ihr Kind und zu einer dauer-

9 Vgl. Höffe, Ottfried: Lexikon der Ethik. Beck'sche Reihe, 4. Aufl., München 1992, S. 280f.

haften Lebensgemeinschaft über Jahre hinweg verlangt, steht im Gegensatz zur Kultur der Postmoderne, in welcher die Welt oft als Material zur Selbstverwirklichung angesehen wird. Dieses Tugendbewusstsein entsteht beim einzelnen Menschen nur im Kontext einer Gesellschaft, die ganz allgemein von einer Kultur der Verantwortlichkeit allem Lebendigen gegenüber geprägt ist.[10] Tugenden lassen sich nicht vom Staat per Gesetz verordnen. Der Staat trägt aber die Verantwortung dafür, dass Rahmenbedingungen geschaffen werden, in denen es Menschen möglich ist, den Tugenden entsprechend zu leben. Hierhin gehören kinderfreundliche, familienfreundliche und frauenfreundliche Gesellschaftsstrukturen einerseits und angemessene Schutzbestimmungen für Kinder, welche diese vor Instrumentalisierung schützen, andererseits. Solche sozialen Rahmenbedingungen sind die Voraussetzung dafür, dass Eltern die Verantwortung ihren Kindern gegenüber auch tatsächlich übernehmen können. Im Hinblick auf das Kindswohl besteht im Kontext einer atomisierten, ökonomisierten, von Gewaltdarstellungen geprägten und einseitig auf persönliche Befriedigung ausgerichteten Gesellschaft grosser Handlungsbedarf.

6. Schlussbemerkungen

Ein Recht auf ein Kind gibt es nicht. Die ethische Güterabwägung bezüglich der Zulässigkeit der einzelnen Reproduktionsmöglichkeiten, um Sterilität zu umgehen, vollzieht sich im Zwischenbericht des abzulehnenden Rechts auf ein Kind (vgl. Bundesgerichtsentscheid in der CH vom 22. Dez. 1993) und dem Recht auf Behandlung von Fertilitätsstörungen.

Ungewollte Kinderlosigkeit ist eher als unerfüllter Wunsch im Sinne eines Mangels, denn als Schaden zu bewerten. Sich in einer pluralistischen Gesellschaft Wünsche erfüllen zu können, ist solange legitim, als damit nicht das Wohl eines anderen Menschen oder der Menschheit auf dem Spiel steht.

10 Vgl. hierzu den Entwurf Albert Schweitzers in: Schweitzer, Albert: Die Ehrfurcht vor dem Leben. Beck'sche Reihe, 6. Aufl., München 1991.

Menschliche Freiheit zeichnet sich nicht dadurch aus, dass die Menschen willkürlich nach ihrem Belieben tun und lassen können, was sie wollen. Die Freiheit des Menschen wird von seinen vielfältigen Abhängigkeiten begrenzt. Handlungsmöglichkeiten sind stets im Hinblick auf diese menschliche Begrenztheit hin zu überprüfen.

Freiheit ist das bewusste Gestalten von Abhängigkeiten und unterscheidet sich von der Willkür darin, dass sie der existentiellen Erdgebundenheit des Menschen Rechnung trägt. In diesem Sinne werden die Handlungsmöglichkeiten der medizinisch unterstützten Fortpflanzung von der Gebundenheit der Willensfreiheit an die Leiblichkeit begrenzt. Nur wenn diese Gebundenheit bei der Entscheidungsbildung angemessen berücksichtigt wird, nehmen die Menschen ihre Verantwortung wahr, die ihnen aus ihrer Freiheit erwächst.

Spitze

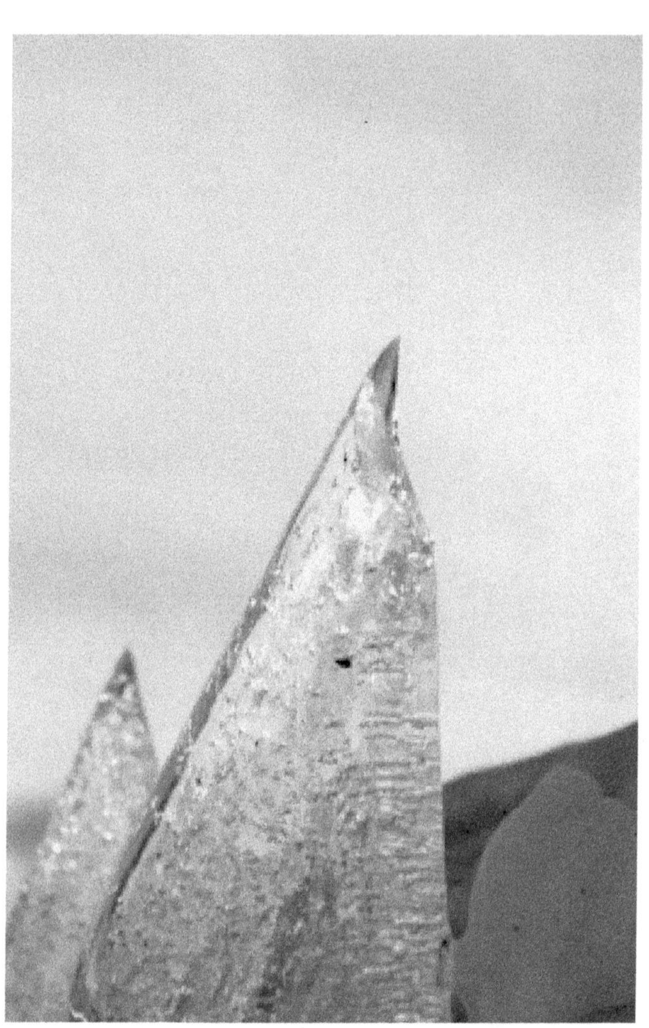

Technik auf die Spitze getrieben – was dann?

Ruth Baumann-Hölzle, 2001

Transplantationsmedizin, In-vitro-Fertilisation und heterologe Insemination auf dem Prüfstand der Menschenwürde[1]

Die neuen medizinischen Handlungsmöglichkeiten machen menschliches Leben von seinen frühsten Entwicklungsstadien bis und mit dem feststellbaren Hirntod der menschlichen Handlungsmacht verfügbar. Was und unter welchen Bedingungen etwas mit menschlichem Leben getan werden darf und was nicht, ist deshalb in der Schweiz zur Zeit sowohl an den Lebensanfängen wie an seinem Ende Gegenstand heftiger Debatten: Bis Ende Februar 2000 findet die Vernehmlassung zum Vorschlag des vom Bund vorgelegten Transplantationsmedizingesetzes statt und am 12. März 2000 wird über die Fortpflanzungsinititative abgestimmt werden. In all diesen Auseinandersetzungen wird sowohl von den jeweiligen Befürwortern wie von den Gegnern die „Menschenwürde" als Argument für die eigene Position angeführt.

Der Zuspruch an jeden Menschen, unabhängig von seiner Lebensqualität den existentiellen Anspruch auf Würde zu haben, hat sich als überkulturell höchstrangiges Gut für ein humanes Zusammenleben als evident herauskristallisiert. Dieser auf Evidenz beruhende Zuspruch der Würde an die Menschen materialisiert sich als Grundrecht einerseits, einen Menschen nicht ungefragt zum Mittel zum Zweck machen zu dürfen, und andererseits als gesellschaftliche Pflicht, den Menschen dieser ihrer Würde gemässe Lebensbedingungen zu schaffen. In den Auseinandersetzungen rund um die Organtransplantation, die In-vitro-Fertilisation und die heterologe Insemination steht deshalb nicht nur die individuelle Menschenwürde, sondern gleichzeitig auch das humane Zusammenleben auf dem Spiel.

1 Veröffentlicht in: Reformierte Presse. Nr. 8, 25. Februar 2000.

Transplantationsmedizin

Die Transplantation von Organen, Geweben und Zellen ist in der Humanmedizin zu einer geläufigen Technik geworden. Grundsätzlich herrscht ein Mangel an Spenderorganen. Möglich geworden ist die Spende von Organen durch die „Hirntoddefinition", welche den „irreversiblen Ausfall aller klinischen Funktionen des gesamten Hirns" umschreibt. Das „Hirntodkonzept" wurde als Kriterium zur Einstellung von Intensivmassnahmen im August 1968, also bereits vor der Möglichkeit der Transplantationsmedizin, erstmals von der „Harvard Medical School" veröffentlicht.

Zur Zeit befindet sich das Transplantationsmedizingesetz des Bundes, gestützt auf Artikel 24 decies der Bundesverfassung in der Vernehmlassung. Mit diesem Gesetz soll auch in der Schweiz entsprechend den meisten anderen europäischen Staaten eine einheitliche Regelung geschaffen werden. Am 7. Februar 1999 haben Volk und Stände mit überwältigendem Mehr dem Verfassungsartikel zugestimmt. Sowohl auf der individualethischen, als auch auf der sozialethischen Ebene stellen sich folgende Fragen: Welcher moralische Status hat der Hirntote? Ist die Hirntote eine Leiche, ein Rückstand der Person oder Person? In welchem Verhältnis stehen der Anspruch auf autonome Integrität des menschlichen Körpers des Individuums gegenüber Solidaritätsansprüchen der Gesellschaft diesem Individuum gegenüber? Wie werden die knappen Spenderorgane fair verteilt?

Die jetzige Situation in der Schweiz

Der Bundesverfassungsartikel Art. 24 decies verpflichtet den Bund zum Erlass von Vorschriften auf dem Gebiet der Transplantation von Organen, Geweben oder Zellen. Zudem kann der Bund namentlich auch die Xenotransplantation, das heisst die Übertragung von tierischen Organen, Geweben und Zellen auf den Menschen, regeln. Der Bund erhält weiter den Auftrag, Kriterien für eine gerechte Zuteilung von Organen festzulegen. Der Verfassungsartikel verbietet den Handel mit menschlichen Organen und schreibt vor, dass die Spende von menschlichen Organen, Geweben und Zellen unentgeltlich erfolgen muss.

Nach dem Gesetzesvorschlag hat das neue Gesetz den Zweck, die Menschenwürde, die Persönlichkeit und die Gesundheit bei der Anwendung der Transplantationsmedizin beim Menschen zu schützen, den missbräuchlichen Umgang mit Organen, Geweben oder Zellen zu verhindern und dazu beizutragen, dass mehr menschliche Organe, Gewebe und Zellen für Transplantationszwecke zur Verfügung stehen. (Vgl. Zweckartikel 1)

Einwilligungsmodelle

Das Bundesrecht kennt heute keine Definition des Todes. Das Bundesverfassungsgericht hat die Verfassungsmässigkeit des „Hirntod"-Konzeptes in zwei Entscheiden bestätigt. Das Gesetz schlägt zwei Zustimmungsvarianten zur Wahl vor: Erstens die *erweiterte Zustimmungslösung*, wonach die Zustimmung des Spenders Priorität hat. Liegt keine explizite Zustimmung des Spenders vor, können die nächsten Angehörigen entscheiden. Zweitens, *die erweiterte Widerspruchslösung*, wonach Organe nur dann nicht entnommen werden dürfen, wenn der Spender nicht widersprochen hat und, falls kein Spenderwille vorliegt, haben die nächsten Angehörigen das Recht auf Widerspruch. In der Praxis in der Schweiz kommt heute die erweiterte Zustimmungslösung zur Anwendung.

Die empirische Beschreibung des Hirn- und des Hirn-Herztodes gibt keine Auskunft über den moralischen Status des Hirn- oder Hirn-Herztoten, denn dieser ist Ausdruck theologischer und philosophischer Interpretamente. Eine demokratisch organisierte pluralistische Gesellschaft basiert auf der Prämisse der Menschenwürde. Eine solche Gesellschaft stellt deshalb ihre eigene Existenzgrundlage in Frage, wenn sie menschliches Leben ungefragt verzwecklicht. *Es gilt deshalb die Maximalvariante im Hinblick auf diese Grundforderung, menschliches Leben nicht ungefragt zu instrumentalisieren, für die Einwilligung zur Organentnahme zu bevorzugen und deren Minimalvariante zu ermöglichen.* Beim Hirntoten, bei dem durch die Beatmung die Lebensfunktionen noch aufrechterhalten werden, sollte deshalb die Maximalvariante der Sichtweise des Hirntoten *als Person* geschützt und die Minimalvariante der Sichtweise des Hirntoten *wie eine Leiche zu betrachten*, ermöglicht werden. Beim Hirn-Herztoten, bei dem der Absterbeprozess bereits eingesetzt hat, sollte deshalb die Maximalvariante der Sichtweise *wie eine Person* geschützt und die Minimalvariante der Sichtweise *als eine Leiche* ermöglicht werden. Moralisch gesehen, stellt sich zusätzlich das Problem des moralischen Status der Leiche, welche ihrerseits wiederum entweder *wie eine Person* oder *wie eine Sache* angesehen werden kann. Diese Überlegungen legen im Falle des Hirntodes eine Zustimmungslösung und in demjenigen des Hirn-Herztodes eine Widerspruchslösung nahe.

Transplantation von fötalem Gewebe

Auch hier steht als ethische Frage im Zentrum, inwieweit menschliches Leben ungefragt Mittel zum Zweck gemacht werden darf oder nicht. Kann der Frau, welche sich mit dem Schwangerschaftsabbruch ja gerade ihrer existentiellen Beziehung mit dem Embryo oder Fötus entzieht, überhaupt noch eine Stellvertreterfunktion für diesen zugestanden werden, wie dies im Gesetzesvorschlag geschieht? Würde ihr nach diesen Überlegungen ihre Stellvertreterfunktion abgesprochen und würde trotzdem diese Art der Transplantation durchgeführt, so würde der Embryo oder der Fötus zur Sache. Zudem ist zu bedenken, ob nicht bereits das Wissen um die Möglichkeit der Weiterverwendung von Embryonen und Föten die Bereitschaft zum Schwangerschaftsabbruch fördert.

Xenotransplantation

Die Xenotransplantation stellt vor allem im Hinblick auf mögliche Epidemien, welche durch von den Tieren auf die Menschen übertragene Viren ausgelöst werden könnten, ethische Probleme. Solange diese Gefahren noch zu wenig abgeklärt sind, haben die Vertreter der EU ein Moratorium vorgeschlagen, dem sich meiner Ansicht nach die Schweiz anschliessen sollte. Es ist darüber hinaus anzunehmen, dass die Xenotransplantation zu einem enormen Kostenschub im Gesundheitswesen führen könnte, mit welchem Gerechtigkeitsprobleme einhergehen.

Verteilungsmodelle: Medizinisches Modell, Klubmodell und Solidarmodell

Verteilt werden die Organe nach dem medizinischen Verteilungsmodell, welches allein medizinische Kriterien für die Verteilung gelten lässt, durch die Organisation Swisstransplant. Neu möchte der Bund nun die Verteilung selbst übernehmen.

Zur Verteilung der knappen Organe werden in der Literatur neben dem medizinischen Modell, das Klubmodell und das Solidarmodell vorgeschlagen. Dabei wird behauptet, dass das medizinische Modell ebenfalls ethische Kriterien enthält, diese jedoch zu wenig explizit gemacht würden. Beim Klubmodell wird davon ausgegangen, dass nur diejenigen Leute ein Organ erhalten sollten, welche selber bereit sind, Organe zu spenden. Dabei würden für Menschen, die noch vor ihrer Urteilsfähigkeit auf ein Organ angewiesen sind, Ausnahmeregelungen geschaffen werden. Beim Solidarmodell erhielte nach einer medizinethischen Güterabwägung, welche zwei gleichberechtigte Empfänger hervorbringt, diejenige Person das Organ, die einen Spenderausweise besitzt.

Persönlicher Kommentar aus theologischer Perspektive

Da der Atem zu den wichtigsten und am leichtesten erkennbaren Lebensprozessen gehört, gilt der Atem vielen Völkern als das eigentliche Lebensprinzip; ihr Wort für „Seele“ ist deshalb von „Atem“ abgeleitet. So hat denn auch die Atmung im Alten Testament als „Lebenshauch Gottes“ grosse Bedeutung und entsprechend wird das Ende eines Menschen damit beschrieben, dass er oder sie sein Leben „ausgehaucht“ hat. Das Phänomen des Atmens wird im Alten Testament als „Ruach“, als das den Körper belebende Prinzip, Sitz der Empfindungen, der geistigen Funktionen und der Willenshaftung interpretiert und im Neuen Testament wird es als „Pneuma“ als Offenheit für Gott und den Nächsten und als Inbegriff des psychischen Lebens des Menschen ausgelegt. Der Atem nimmt geradezu eine Mittlerrolle zwischen Göttlichem und Menschlichem ein und kann gleichsam als das Fenster zur Transzendenz angesehen werden. Im Kontext von theologischen Überlegungen gibt es deshalb gute Gründe, zwischen einem Hirntoten, der noch beatmet wird, und einem Hirn-Herztoten, der nicht mehr atmet, auch moralisch zu unterscheiden.

Nun kann eingewendet werden, dass der Hirntote nur noch künstlich beatmet werde und er oder sie irreversibel selbst ausgehaucht habe. Angesichts der Unbestimmbarkeit von Anfang und Ende des menschlichen Personseins in einem menschlichen Körper gibt es keine Möglichkeit zu sagen, ob der „Hirntote" noch oder nicht mehr eine Person ist. Die Tatsache aber, dass das Absterben der Organe gerade noch nicht stattfindet, legt eher die Vermutung nahe, dass das Personsein noch nicht aus diesem Körper ausgezogen und er immer noch heiliger Tempel einer Person ist. Weil dieser Mensch wegen dem Hirntod irreversibel nicht anders denn als Sache behandelt werden kann, ist die künstliche Beatmung trotzdem einzustellen. Ob nun diesem Menschen vorher noch Organe entnommen werden dürfen oder nicht, bedarf deshalb seiner Zustimmung. Da sich das Menschsein aufgrund der Ebenbildlichkeit nur in Beziehung realisieren kann, ist die erweiterte Zustimmungslösung bei nicht-vorliegen des Willens des Hirntoten von theologischer Warte aus tolerierbar.[2]

Von vielen Theologen wird die Bereitschaft zur Organspende im Sinne eines Opfers für andere Menschen sogar als moralische Pflicht formuliert. Meines Erachtens aber gründet ein Opfer auf einer freien inneren Gewissensentscheidung. Die Bereitschaft für ein Opfer ist an eine ganz konkrete persönliche Situation gebunden, die die persönlichen Güterabwägung bestimmt und deshalb nicht allgemeingültig zur moralischen Pflicht erhoben werden kann.

In-vitro-Fertilisation und heterologe Insemination

Die Initiative „zum Schutz des Menschen vor Manipulation in der Fortpflanzungstechnologie – Initiative für menschenwürdige Fortpflanzung – FMF – Initiative" wurde eingereicht, um den Artikel 24 novies der Bundesverfassung zu ändern. Sowohl die In-vitro-Fertilisation wie die heterologe Insemination sollen danach verboten werden. Auch die Initianten dieser Initiative argumentieren mit der „Menschenwürde",

2 Damit hat eine schwache Liberalisierung meiner Position gegenüber dem Aufsatz „Ethik und Transplantationsmedizin" aus dem Jahre 1993 stattgefunden.

denn sie wollen, dass mit dieser Änderung sichergestellt werde, dass die menschliche Fortpflanzung *menschenwürdig* bleibe und nicht zu einer widernatürlichen „Technologie“ werde. Menschenunwürdig ist die In-vitro-Fertilisation nach Ansicht der Initianten vor allem wegen den möglichen negativen Folgen, die aus dieser Technik erwachsen könnten, indem diese Techniken einfach für eugenische Zwecke missbraucht werden könnten.

Bei ungewollter Kinderlosigkeit spricht man bis zu einem Zeitraum von zwei Jahren von „Konzeptionsschwierigkeiten“, nachher von „Sterilität“. Sowohl die In-vitro-Fertilisation wie die heterologe Insemination sind Methoden, um die Sterilität zu umgehen. Bei der heterologen Insemination wird Sperma eines fremden Mannes direkt in den Zervikalkanal einer Frau eingespritzt; bei der künstlichen Befruchtung im Glas, der sogenannten In-virtro-Fertilisation, werden bei der mit ovariellen Stimulation aus den sprungreifen Folikeln eine oder mehrere Eizellen entnommen und anschliessend im Glas künstlich befruchtet. Da nur die Eileiter, nicht aber die Gebärmutter der Frau altert, ist es durch die In-vitro-Fertilisation möglich geworden, dass Frauen auch nach der Menopause schwanger werden und ein Kind gebären können. Überhaupt erlaubt es die Reproduktionsmedizin, biologische Elternschaft in vielfältiger Art und Weise zu kombinieren. Ein Blick auf den Einsatz der Reproduktionstechnologie bei den Tieren zeigt deren potentielle vielfältige Anwendungsmöglichkeiten beim Menschen, wie das Klonen, usw. Diese neuen Möglichkeiten werfen einerseits existentielle Grundfragen des Menschen nach sich selbst, seiner Identität und seiner Sexualität auf und stellen andererseits ethische Fragen nach dem Kindswohl und den Grenzen der Manipulierbarkeit des menschlichen Lebens. Folgende ethische Fragen werden aufgeworfen: Ist ungewollte Kinderlosigkeit eine Krankheit? Darf der Mensch menschliches Leben künstlich erzeugen? Wenn ja, mit welchen Methoden und unter welchen Bedingungen? Gibt es ein moralisches Recht auf ein Kind? Inwieweit darf in einer pluralistischen Gesellschaft der persönliche Entscheidungsfreiraum in einer höchst persönlichen Frage wegen einem Missbrauchspotential beschnitten werden?

Heutige Rechtslage in der Schweiz

Die Fortpflanzungsmedizin wird in der Schweiz einerseits durch den bestehenden Verfassungsartikel 119 (alter BV Artikel 24 novies) und andererseits mit dem Fortpflanzungsmedizingesetz geregelt. In dieser Gesetzgebung sind die Eispende, die Leihmutterschaft, die Präimplantationsdiagnostik und die Emrbyonenforschung verboten. Nicht geregelt im Gesetz ist die Frage nach der Erlaubtheit der verbrauchenden Embryonenforschung an überzähligen Embryonen. Es ist strittig, ob in der Schweiz solche anfallen oder nicht. Zwar dürfen aus diesem Grunde keine Embryonen mehr aufbewahrt werden, hingegen sogenannt „imprägnierte Einzellen“, bei denen es noch nicht zur Verschmelzung der beiden Zellkerne gekommen ist. Diese können nach dem Auftauen problemlos zu Embryonen weiterentwickelt werden. Zu diesem Zweck werden sie auch tiefgefroren, um der Frau eine erneute Hormonstimulation bei einem weiteren Wunsch auf eine Schwangerschaft zu ersparen.

Ethische Güterabwägung

Die ethische Güterabwägung bezüglich der Zulässigkeit der einzelnen Reproduktionsmöglichkeiten, um eine Sterilität zu umgehen, vollzieht sich im Zwischenbereich des abzulehnenden Rechtes auf ein Kind (vgl. Bundesgerichtsentscheid vom 22. Dez. 1993) und dem Recht auf Behandlung der Fertilitätsstörung. Ungewollte Kinderlosigkeit ist eher als ein unerfüllter Wunsch im Sinne eines Mangels, denn als Schaden zu bewerten. Sich in einer Gesellschaft Wünsche erfüllen zu können, ist solange legitim, als damit nicht anderes Leben ungefragt verzwecklicht wird. Menschliches Leben wird immer ungefragt erzeugt. Die künstliche Zeugung bringt diesbezüglich keine neu moralische Fragestellung mit sich. Die Handlungen der Reproduktionsmedizin lassen sich deshalb in einer pluralistischen Gesellschaft nicht verbieten. Die Zulässigkeit der medizinisch unterstützten Fortpflanzung hängt nun aber des weiteren von deren Bedingungen und möglichen Folgen ab. Auch hier gilt wiederum das gleiche Kriterium, dass menschliches Leben nicht ungefragt verzwecklicht werden darf. Dies wäre dann der Fall, wenn überzählige Embryonen anfielen oder wenn die Embryonen vor ihrer

Einbettung in die Gebärmutter selektioniert oder für fremdnützige Forschung verwendet würden. Alle diese Möglichkeiten werden aber im Fortpflanzungsmedizingesetz verboten. Da bei der heterologen Befruchtung die Anonymität des Spenders aufgehoben worden ist, liegt auch hier keine Verzwecklichung mehr vor. Das Argument der Befürworter der Initiative, dass diese Gesetze ohnehin nicht eingehalten würden, stimmt insofern nachdenklich, als darin ein grundsätzliches Misstrauensvotum gegenüber dem Staat und der Wissenschaft zum Ausdruck gebracht wird. Ein Misstrauen, das sich zwar leider immer wieder auch bestätigt sieht, das aber nie zur Grundlage eines humanen Zusammenlebens gemacht werden kann, weil damit jede Aussicht auf eine humane Ordnungsmöglichkeit preisgegeben würde. Allgemein nicht zu verstehen ist, dass die psychosomatische Begleitung und Betreuung, die zum Teil höhere Erfolgsquoten als die medizinisch unterstützte Fortpflanzung bei unfreiwilliger Kinderlosigkeit aufweist, nicht mehr angewendet wird und bereits im Zeitraum der „Konzeptionsschwierigkeiten" die künstlichen Reproduktionsmöglichkeiten eingesetzt werden.

Kommentar aus theologischer Perspektive

Das Menschsein ist nach den biblischen Schriften ein relationales und findet seinen Höhepunkt in der leib-seelischen Vereinigung zweier Liebenden. In dieser Ur-Begegnung wird für einen Augenblick der Leib-Seele-Dualismus aufgehoben und das Leben auf wahres Menschsein hin transzendent und lebendig. Es gehört zum wunderbaren dieser Welt, dass die Zeugung menschlichen Lebens oft in eine solche Liebeserfahrung, der völlig neues Leben und Lebendigkeit erwachsen kann, eingebettet ist. Entsprechend tief sind denn auch die seelischen Verletzungen eines Paares bei einem unerfüllten Kinderwunsch und es ist verständlich, dass es in dieser Situation seine Beziehung auf einer existentiellen Ebene als Liebesbeziehung in Frage gestellt sieht. Fertilitätsstörungen sagen nichts über die Qualität einer Beziehung oder über die Fähigkeit als Paar, Eltern sein zu können, aus. Die medizinische Diagnose von funktionalen Fertilitätsstörungen auf Seiten des Mannes oder der Frau entlasten denn auch meist die Paare sehr.

Menschliches Leben wird nicht nur im Kontext einer Liebesbeziehung gezeugt, sondern kann auch die Frucht anderer Beziehungsarten oder sogar einer Vergewaltigung sein. In diesem Zusammenhang ist es wichtig zu betonen, dass die Würde menschlichen Lebens unabhängig von der Art und Weise ist, wie es gezeugt worden ist. Entsprechend vermag auch die In-vitro-Fertilisation und die heterologe Insemination die Menschenwürde nicht anzutasten. Mit einer heterologen Insemination kommt es aber durch das Involviertsein eines Dritten zu einer Trennung von Leib und Seele. Diese Trennung wird von den biblischen Schriften meiner Ansicht nach abgelehnt. Zudem geht die heterologe Insemination oft mit schwerwiegenden psychologischen Problemen einher. In einer pluralistischen Gesellschaft reichen jedoch diese Gründe meines Erachtens für ein Verbot nicht aus, denn es liegt keine Verzwecklichung von menschlichem Leben vor, da der Spender nicht anonym ist.

Wird die In-vitro-Fertilisation im Rahmen einer Liebesbeziehung vollzogen, wäre es hingegen ein einseitiger Biologismus, diese Handlung wegen ihrer Künstlichkeit abzulehnen. Lässt sich eine Sterilität eines sich liebenden Paares wegen einer solchen Fertilitätsstörung nicht anders denn mit einer In-vitro-Fertilitsation umgehen, so würde diese deshalb eine Bevormundung bedeuten, einem solchen Paar diese Möglichkeit vorenthalten zu wollen.

Die Sexualität ist ein feiner Gradmesser für die Intensität und die Qualität der Beziehung zweier Menschen. Lässt sich die Sterilität eines Paares nicht mit funktionalen Fertilitätsstörungen erklären, so besteht eine grosse Wahrscheinlichkeit, dass ein Beziehungsproblem vorliegt. Im Namen des Kindswohles ist denn in diesen Situationen eine psychosomatische Behandlung gegenüber einer In-vitro-Fertilisation angebrachter und einem solchen Paar auch zuzumuten.

Ethik und Transplantationsmedizin[1]

Die medizinisch hervorragenden Leistungen auf dem Gebiet der Transplantationsmedizin bringen heute vielen todkranken Menschen neue Lebensmöglichkeiten. Diese Möglichkeiten dürfen jedoch nicht über die verschiedenen ethischen Probleme, welche es in der Transplantationsmedizin zu lösen gilt, hinwegtäuschen. Die Transplantationsmedizin gehört zur Spitzenmedizin, ja kann geradezu als die Spitzenmedizin schlechthin bezeichnet werden: vom medizinisch-technischen Aufwand her, von der intensiven pflegerischen Betreuung der Spender wie der Empfänger und, v. a. bei der Lebertransplantation, nach wie vor auch vom Risiko her. Ethische Fragen stellen sich von der Gerechtigkeit her, wie von grundsätzlichen Vorstellungen des Lebens überhaupt: Auf der Ebene der Gerechtigkeit werden Fragen sowohl im Mikro- wie im Makrobereich aufgeworfen. Im Mikrobereich ist zu fragen, nach was für Kriterien die nur sehr begrenzt vorhandenen Organe verteilt werden sollen: „Ist es die Mutter mit vier Kindern, jedoch mit schlechten medizinischen Aussichten, oder ist es die wichtige öffentliche Persönlichkeit, welche ein neues Herz bekommen soll? Ist es der junge Mann oder der hervorragende Philosoph, der mit einer neuen Leber wird weiterleben dürfen?" Grundsätzlich brisant ist bei der Organverteilung die Frage nach dem Kriterium des Alters: „Soll das Alter eines Menschen entscheiden, ob er oder sie noch ein Organ erhalten soll oder nicht?". Zusätzlich hinzu tritt das Problem der Intensivbettenbelegung durch den Spender wie durch den Empfänger: „Wer hat letztlich Anrecht auf ein Bett in der Intensivabteilung?". Auf dieser Mikro-Ebene stellen sich dazu die ganzen ethischen Fragen rund um den Spender, auf die später eingegangen werden soll. Im Makrobereich ist zu fragen: „Wieweit lässt es sich vertreten, dass soviele Gelder für die Spitzenmedizin zur Verfügung gestellt werden, während die finanziellen Ressourcen im Bereich der Chronischkrankenpflege je länger je mehr fehlen?". Grundsätzliche Fragen stellen sich auf der philoso-

1 Veröffentlicht in: Bondolfi, A./Malacrida, R./Rohner, A.: Ethik und Transplantationsmedizin. Edizione Alice, Comano 1993.

phischen Ebene, denn in der Transplantationsmedizin geht es um das Verständnis von Leben und Tod einer Gesellschaft, um ihren Respekt, den sie dem einzelnen Leben und der körperlichen Integrität entgegenbringt. Es sind dies die grundlegenden Lebensfragen, welche die Menschen seit jeher in Philosophie, Religion und Ethik reflektieren, und die naturwissenschaftliche Disziplin der Medizin vermag auf diese Grundfrage allein keine genügende Antwort zu geben. Eines ist gewiss, damit die Transplantationsmedizin verantwortlich betrieben werden kann, bedarf es interdisziplinärer Denkanstrengungen und eines interdisziplinären Dialoges. Der folgende Artikel versteht sich denn auch als ein Denkanstoss für diese Überlegungen und diesen Dialog. Gefragt wird grundsätzlich nach der Berechtigung der Organentnahme und deren notwendigen Bedingungen.

Es ist die Toleranz der pluralistischen, demokratischen Gesellschaft, dass sie verschiedene Antworten auf die menschlichen Grundfragen zulässt und die Freiheit zur persönlichen Meinungsbildung solange garantiert, als die Freiheit der anderen Gesellschaftsglieder nicht tangiert werden. Dies Grundrechte und Freiheiten haben in den Menschenrechten ihre transkulturelle Ausprägung gefunden, auf die jede demokratische Gemeinschaft verpflichtet wird. Die Menschenrechte garantieren die Unantastbarkeit der menschlichen Person und ihres Leibes. Dieser Respekt vor Leib und Leben eines Menschen entzieht die menschliche Person der Verdinglichung und der Möglichkeit der Güterabwägung. Menschliches Leben darf nicht mit anderen Gütern aufgewogen werden. Mittel für einen Zweck darf menschliches Leben nur mit der informierten Zustimmung des jeweiligen Menschen werden. Diese Grundbedingungen sind denn auch für die Transplantationsmedizin bestimmend, andernfalls gerät sie in Widerspruch mit den Menschenrechten. Die informierte Zustimmung auf der Seite des Spenders wie des Empfängers ist denn auch absolute Voraussetzung für die Organtransplantation.

Lebendspende

Die Lebendspende spricht die Beziehung der Menschen untereinander an: „Wieweit ist es zulässig oder sogar die Pflicht, Organe für einen anderen Menschen zu spenden, wenn das eigene Leben dadurch nicht einen eigentlichen Schaden davonträgt, dafür aber ein anderes Leben gerettet werden kann?“. Die Aufhebung der leiblichen Integrität eines Menschen zugunsten eines anderen kann nie zur Pflicht gemacht werden, sie kann nur als Spende im eigentlichen Sinne geschehen. Dieser Geschenkcharakter der Spende entzieht die Organspende der Kommerzialisierung, menschliches Leben kann nicht mit Geld aufgewogen werden, selbst dann nicht, wenn eine informierte Zustimmung vorliegt, denn Geld verdinglicht grundsätzlich. Das Geschenk der Lebendspende stellt bei kompetenten Personen, welche zur informierten Zustimmung fähig sind, keine Probleme. Problematisch hingegen ist die Lebendspende bei inkompetenten Personen, wie Kindern und Geisteskranken. Inkompetente Personen sind an und für sich von der Lebendspende auszuschliessen, da sie diesen Entscheid und seine Konsequenzen nicht beurteilen können. Die einzige Ausnahme, die hier gemacht werden kann, ist eine Lebendspende, welche einem Familienmitglied zugute kommt. Entscheidungsbefugnis kommt aber nur den Eltern eines Spenders oder einer Spenderin zu, jede andere Stellvertretung ist abzulehnen. Bei der Spende von inkompetenten Personen gilt besonders, dass ihnen durch die Spende keinen dauerhaften Schaden zugefügt werden darf.

Hirntote als Spender

Die Organspende stellt die Frage nach der Hirntodbestimmung, denn erst die Definition des Hirntodes ermöglichte die Spende von Organen, welche nicht paarweise auftreten. Die Bestimmung des Hirntodes wurde aktuell, weil man den Sterbenden die Würde des eigenen Todes bewahren wollte. Irreversibles Koma, Ausfall des Stammhirnes und des Grosshirnes sind deutliche Zeichen dafür, dass das Leben eines

Menschen endgültig am Verlöschen ist. Jede weitere Beatmung und jedes weitere Aufrechterhalten des Blutkreislaufes ist ein Quälen dieses Menschen und widerspricht – falls dies nicht selbst gewählt ist – der Menschenwürde. Um diesem Menschen seinen Tod sterben zu lassen und um ihm die Würde des eigenen Todes zu gewähren, wurde der Hirntod definiert, damit man die Maschinen abstellen kann. Hingegen wurde der Hirntod nicht eingeführt, um menschliche Körper der Transplantationsmedizin zugänglich zu machen![2] Diese beiden Intentionen sind auseinanderzuhalten. Wir wissen nicht, was in einer Person in der Zeitspanne zwischen dem Hirntod und dem effektiv eintretenden Tod geschieht. Lassen wir nach einer Definition allein den Hirntod gelten, so geben wir einem materialistischen Menschenbild den Vorzug, wonach einzig eine physiologische Definition über Sein oder Nichtsein eines Menschen entscheidet. Wir alle spüren, dass wir damit der menschlichen Person und ihrer Würde nicht gerecht werden.

Es ist kein Zufall, dass die moderne, sehr auf Rationalität ausgelegte Gesellschaft den Tod als Hirntod definiert. Sobald das Hirn nicht mehr in angemessener Art und Weise zu funktionieren vermag, wird den Menschen von vielen Seiten die Würde zum Leben abgesprochen.

Die Subjekthaftigkeit menschlichen Lebens kann nur bewahrt werden, wenn die betreffende Person, ihre Einwilligung zu einer Organspende bei voller geistiger Kompetenz gegeben hat. Bewusst wird auf diese Art und Weise der eigene Leib für einen anderen Menschen geopfert. Keine andere Person soll diese Entscheidungsbefugnis für einen anderen Menschen haben! Damit gelten für die Transplantationsmedizin die gleichen Regeln wie für Experimente mit Menschen. Dort wird eine Ausnahme für inkompetente Personen gemacht: Experimente können durch andere Personen erlaubt werden, wenn es Experimente sind, die sich auf die gleiche Krankheit beziehen, unter der die Person selber leidet, an welcher ein Experiment ausgeführt werden soll. Bei der Transplantation ist genau das Gegenteil der Fall, ein Organ wird entnommen, gerade weil es gesund ist. Damit kann nur der Organspender selber diese Einwilligung geben, welche schriftlich vorzuliegen hat. Alle anderen Einwilligungen sind nicht statthaft. An dieser Vorgehensweise muss festgehalten werden, denn menschliches Leben

2 Jonas, Hans: Experimenting with Human Subjects. In: Reiser/Dyck/Curran: Ethics in Medicine. MIT Verlag, 1977, S. 314.

darf nie ungefragt zum Mittel für anderes Leben werden. Ohne diese kompetente Zusage wird der Organspender zum Objekt und damit zum Mittel für andere Menschen, was eindeutig den Intentionen der Menschenrechte widerspricht.

Mit der Todesbestimmung als Hirntod allein wird einem mathematischen Menschenbild allein der Vorzug gegeben, welches vom cartesianischen Dualismus ausgeht: Hier Materie und Fleisch dort Hirn und Person. Dass dieser Dualismus überholt ist und sich nicht aufrechterhalten lässt, hat die Naturwissenschaft selbst erwiesen, z.B. die Physik. Nur der absolute Todespunkt darf als wirklicher Tod anerkannt werden. Hans Jonas bringt das Problem der Todesbestimmung auf den Punkt, wenn er schreibt: „Since we do not know the exact borderline between life and death, nothing less than the maximum definition of death will do – brain death plus heart death plus any other indication that may be pertinent before final violence is allowed to be done“[3].

Warum ist die Hirntoddefinition überhaupt zulässig für eine Organspende? Nur, weil sie Aussagen zu machen vermag, über einen menschlichen Zustand, der absolut irreversibel ist, direkt auf den Tod hinführt und dem absoluten Tod sehr nahe kommt. Der Hirntod ist keine Personendefinition, ansonsten würde die Gefahr am Horizont auftauchen, wonach die Unantastbarkeit menschlichen Lebens zugunsten von unbestimmbaren Personendefinitionen aufgehoben wird.

Definition des Personseins

Sobald wir Organentnahmen aufgrund von Person-Definitionen vornehmen, kommen auch andere Zustände zur Organentnahme in Sichtweite, wie z.B. nur Teilausfälle des Hirns, vegetative Zustände usw. Die Organentnahme kommt hiermit in den Bereich der aktiven Tötung und die ganzen Probleme der aktiven Euthanasie beginnen sich zu stellen. Die Konsequenzen für das lebenerhaltende Gewebe der menschlichen Gemeinschaft und die Einbusse an Vertrauen der Menschen

3 Ebd. S. 313.

untereinander sind bei der aktiven Euthanasie nicht mehr absehbar und sind mehr als gefährlich. Zudem ist der gesellschaftliche Druck auf versehrtes Leben, der Allgemeinheit nicht zur Last zu fallen oder wenigstens seine Organe dieser zu opfern, nicht zu unterschätzen. Als Beispiel seien die anencephalen Föten und Neugeborenen genannt, welche immer wieder als ideale Organspender für Kinder in den Blick genommen werden.

Anencephale Föten und Neugeborene

Als Grundsatz hat zu gelten: „Die Sterbenden sind von den Toten strikte zu trennen!“[4]. Dieser Grundsatz hat auch für anencephale Föten und Neugeborene zu gelten. Dies selbst dann, wenn von ihren Eltern immer wieder gewünscht wird, dass sie für die Organspende zugänglich gemacht werden, um diesem todgeweihten Leben noch einen Sinn zu verleihen. Auch dem menschlichen Leben ist seine Würde zu garantieren, sie dürfen nicht zum Mittel gemacht werden und haben ein Anrecht auf einen würdigen Tod. Mit diesem kategorischen Entscheid wird der Gefahr entgegengewirkt, dass bei einer frühzeitigen Beatmung ihr Leben auf Monate hinaus verlängert wird. Anencephale Föten und Kinder entfallen damit für die Organspende, andere Kinder werden deshalb sterben müssen. Und trotzdem hat niemand das Recht, ihre Unantastbarkeit zu verletzen, genauso wenig wie bei allen Menschen, welche nur noch ein sogenannt „sinnloses“ Dasein fristen. Mit Lamb ist hierzu zu sagen: „The cognitive and affective components of consciousness may be essential for a meaningful and pleasant life, but they are not necessary and sufficient conditions for a diagnosis of death and authorisation of organ removal[5]“.

4 Capron, Alexander Morgan: Anencephalic Donors. Seperate the Dead from the Dying. In: Hastings Center Report, Febr. 1987, Vol. 17, Nr. 1, hier S. 5–9.

5 Lamb, David: Organ Transplants and Ethics. Routledge, London/New York 1990, S. 66.

Organempfänger

Es versteht sich von selbst, dass die Organempfänger genauso informiert werden müssen, dass sie sich kompetent und frei für eine Organspende entscheiden können. Hierzu müssen sie mit allen Vor- und Nachteilen konfrontiert werden. Weder von der familiären, noch von der ärztlichen Seite soll Druck ausgeübt werden.

Vorgehensweise

Die verschiedenen Betreuungsteams der Todesfeststellung einerseits und der Organentnahme und Einpflanzung andererseits müssen absolut getrennt arbeiten. Dem Mangel an Organen kann auf verschiedene Arten begegnet werden, sei es durch einen Vermerk im Führerausweis, welcher immer nachgefragt werden kann, sei es, dass mehr für die Organspende geworben wird.

Perspektiven des Pflegepersonals

Das Pflegepersonal, welches Hirntote zu betreuen hat, steht unter grossem emotionalem Stress. Der Stress kann vermindert werden, wenn das Personal weiss, dass der Spender sich grundsätzlich für die Organspende entschieden hat und sie zudem an den Erfolgen der Transplantationsmedizin mehr teilnehmen können, indem sie z.B. immer wieder auch auf Stationen arbeiten, auf denen Organempfänger liegen, etc.

Ressourcenverteilung

Die Fragen der gerechten Verteilung der Ressourcen, welche am Anfang des Artikels gestellt wurden, sind schwer zu lösen.

Verknüpft damit sind gesellschaftspolitische Entscheide, die einer ausführlicheren Behandlung bedürfen, als hier möglich ist. Die Gesundheitskosten sind ein brisantes politisches Faktum, bei dem jedoch immer wieder zu fragen ist, was sich eine Gesellschaft wieviel kosten lässt. Warum soll z.B. nicht der Strassenverkehr einen gewissen Beitrag an die Gesundheitskosten leisten, dies im Sinne des Verursacherprinzipes? Bei der Frage, wer letztlich für eine Transplantation in Frage kommen soll, kann neben dem Kriterium der medizinisch besten Voraussetzungen eines möglichen Empfängers der informierten Zustimmung vermutlich mehr zugetraut werden. Vielleicht wird sich der Siebzigjährige gegen sich selber zugunsten der Mutter mit vier Kindern entscheiden. Ansonsten kann nur das Los entscheiden, es allein umgeht eine Güterabwägung mit menschlichem Leben.

Schlussbemerkung

Die Organtransplantation ist eine hilfreiche Möglichkeit zur Lebensverlängerung, auf welche jedoch niemand ein Anrecht hat, denn niemand hat Anspruch auf die Organe eines anderen Menschen. Eine erfolgreiche Organtransplantation ist als Glücksfall anzusehen, die nur dankbar angenommen werden kann. Die Möglichkeiten der Organtransplantation dürfen jedoch nicht dazu verführen, den Menschen nur noch als Maschine zu betrachten, bei der nach Bedarf die Teile ausgewechselt werden können. Der behutsame Umgang mit dem Leben anderer Menschen und dem eigenen muss oberstes Gebot bleiben und stellt die grundsätzliche menschliche Verantwortung dar. Die Menschenrechte formulieren die Handlungsgrenze für die Transplantationsmedizin eindeutig.

Das menschliche Genom, eine zu bewahrende Ressource oder manipulierbares Material?[1]

„Was sind eigentlich Gene? Über Genmetaphysik und den Mythos Zellkern“, so lautete der Titel eines Workshops der Tagung, der von Alex Mauron und mir geleitet wurde. Dabei standen metaphysische Vorstellungen der Gene und des Genoms im Zentrum der Diskussion.

Alex Mauron und ich vertreten gegenteilige Ansichten in Bezug auf die Zulässigkeit der Eingriffe in die menschliche Keimbahn. Der nun folgende Artikel ist eine Auseinandersetzung mit seinem Aufsatz „La génétique humaine et le souci des générations futures“.[2]

Das Genom, die Essenz der menschlichen Natur?

Die Wahrnehmung der Welt geschieht über Paradigmen, welche die Wertung des Wahrgenommenen beeinflussen. Auch die sogenannt objektive wissenschaftliche Wahrnehmung kann sich diesen Prägungen nicht entziehen. Mauron analysiert metaphysische Ansätze, welche bei der Beschreibung der Gene und ihrer Bedeutung für den Menschen herangezogen werden. Bei ihm hat die Metaphysik offenbar einen erkenntnistheoretischen Impetus. Er kritisiert eine Genmetaphysik, welche seiner Meinung nach die Gene neoscholastisch interpretiert, indem sie sie als die Essenz eines Organismus ansieht, welche sich dann jeweils im einzelnen Menschen in seiner Form ausprägt (S. 10). Es ist Mauron zuzustimmen, dass das Genom nicht als Wesen interpretiert werden kann, das dem existierenden Seienden zugrundeliegt. Denn

1 Veröffentlicht in: Müller/Rehmann-Sutter: Ethik und Gentherapie. Tübingen 1995, S. 188–194.

2 Mauron, Alex: La génétique humaine et le souci des générations futures. In: Schweizerische Gesellschaft für biomedizinische Ethik (Hg.): Folia Bioethica 14, Genf 1993. Seitenzahlen in Klammern beziehen sich hierauf.

als unveränderliche Essenz kann das Wesen gar nicht material existieren. Es kann nicht das Genom selbst sein, es könnte aber dem Genom zugrundeliegen oder in ihm sein.

Nach Mauron vermögen therapeutische Eingriffe an der Keimbahn das Wesen eines Menschen nicht zu beeinflussen. Dem möchte ich entgegenhalten, dass wir nicht wissen, wann und wie wir in das Wesen des Menschen eingreifen können oder nicht. Der Mensch kann nicht wissen, was er eigentlich ist, und seine Natur wird immer eine offene Frage bleiben. Die Frage, inwieweit Eingriffe an der Keimbahn die Natur des Menschen zu beeinflussen vermögen oder nicht, kann somit nicht beantwortet werden.

Dieses Nichtwissen allein reicht jedoch zugestandenermassen für ein Argument gegen die Keimbahneingriffe nicht aus, denn jeder medizinische Eingriff hat unbekannte Komponenten. Die Menschen reagieren auf medizinische Beeinflussungen verschieden, was beim einen gelingt, ist bei einem anderen nicht möglich. Wie die Versuche mit transgenen Tieren zeigen, scheint es aber ein Mass an genetischen Veränderungen zu geben, welches zu einer neuen Identität des Tieres hinführt. Um herauszufinden, wann diese Grenze erreicht ist, müssten Experimente mit Menschen gemacht werden, welche über diese Grenze der Identitätsveränderung hinausgingen, ohne dass ein zukünftiger Mensch je seine Zustimmung zu einem solchen Experiment geben könnte. Aus diesem Grund ist im Namen der Bewahrung der Autonomie von zukünftigen Generationen meiner Meinung nach auf solche Versuche am Menschen zu verzichten.[3]

Die Genmetaphysik, welche die Gene als die Natur des Menschen wahrnimmt, ersetzt Mauron durch einen *Evolutionsmaterialismus*. Für ihn ist das Genom „un ensemble d'accidents évolutifs ‚congelées', un patchwork d'éléments génénetiques" (S. 21). Die Gene seien nicht als nicht-erneuerbare Ressource anzusehen, und sie stellten keinen Status quo dar, den es zu bewahren gelte (S. 8, 27). Die Natur habe keinen Wert an sich (S. 28) und auch die Vorstellung einer Harmonie der Natur sei eine unhaltbare metaphysische Annahme. Eingriffe an der Keimbahn, besonders therapeutische, seien deshalb erlaubt und unter bestimmten Umständen sogar geboten. Mit dieser Argumentation hält sich Mauron konsequent an die Forderung D. Humes (1711–1776),

3 Ähnliche Probleme stellen sich in der Transplantationsmedizin.

wonach aus dem Ist, in unserem Falle dem Sosein des Genoms, kein Sollen formuliert werden kann. Darin liegt die Proklamation des freien Geistes, welcher sich der Materie zu seinen Zwecken bedient und jeden Naturalismus, welcher der Natur einen eigenen Wert zugesteht, zurückweist. Diesem Denken ist in bezug auf den Menschen eine Leib-Seele-Dualismus inhärent, wonach der menschliche Leib als evolutives Material dem Menschen zur freien Verfügung steht. Mauron spricht dem Menschen die Freiheit zu, unabhängig von der Materie ethische Prinzipien formulieren zu können, welche die Eingriffe in die Keimbahn regeln sollen. Mit solchen Entscheidungen nehme der Mensch teil an der evolutiven Weiterentwicklung. Vorstellungen von der Natur des Menschen oder einer Harmonie sind also ersetzt durch den Gedanken der evolutiven Entwicklung, welche Mauron als wertfrei ausgibt.

Dem möchte ich entgegenhalten, dass bei solchen Vorstellungen die Ausdifferenzierung der Organismen tatsächlich eine positive Wertung erfährt. Für Mauron ist die evolutive Erweiterung des menschlichen Handlungsraumes und der menschlichen Freiheit erstrebenswert. Seinem evolutionsmaterialistischen Ansatz liegt ein Zweckoptimismus in bezug auf die Evolutionsfähigkeit des menschlichen Geistes zugrunde, wonach sich der menschliche Handlungsspielraum ständig erweitern kann. Angesichts der derzeitigen, zum Teil sehr negativen Konsequenzen der modernen Technologien ist es sehr optimistisch anzunehmen, dass der Mensch mit seinen Entscheidungen evolutiv neue Spielräume erschliesst. Meiner Ansicht nach steht die Menschheit im Hinblick auf ihre Entwicklung eher an einer Schwelle, an der die menschliche Handlungsfreiheit aufgrund der negativen Auswüchse und Folgen ihrer Erfindungen zunehmend eingeschränkt wird. Die Menschheit steht gleichsam in einer positiven Evolution des Wissens und in einer negativen Evolution der Folgen dieses Wissens.

Irreversible Eingriffe am Menschen

Mauron wendet sich gegen eine qualitative Unterscheidung von nichtlebendigen technologischen Innovationen und Eingriffen an Lebewesen. Hierzu zitiert er C. Keith Boone, welcher jede Technologie als einen

Organismus anschaut, welcher im Zusammenhang existierender Kulturen eine Eigendynamik entwickelt und diese unwiderruflich verändert (S. 26). Eine solche Gleichsetzung ist meines Erachtens nicht haltbar. Ich zitiere hierzu einen Einwand, den Hans Jonas plausibel gemacht hat. Er betrifft den Unterschied zwischen organischer Technologie und der mechanischen im Ausmass des Herstellens, das im Spiele ist:

> Bei mechanischer Konstruktion mit toter Materie durchmisst das Herstellen den ganzen Weg vom Rohstoff zum Endprodukt und setzt dieses vollständig aus unabhängigen Teilen zusammen. (...) Bei Organismen trifft Tätigkeit auf Tätigkeit: biologische Technik ist kollaborativ mit der Selbsttätigkeit eines aktiven ‚Materials', dem von Natur funktionierenden biologischen System, dem eine neue Determinante einverleibt werden soll.[4]

Es besteht grundsätzlich ein qualitativer Unterschied zwischen der Manipulation von Materie und dem Eingreifen in lebende Organismen.

Mauron wendet sich gegen die Jonassche Forderung, wonach dem Menschen keine irreversiblen Eingriffe zustünden. Als Beweis führt er die Ausrottung des Poliovirus an (S. 24). Meiner Ansicht nach kann zwischen *direkten* und *indirekten* irreversiblen Handlungen an zukünftigen Generationen unterschieden werden. Während die indirekten irreversiblen Handlungen, wie z. B. das Aussterbenlassen des Poliovirus, ausserhalb des Menschen geschehen, werden die direkten Eingriffe am Erbgut am Menschen selbst vollzogen. Der Mensch hat bei indirekten Eingriffen die Möglichkeit, sich mit den irreversiblen Folgen einer Handlung auseinanderzusetzen. Eine solche Auseinandersetzung ist bei direkten Eingriffen am Menschen selbst nicht mehr möglich. Die informierte Zustimmung der betroffenen Person ist denn auch absolute Voraussetzung für direkte Eingriffe am Menschen.

Die Tatsache, dass mit jeder technischen Innovation sowieso irreversible Handlungen einhergehen, kann nicht zur Legitimation für Eingriffe an der Keimbahn herangezogen werden, denn es ist damit noch nichts über die Wertigkeit solcher irreversibler Eingriffe ausgesagt. Im Gegenteil zeigen doch die Kontrasterfahrungen, welche wir derzeit mit den ‚Früchten' der technischen Möglichkeiten machen, sehr deutlich die Problematik gerade dieser irreversiblen Eingriffe auf.

4 Jonas, Hans: Technik, Medizin und Ethik. Frankfurt a. M. 1985, S. 164 f.

Wahlmöglichkeiten, Lebensqualität und Lastenausgleich zwischen den Generationen

In Anknüpfung an drei Forderungen ökologischer Gerechtigkeit zwischen den Generationen formuliert Mauron unsere genetische Verantwortung in folgenden drei Thesen: 1) Erhaltung der Wahlmöglichkeiten, 2) Erhaltung der Lebensqualität, 3) Erhaltung der Zugangschancen.

In der Konsequenz seiner ersten Hypothese akzeptiert Mauron bei sorgfältig ausgewählten Krankheiten generationenübergreifende Therapien (S. 15). Gilt es, nur die Wahlmöglichkeit und nicht die Gene als Ressourcen zu wahren, so kann gegen Eingriffe ins Erbgut tatsächlich nichts eingewendet werden. Namentlich stünde solchen Eingriffen, mit welchen die Wahlmöglichkeiten für zukünftige Generationen noch erhöht werden sollten, nichts im Wege. Es ist aber nicht plausibel, warum sich Mauron hier auf das therapeutische Modell des Eingreifens beschränkt. Jede Einschränkung des Eingreifens impliziert doch einen Status quo, den es zu wahren gilt. Gerade dies wird aber von ihm abgelehnt.

In seiner zweiten These nimmt Mauron nicht das Genom als zu erhaltende Ressource an, sondern die Lebensqualität von zukünftigen Generationen [„Le bien-être de personnes futures“, (S. 16)]. Dabei spricht er von einer *Prima facie*-Pflicht der heutigen Generation, die Lebensqualität von zukünftigen Generationen zu erhöhen, indem nachteilige genetische Züge verbessert werden. Es geht ihm also nicht nur um ein Bewahren der heutigen Lebensqualität, sondern sogar um deren Erhöhung bei zukünftigen Generationen.[5] Dies enthält implizit eine Wertaussage über das Genom, nach der es im Hinblick auf die Lebensqualität von zukünftigen Generationen nicht ausreicht und deshalb mittels therapeutischer Eingriffe zu verbessern sei.

5 Vgl. hier auch Rehmann-Sutter, Christoph: Antwort auf Alex Mauron „La génétique humaine et le souci des générations futures“. In: Bioethica Forum 14, 1994, S. 8–11, hier S. 9 unten: „Ich möchte einwenden, dass hier doch eine Differenz unterschlagen wird, nämlich die zwischen Nichtschädigen und Wohltun.

In seiner dritten These fordert Mauron, dass es zwischen den Generationen einen Lastenausgleich geben müsse. Man dürfe nicht zum Vorteil zukünftiger Generationen heutigen Menschen Eingriffe zumuten, die ihnen selber keine Vorteile bringen würden. Vorsichtsmassnahmen sind ihm hier die informierte Zustimmung, die nicht-direktive Beratung und der Autonomieanspruch jedes Menschen (S. 17f.). Auch diese Forderung legitimiert nach Mauron Eingriffe in die Keimbahn, solange sie Krankheiten oder defekte Gene in der Bevölkerung reduzieren. Die Reduktion von Krankheiten habe dabei den Vorrang (S. 18).

Das Axiom der Handlungs- und Willensfreiheit ist der Ethik inhärent; nicht inhärent sind ihr jedoch die Überlegungen, dass sich diese Freiheiten evolutiv weiterzuentwickeln haben. Eingriffe ins menschliche Erbgut, die eine solche Weiterentwicklung beabsichtigen, können nur vor dem Hintergrund für zulässig befunden werden, dass der menschliche Geist sich ständig weiterentwickeln soll. Die Ironie dabei ist, dass das Evolutionsmodell aus Einsichten in die belebte Natur gewonnen wird, welcher Mauron jede Wertigkeit im Sinne eines zu bewahrenden Status quo abspricht.

Genetik ohne Genmetaphysik?

Wie diese Auseinandersetzung zeigt, gibt es keine Genetik ohne Genmetaphysik. Mauron versucht, aus der Zurückweisung der Genmetaphysik, welche die Gene als die Essenz der menschlichen Existenz interpretiert, die Legitimation für Eingriffe an der Keimbahn zu gewinnen. Diese Zulässigkeit erreicht er, indem er vor dem Hintergrund eines Leib-Seele-Dualismus dem menschlichen Geist die Fähigkeit zuspricht, ohne Berücksichtigung der vorgegebenen Materie ethische Prinzipien zu formulieren. Das Genom als das Vorgegebene wird von Mauron in dem Sinn für bedeutungslos erachtet, als er es nicht als eine notwendig zu bewahrende Ressource würdigt.

Mit diesem dualistischen Ansatz wird die Dimension der Erfahrung ausgeblendet, denn Erfahrungen werden ja am und mit dem Vorgegebenen gemacht. Dietmar Mieth bezeichnet die Erfahrung als die „Quelle des sittlich Richtigen".[6] Hierzu schreibt er:

> Wenn wir also von Erfahrung als Quelle des sittlich Richtigen sprechen, dann soll die Erfahrung nicht zur Instanz des sittlich Richtigen erhoben werden, wohl aber soll sie als unerlässliche Vorbereitung des sittlichen Urteils, der sittlichen Haltung und der sittlichen Bewährung von Institutionen anerkannt werden. Über die normative Relevanz der Erfahrung hinaus gibt es noch die schon erwähnte Relevanz der Erfahrung für die Vermittlung ethisch relevanter Einsichten und ethisch richtiger Urteile.[7]

Mit dem Ausblenden der Erfahrungsdimension menschlicher Existenz und ihrer Relevanz für das sittliche Urteil ist es nicht möglich, Kontrasterfahrungen[8] zu machen, welche z.B. im Hinblick auf unsere Fragestellung zeigen, dass die Menschen bereits grösste Mühe haben, die Folgen indirekter irreversibler Eingriffe in den Griff zu bekommen. Unter Einbezug solcher Kontrasterfahrungen dürfen Eingriffe in die Keimbahn des Menschen unter keinen Umständen zugelassen werden.

Theologische Schlussbemerkungen

Die Negation einer Genmetaphysik, welche das Genom als Essenz der menschlichen Existenz interpretiert, muss nicht notwendigerweise in einen *Evolutionsmaterialismus* einmünden. Allein die Kontrasterfahrung, dass mit dem menschlichen Handeln viele indirekte, nicht beabsichtigte und irreversible Konsequenzen einhergehen, sollte im Menschen die Achtung vor dem Vorgegebenen wecken, welches sich der endgültigen technologischen Vereinnahmung entzieht. Theologisch wird das dem Menschen Vorgegebene im Alten Testament mit dem Begriff der Schöpfung qualifiziert, welche neben dem ‚Seufzen' (Röm. 8, 22) auch sehr viel Gutes in sich trägt. Dieses Gute der Schöpfung

6 Mieth, Dietmar: Erfahrung als Quelle einer Tugendethik – Bezogen auf das ärztlich-therapeutische Handeln. In: Eid/Hunold (Hg.): Moraltheologisches Jahrbuch 1 (1989): Bioethische Probleme. S. 175–201, hier S. 179.

7 Ebd. S. 183.

8 Ebd. S. 182.

setzt die Menschen in den Stand der Verantwortung. Menschliches Handeln darf das Gute nicht zerstören, es ist den Menschen zur Pflege anvertraut. Die Menschen müssen auf der Hut sein, dass sie bei ihren Bemühungen, das Seufzen aus der Welt zu schaffen, nicht auch das Gute gleich abschaffen. Das Genom ist nicht das Heilige oder Unantastbare, aber es gehört mit zum Guten, was die Schöpfung hervorgebracht hat. Damit ist dem Genom eine gewisse Würde inhärent, welche vom Menschen Rechenschaft über sein Tun einfordert. Nach dem Menschenbild des Neuen Testamentes sind die Menschen unfähig, fehlerlos zu handeln. Eine Tatsache, welche sich auch in den täglichen Kontrasterfahrungen der Menschen widerspiegelt. Menschliches Handeln muss deswegen im Hinblick auf das Gute der Schöpfung ständig überprüft und korrigiert werden. Es gehört zur Menschenwürde, dass die Menschen für ihr Handeln zur Verantwortung gezogen werden können. Bei Eingriffen in die menschliche Keimbahn kann für sie keine Verantwortung mehr übernommen werden. Eingriffe in die menschliche Keimbahn verletzen daher sowohl die Würde der Menschen, welche solche Eingriffe vornehmen, als auch die Würde von zukünftigen Generationen, welche nicht die Gelegenheit haben, zu solchen Eingriffen ihre informierte Zustimmung zu geben. Veränderungen am menschlichen Erbgut sind daher im eigentlichen Sinne verantwortungslos.

Seit jeher haben die Menschen versucht, die Frage nach der eigenen Existenz zu beantworten. Vielleicht gelingt es ihnen eines Tages mittels Eingriffen ins Erbgut, diese Frage zum Schweigen zu bringen.

Die Gentechnologie und der Stachel der Ambivalenz[1]

Der Aufsatz reflektiert das Verhältnis der Menschen zur Mitwelt, denkt grundsätzlich über Natur, Mensch und Handeln nach und zieht aus diesen Überlegungen Konsequenzen für Forschung und Anwendung der Gentechnologie. Im Mittelpunkt der Überlegungen steht dabei die Auseinandersetzung mit der Ambivalenz zum Guten wie zum Schlechten, welche menschlichem Handeln und der Mitwelt inhärent ist. Diese Ambivalenz verunmöglicht es, einerseits Eingriffstabus zu formulieren oder andererseits Verfügungsmacht in Anspruch zu nehmen. Der begrenzten Wirkmächtigkeit der Menschen ist bei der Gentechnologie Rechnung und den Menschen und ihrer Mitwelt Sorge zu tragen.

Einleitung

Ethik als Geisteswissenschaft und die Naturwissenschaften

Die Meinungen über Chancen und Risiken der Gentechnologie sind in den einschlägigen Kreisen gemacht. Die „Genschutzinitiative" möchte die Freisetzung von gentechnisch veränderten Organismen, die Patentierung von Tieren und die Herstellung von transgenen Tieren verbieten. Ihr gegenüber steht seit Ende Oktober 1998 die „Berner Konvention", welche für einen verantwortungsbewussten Umgang mit Bio- und Gentechnologie plädiert. Eine differenzierte Auseinandersetzung findet kaum mehr statt. Der Dialog wurde durch Polemik ersetzt. Doch Polemik hat in der Wissenschaft nichts zu suchen, denn diese lebt von der Bereitschaft zur kritischen Frage. In diesem Artikel, der sich an ein wissenschaftliches Fachpublikum richtet, wird die „good scientific

1 Dieser Text ist die überarbeitete Fassung eines Referats vor dem Chefärzte-Kolloquium der inneren Medizin vom November 1997.

practice“ als gemeinsamer Konsens angesehen, von dem aus die Gentechnologie einer ethischen Betrachtung unterzogen wird. Alles andere wäre „bad science“.

Ethik hat als Geisteswissenschaft mit den Naturwissenschaften viel gemeinsam: Beide unterziehen als Wissenschaften Vorgegebenes einer kritischen Prüfung, woraus verschiedenartige Veränderungen erwachsen können. Die Naturwissenschaften beobachten, analysieren, synthetisieren und verändern die Natur, welche den Menschen vorgegeben ist, und deren Teil sie sind. Die Ethik als Geisteswissenschaft beobachtet, analysiert, synthetisiert und verändert Werte und Normen, welche dem menschlichen Handeln vorausliegen, und an denen Menschen mit ihrem Handeln partizipieren. Diese Freiheit – die sogenannte Willensfreiheit – zur Infragestellung und Veränderung von Natur und Handeln ist das Erbe der Aufklärung und der Entwicklung zur Moderne. Sie wurde erst in Anspruch genommen, nachdem die Menschen ihr Verhältnis zur Natur neu definiert haben, welches die Reichweite menschlichen Könnens und Handelns bestimmt. Die technischen Möglichkeiten stecken heute diese Reichweite ab. Die Technik enthält zweierlei Machtpotentiale: Einerseits hoffen die Menschen, mit ihr in ein neues Verhältnis zur Natur setzen und andererseits ihre sozialen Verhältnisse verändern zu können. Eine ethische Betrachtung hat beide Machtpotentiale bei ihren Güterabwägungen einzubeziehen. Hierzu braucht es Wissen.

Notwendigkeit der Grundlagenforschung

Die normative Frage nach der legitimen Reichweite menschlichen Könnens verlangt Grundlagenforschung nach zwei Seiten: Ethische Grundlagenforschung, welche über das Handlungsspektrum der Menschen und ihr Verhältnis zur Mitwelt und untereinander nachdenkt und naturwissenschaftliche Grundlagenforschung, welche mögliche Konsequenzen neuer Techniken auslotet. Reine naturwissenschaftliche Grundlagenforschung gibt es kaum mehr, denn die meisten Erkenntnisgewinnungen sind bereits Anwendungen, wie dies bei der gentechnischen der Fall ist. Sie sind deshalb auf ihre Legitimität hin zu prüfen. Ethische Urteilsbildung hat dem Handeln vorauszugehen und nicht, wie dies heute leider meist der Fall ist, erst im nachhinein zu erfolgen.

Mensch und Natur

Moderne: Nutzen statt Würde

Bis zur Moderne fanden sich die Menschen in ihrer Welt vor. Diese war meist überschaubar und klein, und die Menschen hausten gleichwie in einem Bau in ihr. Erst die Inanspruchnahme der Willensfreiheit erlöste die Menschen aus dieser Enge. Es ist kein Zufall, dass in diese Zeit die grossen Entdeckungen fallen. Kant, der die Willensfreiheit erstmals formuliert hat, verglich seine Erkenntnisse mit den grossen Abenteuer- und Entdeckungsreisen. Die Willensfreiheit führte zur Aufklärung, zur modernen Demokratie und zur Hegemonie der westlichen Welt. Dieser Entwicklung zugrunde liegt die Vorstellung des Menschen als frei handelndes Subjekt, für welches Kant Würde und Autonomie postulierte. Nach dem Autonomieethos der Moderne sind sich die Menschen selbst Gesetzgeber und dürfen nicht ungefragt zum Mittel von irgendwelchen Zwecken gemacht werden. Damit war auch der Weg zu einer allgemeinen Säkularisierung bereitet.

Nach der Entdeckung der Willensfreiheit gerieten die Menschen in einen regelrechten Optimismus- und Fortschrittsrausch, es schien, alle Probleme seien technisch lösbar. Gott und Teufel waren aus der Natur vertrieben, die als Schöpfung gedeutete Natur gefallen. In der Welt begegnete sich der Mensch fortan nur noch sich selbst und seinen Schöpfungen. Der Natur wurde kein Eigenwert mehr zugestanden. Sie wurde dem Nutzen der Menschen untergeordnet. „Nutzen statt Würde“ war und ist denn auch der Slogan der Moderne!

Vorgegebenheit, Gegebenheit und Material

In diesem Slogan liegt eine neue Verhältnisbestimmung des modernen Menschen zu seiner Umwelt. Der vormoderne Mensch erlebte seine Welt als Vorgegebenheit, welche seinem Handeln Grenzen setzte. Im Gegensatz dazu wollte sich der moderne Mensch kraft seiner Vernunft und Willensfreiheit autonom über die Welt erheben und sich seiner Vorgegebenheit entledigen. Hierzu stilisierte er einen absoluten Subjekt-Objekt-Gegensatz zwischen Geist und Materie. Die Umwelt verlor ihren Status als gute Vorgegebenheit, wurde zur Gegebenheit und zum manipulierbaren Material, welcher eigene Wertigkeit und Wahrheit abgesprochen wurde. Wahrheit wurde auf Erfolg reduziert, welche sich die Vernunft erschafft.

Postmoderne

Diese Euphorie der Moderne hat heute ihre Selbstverständlichkeit eingebüsst. Der Kontrasterfahrungen sind zu viele geworden, die Folgen des technischen Fortschrittes legen dessen Ambivalenz zum Guten wie zum Schlechten zu offen, als dass die Menschen noch ungebrochen an den guten Fortschritt glauben können. Die Anthropozentrik des menschlichen Handelns wird in Frage gestellt.

Die Reaktionen auf diese Kontrasterfahrungen sind zweierlei: Die einen reagieren mit einer Flucht nach vorn und erhoffen sich von neuen technologischen Innovationen die Lösung der Probleme in einem einseitigen Aktivismus und die anderen sehen nur noch in einer allgemeinen Verweigerung Möglichkeiten zur Korrektur. Die beiden Seiten widerspiegeln das manisch-depressive Klima, welches das gesellschaftliche Zusammenleben allgemein prägt.

Das Gute der Natur

Es wird zunehmend erkannt, dass die nicht-menschliche Natur nicht verfügbares Material und Umwelt, sondern wertsetzende Mitwelt ist. Das Gute der Mitwelt zeigt sich den Menschen darin, dass sie existentiell von ihr abhängig und auf sie als Lebensgrundlage und Lebensmittel angewiesen sind. Die Menschen brauchen Luft zum Atmen, Wasser zum Trinken und die Früchte des Bodens, um leben zu können. Dort, wo die Menschen diese Lebensgrundlagen ruinieren, zerstören sie sich selbst. Die Menschen realisieren, dass sie der Natur nicht autonom gegenüberstehen, sondern mit ihrer Leiblichkeit daran partizipieren und existentiell von ihr abhängen. Die Natur enthält für die Menschen das Gute zum Überleben und das Gute Leben, leider auch Todesmittel und verletzendes Handeln. Die Natur offenbart sich den Menschen ambivalent: Die Sonne ermöglicht Leben und zersengt es, Wasser spendet und tötet Leben.

Würde der Kreatur?

Das Leben auf diesem Planeten besteht aus einem Netz von gegenseitigen Beziehungen und Abhängigkeiten, wobei sich die Lebensformen zum Überleben gegenseitig brauchen. Je differenzierter entwickelt ein Lebewesen ist, um so mehr vermag es seine Mitwelt für sein Überleben zu nutzen. Dieser Zwang zu einer allgemeinen Verzwecklichung gehört zum Leben. Dabei ist die Instrumentalisierungsmacht der Menschen im Vergleich zu anderen Kreaturen übermässig. Die Menschen allein haben die Wahlfreiheit zwischen verschiedenen Instrumentalisierungen, und nur sie können den Würdeanspruch erheben, nicht ungefragt Mittel zum Zweck gemacht zu werden. Wenn nun der Kreatur Würde zugesprochen wird, so wird ein anthropologischer Anspruch auf sie übertragen, welcher in die Aporie führt. Denn Tiere können nicht gefragt werden. Der Würdebegriff würde die Kreatur jeglichem menschlichen Nutzen entziehen und sie so letztlich höher stellen als die Menschen. Dieser Würdeanspruch für die Kreatur in Artikel 24 novies der Schweizer Bundesverfassung ist deshalb nicht vertretbar.

Auch wenn der Kreatur keine Würde zugesprochen werden kann, kann daraus jedoch nicht geschlossen werden, dass sie einfach eine Sache sei. Die Kreatur ist in gleicher Art und Weise wie der Mensch zur Erhaltung ihres Körpers auf die Lebensmittel der Mitwelt angewiesen. Zudem gehört die Kreatur zu einem guten Leben eines Menschen. Je mehr Möglichkeiten die Menschen haben, mit einer Kreatur Beziehungen aufzunehmen, desto mehr sind ihnen diese Kreaturen Mittel zum guten Leben. Die Kreatur partizipiert deshalb nicht nur am Guten der Mitwelt, sondern auch am Guten Leben des Menschen. Die beziehungsfähige Kreatur erhält so einen der menschlichen Würde ähnlichen Status.

Menschenwürde und Menschenrechte

Allein Menschen können wählen, ob überhaupt und für welchen Zweck sie Mittel sein wollen. Diesem Können entspricht die nicht weiter beweisbare normative Zusage der Menschenwürde an jeden Menschen, welche menschliches Leben illegitimer Instrumentalisierung mit einem Rechtsanspruch entzieht. Der Anspruch auf Menschenwürde und daraus abgeleitet auf Autonomie und Menschenrechte lässt sich rational nicht begründen, sondern bleibt ein Geheimnis. Die Erfahrung lehrt, dass die Menschenwürde friedliches Zusammenleben der Menschen miteinander ermöglicht.

Der Zuspruch der Menschenwürde und der Anspruch der Menschenrechte sind die normativen Vorgegebenheiten, welche als moralisches Minimum das Handeln am und mit den Menschen prägen. Als Kontext stecken sie den Rahmen ab, in dem in einer pluralistischen Gesellschaft nach dem guten Leben gesucht werden darf. Es besteht überkulturell ein Konsens, dass ohne die Respektierung der Menschenwürde und der Menschenrechte Menschen ihr Leben nicht gut leben können. Bei ihrer Suche nach dem Guten Leben haben die Menschen die Freiheit, dieses moralische Minimum auf das Maximum des Guten Lebens hin zu entwerfen. Das Gute Leben ist der Fluchtpunkt ethischer Überlegungen, an dem sich gutes, menschliches Leben bemisst. In seiner letzten Fülle bleibt das Gute Leben menschlichem Denken und Handeln geheimnishaft verborgen. Die Menschenwürde und das Gute Leben setzen Grenzen fest und ermöglichen gerade dadurch Freiheit. Ohne solche Grenzen pervertiert Freiheit zur Willkür, welche die Freiheit ihrerseits aufhebt.

Mit diesen Aussagen grenze ich mich bewusst von einem absolut gesetzten Wertepluralismus ab. Die Bindung des Handelns an die Menschenwürde und das Gute Leben macht die Menschen diesen Vorgegebenheiten gegenüber verantwortlich. Freiheitliches Handeln ist daher immer verantwortliches Handeln, und nur verantwortliches Handeln kann „freiheitlich" genannt werden.

Neben der Menschenwürde und dem Guten Leben begrenzt Zeitlichkeit die Freiheit und die Verantwortung des Menschen. Die Zeitlichkeit erinnert die Menschen an ihre Sterblichkeit und Leiblichkeit und an die existentielle Abhängigkeit vom Vorgegebenen, welche jeder Autonomie vorausliegt. Sie bewahrt die Menschen vor der Hybris der Willkür und einer unmenschlichen Verantwortung. Die Würde, das Gute Leben und die Zeitlichkeit bestimmen den Menschen als ein freies, verantwortliches und begrenztes Wesen. Diese Existenzmerkmale sind handlungsleitend.

Handlungskriterien

Freiheitlichkeit, Verantwortlichkeit, Zeitlichkeit

Mit ihren Handlungen können Menschen ihre Würde auf drei Arten verletzen: entweder sie lassen sich einseitig determinieren und entsprechen nicht ihrer Freiheitlichkeit, oder sie handeln willkürlich ohne begrenzenden Orientierungspunkt und entsprechen nicht ihrer Verantwortlichkeit, oder sie massen sich „ewige", sprich irreversible Handlungen an, und entsprechen nicht ihrer Zeitlichkeit.

Das Gute der Mitwelt und das Gute Leben entziehen sich in ihrer letzten Dimension menschlichem Handeln als geheimnisvolle Vorgegebenheiten. Die Menschen können nur Fragmente davon erkennen und verwirklichen. Zusätzlich eingeschränkt wird menschliches Denken und Handeln durch die Zeitlichkeit. Über menschlichem Erkennen und Handeln liegt deshalb der Schleier von Nichtwissen und Unvermögen. Er verunmöglicht es, eine Handlung in ihrer ganzen Tragweite beurteilen zu können.

Irreversible Handlungen

Geplante irreversible Handlungen sind unverantwortlich. Sie berauben die Menschen ihrer Freiheit. Die Tatsache, dass mit jeder technischen Innovation sowieso irreversible Handlungen einhergehen, kann nicht zur Legitimation irreversibler Eingriffe herangezogen werden, denn es ist damit noch nichts über deren Wertigkeit ausgesagt. Im Gegenteil, zeigen doch gerade die Kontrasterfahrungen mit den ‚Früchten' der technischen Möglichkeiten sehr deutlich die Problematik von irreversiblen Handlungen.

In bezug auf die Menschen ist zwischen direkten und indirekten irreversiblen Eingriffen zu unterscheiden: Direkte irreversible Handlungen nehmen zukünftigen Generationen sowohl die Willens- wie die Handlungsfreiheit. Demgegenüber schränken indirekte irreversible Handlungen, welche nicht am Menschen selbst vollzogen werden, die Willensfreiheit auf eine Handlungsfreiheit ein. Irreversible Handlungen verletzen so oder so die Würde von zukünftigen Generationen, da diesen die Offenheit zur informierten Zustimmung zu einer Handlung versagt wird. Geplante, irreversible Handlungen sind deshalb willkürlich. Sie schränken immer die Willensfreiheit von zukünftigen Generationen ein und übersteigen die Verantwortungsfähigkeit und Zeitlichkeit der Menschen.

Gerechtigkeit und Solidarität

Das Gute der Mitwelt und das Gute Leben liegen dem gutem Leben eines Menschen wertsetzend voraus. Die gemeinsame Abhängigkeit allen Lebens von diesen Lebensmitteln führt hin zur Forderung nach einer gerechten Verteilung von ihnen und den Lebensräumen für die Menschen untereinander, die Kreaturen und die Pflanzen.

Menschen, die von sich aus nicht die Kraft haben, ein gutes Leben zu führen, sind von der menschlichen Gemeinschaft auf das Gute der Mitwelt und das Gute Leben hin solidarisch mitzutragen.

Handeln mit und an der Mitwelt

Menschen

Alle Menschen haben das Recht, ihre Freiheitlichkeit, ihre Verantwortlichkeit und ihre Zeitlichkeit zu leben. Bevor Handlungen an Menschen vorgenommen werden, ist ihre informierte Zustimmung einzuholen. Bei Menschen, die diese Zustimmung noch nicht, nicht mehr oder einfach nicht geben können, ist grösste Sorgfalt geboten. Handlungen sind nur im direkten Interesse von ihnen erlaubt. Dies gilt ganz besonders für Forschungsvorhaben, welche jeweils auf ihre moralische Zulässigkeit zu überprüfen sind.

Kreatur

Tier und Mensch sind mit ihrem Körper in gleicher Art und Weise auf das Gute der Mitwelt angewiesen. Beziehungsfähige Kreaturen partizipieren ähnlich wie der Mensch am Guten Leben. Das Handeln an und mit der Kreatur ist deshalb analog zu einem guten Körperverhältnis eines Menschen mit sich selbst zu gestalten. Die Kreatur ist zu erhalten und zu pflegen. Bei Schmerzen und Leiden besteht ein Heilungsauftrag. Tötung ist nur in ultima ratio erlaubt. Dies gilt auch für die Tötung zum Zwecke menschlicher Essensgenüsse. Folter wird grundsätzlich abgelehnt. Menschliche Lebenserhaltung legitimiert nicht ein Übermass an tierischem Leiden. Inwieweit mit Tieren im Dienste der menschlichen Lebenserhaltung experimentiert und dabei das Risiko von Tod, Leid und Schmerz in Kauf genommen werden darf, ist von Fall zu Fall abzuwägen und bewilligungspflichtig.

Pflanzen

Den Pflanzen gilt Erhaltung und Pflege, und ihrer Artenvielfalt ist Sorge zu tragen. Ihre Verwendung sollte nicht willkürlich, sondern nur zu notwendigen und ästhetischen Zwecken erfolgen.

Ambivalenz von Mitwelt, Mensch und Handeln

Riss in der Schöpfung

Die Ambivalenz zum Guten und Bösen gehört zur Mitwelt und zur menschlichen Existenz. Sie ist Ausdruck der Gebrochenheit der Mitwelt. Die Mitwelt wird in den biblischen Schriften als „Schöpfung" bezeichnet und ihre Gebrochenheit mit dem Begriff der „Sünde" interpretiert. Die gute Schöpfung Gottes ist von einem tiefen Riss durchzogen und droht auseinanderzubrechen. Gott hält diese gebrochene Welt trotzdem in ihrem Innersten zusammen. Es ist Menschenpflicht, bei diesem heilenden Handeln Gottes, welches Getrenntes wieder zusammenfügt, mitzuwirken. Dem Guten der Schöpfung sind die Menschen verpflichtet: Sie haben den Auftrag, das Gute zu erkennen, danach zu suchen, und es zu bewahren. Die Menschen haben keinen Auftrag, Gutes noch besser zu machen, weil die Verbesserung des Guten der Schöpfung nicht im Machtbereich der Menschen liegt. Die Menschen haben sich auf die Verbesserung der Verhältnisse zu beschränken, indem sie das Böse, welches sich in der Schöpfung als trennend erweist, zu überwinden versuchen. Wegen des „Sündenfalls" bedarf die gefallene Schöpfung der Heilung. Das Problem dabei ist, dass sich sowohl das Gute wie das Böse der Schöpfung von der Vernunft nicht vollständig erkennen lassen, sondern in ihrer letzten Dimension geheimnishaft verborgen bleiben.

Begrenzte Wirkmächtigkeit der Menschen

Die Menschen sind nicht Gott. Die letzte Wirkmächtigkeit ist menschlichem Handeln versagt, auch christlich motiviertes Handeln trägt den Stachel der Ambivalenz. Christen und Christinnen stehen deshalb solidarisch mit allen Menschen unvermögend vor Gott: Handeln mit guten Absichten kann falsche Konsequenzen zeitigen und falsches Handeln kann gute Konsequenzen nach sich ziehen; gute Handlungen können letztlich falsch sein und schlechte Handlungen richtig. Die Begrenztheit der Vernunft und Handlungsfähigkeit ist bei ethischen Güterabwägungen einzubeziehen und der Ambivalenz des Handelns zum Guten wie zum Schlechten Rechnung zu tragen.

Vernunftsgrenzen

Die Beschränktheit der endlichen Vernunft und die Ambivalenz der Mitwelt und des Menschen verunmöglichen es, Tabubezirke für das Denken oder Handeln festzulegen. Was der Mensch auch denkt oder tut, potentiell ist darin immer Gutes und Schlechtes enthalten. Die menschliche Begrenztheit, das Gute der Mitwelt oder das Gute Leben erkennen zu können, macht Denken und Handeln paradoxerweise schrankenlos: Die Vernunft vermag dem Handeln keine absoluten Grenzen zu setzen, denn solche Grenzen schliessen nicht nur Schlechtes, sondern auch Gutes aus. Absolute Grenzziehungen sind daher irrational. Die Begrenztheit der Vernunft und die Ambivalenz der Mitwelt und des Menschen erzwingen die Freiheit zur ethischen Güterabwägung. Sobald aber Güterabwägungen vorgenommen werden, wird dasjenige, das abgewogen wird, nicht mehr grundsätzlich zurückgewiesen. Es ist der Vernunft unmöglich, eine Handlung per se abzulehnen. Für Kritiker einer Begrenzung ist es deshalb ein leichtes, Grenzziehungen für das Handeln der Irrationalität zu bezichtigen. Genauso irrational ist es jedoch, neue Handlungsmöglichkeiten kritiklos als Chancen ohne Risiken zu preisen. Jede Handlung hat neben guten auch schlechte Konsequenzen. Das Problem dabei ist, dass die endliche Vernunft weder die Chancen noch die Risiken in ihrer letzten Dimension zu erkennen und gegeneinander abzuwägen vermag. Die endgültige Entscheidung, ob man eine Handlung zulassen oder besser unterlassen soll, wird daher nicht allein von der Ratio gefällt, sondern wird von der persönlichen Wahrnehmung, Erfahrung, dem Glauben und den persönlichen Interessen geleitet. Keines dieser Momente hat Entscheidungsprimat, sondern wird von jedem Menschen individuell vorgezogen. Jede Auseinandersetzung über die Legitimität einer Handlung läuft dadurch Gefahr, zu einem irrationalen Machtkampf zu werden, der der menschlichen Kontrolle entgleitet. Eine ethische Güterabwägung hat alle diese Momente für die Urteilsbildung einzubeziehen.

Erweiterung des Handlungsspielraumes oder Einschränkung?

Angesichts der derzeitigen zum Teil sehr negativen Konsequenzen der modernen Technologien ist es optimistisch, anzunehmen, dass der Mensch mit seinen Entscheidungen evolutiv neue Freiräume erschliesst. Meiner Ansicht nach steht die Menschheit im Hinblick auf ihre Entwicklung eher an einer Schwelle, an der die menschliche Handlungsfreiheit aufgrund der negativen Auswüchse und Folgen ihrer Erfindungen verlorenzugehen droht. Die Menschheit steht gleichsam in einer positiven Evolution ihres Wissens und in einer negativen Evolution der Folgen dieses Wissens. Diese janusköpfige Entwicklung ist Ausdruck der Grenze menschlicher Erkenntnisfähigkeit und der Ambivalenz, welche menschlichem Handeln inhärent ist. Neben den Chancen ist auch das Risikopotential zu beachten. Mit Risiken sind nicht nur Naturrisiken angesprochen, sondern auch Risiken in bezug auf ungerechte Verteilungen der Lebensmittel, welche die Mitwelt zur Verfügung stellt, und auf Beschneidung der Wahlfreiheit. Nur wer die Schatten und die Begrenzungen menschlichen Handelns in seine Erwägungen einbezieht, wird von den eigenen Machtmöglichkeiten nicht verblendet. Angesichts dieser Lage sind die bereits gemachten Erfahrungen zu analysieren und vermehrt Wissen zu suchen, um in der gegenwärtigen Situation angemessen entscheiden zu können. Dieses Abwägen bedarf eines breiten demokratischen Diskurses in allen Ländern. Es ist eine legitime Frage, ob es Sinn mache, in Anbetracht der Globalität und der Vernetztheit menschlichen Handelns in einzelnen Ländern Binnengesetzgebungen zu erlassen. Solche Binnengesetzgebungen fördern jedoch den Diskurs um neue Techniken und setzen für die weltweite Staatengemeinschaft Zeichen verantwortlicher Urteilsbildung. Das Argument, dass ohnehin alles gemacht würde, was technisch machbar sei, entspringt einer fatalistischen Haltung, die die Freiheitlichkeit missachtet und die Verantwortlichkeit jedes Einzelnen zur Urteilsbildung ausblendet. Solches Denken führt zu einer gefährlichen Entkoppelung von Handeln und Verantwortung.

Im folgenden unterziehen wir die Gentechnologie einer Güterabwägung nach den Kriterien der Freiheitlichkeit, Verantwortlichkeit, Zeitlichkeit, Gerechtigkeit und Solidarität.

Rationale ethische Güterabwägung zur Gentechnologie

Das Genom unantastbar oder manipulierbar?

Die Genome gehören zur Mitwelt des Menschen. Gegenüber dem darin enthaltenen Guten ist der Mensch verantwortlich. Genauso erhält der Mensch einen Heilungsauftrag dort, wo das Genom Schlechtes enthält. Man kann also weder von einer absoluten Verfügungsmacht gegenüber dem Genom noch von einem absoluten Eingriffstabu sprechen. Das Genom darf weder der Willkür menschlicher Handlungsmacht preisgegeben werden, noch kann man es menschlicher Freiheit vorenthalten. Das Genom von Mensch, Tier und Pflanzen ist diesbezüglich gleichwertig. Manipulationen an Menschen bedürfen wegen ihres Würdeanspruchs immer deren Einwilligung. Da sich Konsequenzen von Eingriffen in die menschliche Keimbahn erst in zukünftigen Generationen zeigen und diese sodann nicht mehr die Freiheit zur

Ablehnung oder Einwilligung haben, sind Eingriffe in die menschliche Keimbahn unverantwortlich. Eine solche Einwilligung kann von Tieren und Pflanzen nicht eingeholt werden. Dies verpflichtet zu doppelter Sorgfalt ihrem Guten gegenüber.

Mit dieser Haltung grenze ich mich von zwei Positionen ab: Ansätze, welche jeglichen Eingriff ins Genom ablehnen, sei dies beim Mensch oder beim Tier, setzen das Genom als eine normative Vorgegebenheit absolut, d.h. für sie wird das Genom mit dem Guten gleichgesetzt, d.h. jeder Eingriff in ein Genom stellt eine illegitime Verletzung des Guten dar.

Die Gegenposition befürwortet Eingriffe ins Genom im Namen eines Evolutionsmaterialismus, wonach das Genom zur Freiheitserweiterung verändert werden darf. Diesen Vorstellungen liegt ein Leib-Seele-Dualismus zugrunde, der von einem allgemeinen Zweckoptimismus in bezug auf die Evolutionsfähigkeit des menschlichen Geistes geleitet wird, wonach sich der menschliche Handlungsspielraum ständig erweitern kann und soll. Die Befürworter nehmen zusätzlich für sich in Anspruch, dass in einer pluralistischen Gesellschaft Eingriffe nicht aus Tabugründen abgelehnt werden können. Eingriffe in die Keimbahn von Organismen vermögen bei dieser Position weder die menschliche Würde noch das Gute zu beeinflussen und seien deshalb freizugeben. Das Handeln habe sich im Rahmen dieses Denkens an der Leidensminimierung und der Glücksmaximierung zu orientieren. Die Gentechnologie wird als legitimes Mittel zum Zweck angesehen und das Genom als manipulierbare Sache beurteilt.

Während die erste Position, welche das Genom mit einem Eingriffstabu belegt, die Handlungsmacht zum Guten unterschätzt, überschätzt die zweite Position diese zum Schlechten. Beide Positionen sind so nicht haltbar. Wie lässt sich die Freiheit zum gentechnischen Eingriff gegenüber Willkür abgrenzen und schützen?

Für die Güterabwägung ist neben dem Kriterium der Freiheitlichkeit, dasjenige der Verantwortlichkeit und der Zeitlichkeit hinzuzunehmen.

Gentechnische Eingriffe in die Mitwelt reversibel?

Gentechnische Eingriffe dürfen wegen des Kriteriums der Zeitlichkeit nur als reversible Handlungen zugelassen werden. Die Keimbahngentechnologie am Menschen muss deshalb nicht nur wegen des bereits genannten Kriteriums der Freiheitlichkeit, sondern auch aus Gründen der Reversibilität abgelehnt werden.

Bezüglich der Reversibilität birgt die Gentechnologie an Tieren und Pflanzen grundsätzliche Probleme. Die Beurteilung der Irreversibilität gentechnischer Eingriffe ist komplex. Von den Befürwortern wird behauptet, dass jede Technologie als ein Organismus anzusehen sei, welcher im Zusammenhang existierender Kulturen eine Eigendynamik entwickle und diese unwiderruflich verändere. Die Gentechnologie stelle daher keine neue Eingriffsqualität dar. Dem wiederum wird entgegengehalten, dass gentechnische Eingriffe eine neue Tiefendimension mit nicht absehbaren Risiken besitzen.

Der Philosoph Hans Jonas hat hierzu schon vor einiger Zeit einen sehr plausiblen Einwand gemacht. Er betrifft den Unterschied zwischen organischer Teleologie und der mechanischen im Ausmass des Herstellens, das im Spiele ist: „Bei mechanischer Konstruktion mit toter Materie durchmisst das Herstellen den ganzen Weg vom Rohstoff zum Endprodukt und setzt dieses vollständig aus unabhängigen Teilen zusammen. (...) Bei Organismen trifft Tätigkeit auf Tätigkeit: biologische Technik ist kollaborativ mit der Selbsttätigkeit eines aktiven ‚Materials', dem von Natur funktionierenden biologischen System, dem eine neue Determinante einverleibt werden soll." (Jonas 1985, S. 164f.). Nach diesen Überlegungen besteht ein qualitativer Unterschied zwischen der Manipulation von Materie und dem Eingreifen in lebende Organismen. Problematisch ist, dass die Konsequenzen solcher Handlungen kaum absehbar sind. Es ist heute noch zu wenig erforscht, ob solche Eingriffe irreversible und deshalb abzulehnende Handlungen sind oder nicht. Hier besteht ein Bedarf an gentechnischer Grundlagenforschung, welche diese Frage zu klären hat. Vorher sind grossflächige Freisetzungsversuche zum heutigen Zeitpunkt nicht zu verantworten. Bei dieser Grundlagenforschung sind die Regeln der Sorgfaltspflicht und das Kriterium der Reversibilität strikte einzuhalten.

Artenkreuzung

Die Gentechnologie ermöglicht, die Speziesbarriere zu überspringen. Auch wenn man das Genom nicht als unantastbar ansieht, stellt sich die Frage, ob mit der Artenkreuzung nicht das Gute verletzt wird. Diesbezüglich besteht ein Nichtwissen. Artenkreuzungen sind Eingriffe in die Keimbahn von Tieren. Orientiert man sich bei dieser Urteilsbildung wiederum an der menschlichen Körperbeziehung, so werden Eingriffe in die Keimbahn aufgrund deren Irreversibilität und der Freiheitlichkeit abgelehnt. Da Tiere in ultima ratione getötet werden dürfen, entfällt dieses Argument gegen Artenkreuzungen. Das Argument der Freiheitlichkeit kann sowieso nicht auf Tiere übertragen werden. Transgene Tiere sind deshalb auch in ultima ratione zuzulassen. Eine solche ultima ratio scheint mir jedoch allein bei der medizinischen Forschung und Anwendung gegeben. Demgegenüber erfüllt die Tierzucht die Kriterien einer ultima ratio nicht, da keine Notwendigkeit besteht, solche Tiere zu züchten.

Patentierung

Das Gute, welches in der Natur enthalten ist, verbietet es, einen Organismus patentieren zu können. Es ist eine Anmassung, durch eine Veränderung einen ganzen Organismus besitzen zu wollen. Demgegenüber kann das Verfahren durchaus patentiert werden.

Mit der Patentierung von Organismen verstärken sich die Gerechtigkeitsprobleme. In den Auseinandersetzungen rund um die Gentechnologie wird zur Zeit die Machtfrage ausgeblendet. Bei der Diskussion werden vorwiegend ihre gesundheitlichen Risiken in den Vordergrund gerückt. Die ökonomischen und gesellschaftlichen Risiken sind genauso zu gewichten. Die Gentechnologie wird oft als „Schlüsseltechnologie“ bezeichnet. Zurzeit scheint sie vor allem als Schlüssel zur Macht verwendet zu werden. Aus heutiger Sicht und im derzeitigen politischen Kontext verschärft die Anwendung der Gentechnologie die Nord-Süd-Problematik.

Medikamente

Es ist nicht ersichtlich, warum nicht Medikamente gentechnisch hergestellt werden sollen. Kranke Menschen müssen aber die Freiheit haben, nicht gentechnisch hergestellte Medikamente zu bekommen.

Lebensmittel

Per se gibt es keine Gründe, warum an Lebensmitteln nicht gentechnische Veränderungen vorgenommen werden sollten. Auch hier besteht eine grundsätzliche Sorgfaltspflicht bezüglich Risiken. Vom Kriterium der Freiheitlichkeit aus wird die Forderung erhoben, dass die Bürgerinnen und Bürger die Wahlfreiheit haben müssen, ob sie gentechnisch veränderte Lebensmittel verzehren wollen oder nicht. Das weltweite Ernährungsproblem ist ein Verteilungs- und kein Produktionsproblem. Das Argument, die Gentechnik sei notwendig, um den Hunger zu besiegen, trägt deshalb nicht.

Schlussbemerkungen

Zumutbarkeit der Gentechnologie für die Mitwelt

Ethische Urteilsbildung setzt ein, wenn moralische Selbstverständlichkeiten des Handelns zerbrechen. In der Postmoderne ist die Selbstverständlichkeit des Glaubens an den unablässlichen Fortschritt durch die Technik verloren gegangen. Die Ambivalenz zum Guten und Schlechten wurde als bestimmende Grundstruktur für das Leben und Handeln auf diesem Planeten erkannt. Auch die Gentechnologie steht unter diesem Verdikt der Ambivalenz und sie wird manche Hoffnungen erfüllen und andere nicht. Ihr Schadenspotential kann zum heutigen Zeitpunkt nicht klar bestimmt werden. Dass sie ein Schadenspotential enthält, ist so, weil sie begrenztem menschlichem Handeln entspringt. Dieses Potential ist mit Grundlagenforschung zu klären.

Angesichts der Kontrasterfahrungen, die die Menschen heute mit den ungeplanten und irreversiblen Nebenwirkungen modernen Technologien machen, stellt sich die Frage, ob es verantwortet werden kann, der Mitwelt noch ein weiteres Schadenspotential zumuten zu dürfen. Zukünftigen Generationen haben ein Anrecht auf die gleichen Möglichkeiten, wie sie die Menschen heute für sich in Anspruch nehmen.

Wer meint, dass die Gentechnologie die Lösung aller Umweltprobleme, aller Krankheiten, ja das Heil der Welt bringen wird, der oder die ist ein naiver Träumer. Solch irrationale Heilserwartungen an die Gentechnologie dürfen nicht dazu führen, sämtliche Ressourcen an sie zu binden. Die Kriterien der Freiheitlichkeit, Verantwortlichkeit, Zeitlichkeit, Gerechtigkeit und Solidarität sind auch bei Forschung und Anwendung der Gentechnologie zu erfüllen.

Damit das Gute der Gentechnik sich entfalten kann, braucht es die entsprechenden gesellschaftlichen Rahmenbedingungen dazu. Die Gentechnologie darf nicht dazu missbraucht werden, die ohnehin schon ungerechten Verhältnisse weiter zu verschärfen. Die sich abzeichnenden Tendenzen sind diesbezüglich nicht ermutigend.

Weisheit des Herzens

Wenn auch die Vernunft ausserstande ist, absolute Grenzziehungen vornehmen zu können, so ist dies vielleicht der Weisheit des Herzens möglich. Während rationale Güerabwägungen sich allein auf die Vernunft stützen, werden bei Güterabwägungen des Herzens Lebenserfahrungen und Kontrasterfahrungen miteinbezogen. In diesem Sinne ist der Genschutz-Initiative, deren Grenzziehungen rationalen Kritiken nicht standzuhalten vermögen, eine Erfahrungs-Plausibilität zuzusprechen. Gegenüber dieser Erfahrungs-Plausibilität haben sich die Kritiker dieser Initiative genauso zu verantworten, wie deren Befürworter gegenüber dem Guten, das sie mit der Initiative ausschliessen.

Literatur:

Baumann-Hölzle, R.: Das menschliche Genom, eine zu bewahrende Ressource oder manipulierbares Material? In: Rehmann-Sutter/Müller (Hg.): Ethik und Gentherapie. Tübingen 1995, S. 188–194.

Böhme, Hartmut/Böhme, Gernot: Das Andere der Vernunft. Frankfurt a.M. 1992.

Jonas, Hans: Technik, Medizin und Ethik. Frankfurt a.M. 1985.

Mieth, Dietmar: Erfahrung als Quelle einer Tugendethik – bezogen auf das ärztlich-therapeutische Handeln. In: Eid/Elsässer/Hunold (Hg.): Moraltheologisches Jahrbuch 1 (1989): Bioethische Probleme. S. 175–201.

Psychiatrie und Ethik[1]

In der Psychiatrie als Teilgebiet der Medizin handelt es sich bei den ethischen Fragen um die klassischen Fragestellungen der medizinischen Ethik allgemein. Dabei geht es um die Definition von Gesundheit und Krankheit, die Arzt-Patient-Beziehung, die Problematik der Patienten-Autonomie, die ethischen Probleme in der psychiatrischen Forschung usw. Gegenüber der somatischen Medizin ist aber das Verhältnis zwischen Psychiatrie und Ethik von zusätzlicher Brisanz, da sich beide Wissenschaften im Bemühen um das Handeln des Menschen treffen und gleiche Phänomene mit den je ihnen eigenen Kategorien beschreiben und behandeln. Der folgende Artikel beschäftigt sich nur mit den Phänomenen der Willensfreiheit und der Zeit, welche sowohl für die Psychiatrie wie für die Ethik von zentraler Bedeutung sind und Aufschluss geben über die Rolle der Ethik in der Psychiatrie. Der Artikel schliesst mit ein paar Anmerkungen zum interdisziplinären Dialog zwischen den beiden Gebieten.

Das Phänomen der Willensfreiheit

Naturalistischer Fehlschluss in der Psychiatrie

Die Psychiatrie steht in ihrer Wissenschaftlichkeit an der Grenze zwischen den Natur- und den Geisteswissenschaften. Von ihrem naturwissenschaftlichen Ansatz her analysiert die Psychiatrie zuerst einmal Ist-Zustände, indem sie psychische Krankheiten erforscht und beim Patienten eine Anamnese macht. Als Spezialgebiet der Medizin hat die Psychiatrie den Auftrag, Menschen zu heilen und die Patienten nach Möglichkeit geistig wieder gesund werden zu lassen. Handlungs-

1 Unveröffentlichter Text. Vortrag gehalten an der Psychiatrischen Universitätsklinik in Zürich 1995.

leitend ist dabei das Bild eines geistig gesunden Menschen. Da sich geistige Gesundheit nicht rein naturwissenschaftlich quantifizieren und messen lässt, muss die Psychiatrie, will sie ihrem Heilungsauftrag nachkommen, über die naturwissenschaftlichen Kategorien hinaus sich auf ein Menschenbild beziehen und sich damit in die Gefilde der Geisteswissenschaften begeben. Die Geisteswissenschaften haben jedoch in der Ausbildung der Psychiater und Psychiaterinnen nur wenig bis gar keine Bedeutung, und die Psychiater und Psychiaterinnen arbeiten vorwiegend nach naturwissenschaftlichen Ansätzen und Methoden. Durch diese Einseitigkeit kommt es zu einer naturwissenschaftlichen Vereinnahmung der geisteswissenschaftlichen Komponente im psychiatrischen Handeln. Anthropologische Grundfragen, die Fragen nach der Freiheit und dem Sinn menschlichen Lebens und nach dem Menschenbild, werden dadurch in der Psychiatrie entweder ausgeblendet oder mit naturwissenschaftlichen Kategorien beantwortet. Ethische Fragestellungen werden auf diesem Hintergrund in der Psychiatrie selten wahrgenommen und reflektiert, denn die Ethik ist ein geisteswissenschaftliches Fachgebiet. Entsprechend mangelhaft ist denn auch die Fähigkeit zur kompetenten ethischen Urteilsbildung geschult.

In der Psychiatrie wird daher oft der naturalistische Fehlschluss vollzogen, indem aus einem Ist ein Sollen abgeleitet wird. Seit David Hume wissen wir aber, dass dies weder möglich noch legitim ist. Ethisch gesehen können wir aus dem, was natürlich vorliegt, kein Sollen ableiten. Nur in der Tatsache, dass es etwas gibt, heisst nicht, dass es dies auch geben muss, denn mit dem Faktischen ist noch keine Notwendigkeit gegeben. Das, was ist, macht an und für sich noch keinen Sinn. Am Beispiel des Suizidproblems sei dies verdeutlicht. Wir können beschreiben und mit wissenschaftlichen Studien belegen, dass 90% der geretteten Menschen, welche Suizid begangen haben, froh sind, noch am Leben zu sein. Mit solchen, die Wirklichkeit deskriptiv beschreibenden Studien können wir aber noch nicht *begründen*, warum ein Mensch nicht das Recht haben sollte, sich sein Leben zu nehmen. Eine solche Begründung muss auf der Begründungs- und Normenebene vollzogen werden.

In der menschlichen Existenz, welche die Wertbildung überhaupt erst ermöglicht, werden die Normen- und die Seinsebene zusammengehalten. Das menschliche Leben ist das einzige Ist, welches ein Sollen impliziert. Der Mensch findet sein Leben stets als Gegebenes vor, und er hat sich dieser Vorgegebenheit entsprechend zu verhalten, indem er das Leben erhält und nicht tötet.[2] Mit der Gegebenheit des Lebens ist an den Menschen die Sollensforderung überhaupt gestellt. Das Leben in seiner leib-seelischen Einheit zu erhalten, ist eine Pflicht für alle. Freiheit, welche an die Leiblichkeit der menschlichen Existenz gebunden ist, spricht dem Menschen das absolute Verfügungsrecht über Leib und Leben ab. Auf dieser Ebene können wir nun gegen die Freiheit zum Suizid argumentieren, denn im Suizid wird mit dieser Einheit gebrochen und die menschliche Existenz fällt in einem leib-seelischen Dualismus auseinander. Die Rechtfertigung des Suizids basiert auf einem überzogenen Freiheitsverständnis, welches den voluntaristischen Fehlschluss begeht.

Voluntaristischer Fehlschluss in der Ethik

Im Gegensatz zur Psychiatrie steht die Ethik in Gefahr, den voluntaristischen Fehlschluss zu vollziehen, bei dem vom Willen auf das Sein kurzgeschlossen wird. Der Mensch kann nicht das sein, was er möchte und will. Bei diesem Fehlschluss werden die den Menschen determinierenden Komponenten ausser Acht gelassen und verdrängt. Einer solchen Ethik liegt eine Anthropologie zugrunde, welche den absolut freien Willen voraussetzt, den es aber nicht gibt. Die Psychiatrie beschäftigt sich mit dem Menschen, der aus psychischen Gründen nicht frei handeln kann, sich nicht frei fühlen und leben kann und an seinen krankheitsbedingten Unfreiheiten leidet. Damit erschliesst die Psychiatrie vom naturwissenschaftlichen Bereich her der Ethik die Determiniertheit der menschlichen Existenz, indem sie aufzeigt, dass ein Mensch nur bedingt frei handeln kann. Die naturwissenschaftlichen Erkenntnisse der Psychiatrie sind für die Ethik ein kritisches Moment, um die Menschengerechtheit ihrer Anthropologie überprüfen zu können.

Zusammenfassend können wir festhalten, dass sowohl dem naturalistischen wie dem voluntaristischen Fehlschluss anthropologische

2 Vgl. den ontologischen Ansatz von Rendtorff, Trutz: Ethik. Bd. I, Kohlhammer, Stuttgart 1980.

Entwürfe zugrunde liegen, welche dem Menschen nicht angemessen sind. Entsprechend gilt es die Ethik und die Psychiatrie jeweils auf ihre anthropologischen Prämissen zu hinterfragen.

Identitätsfindung

Das gemeinsame Phänomen, mit welchem sich sowohl die Ethik wie die Psychiatrie beschäftigen, ist die Identitätsfindung des Menschen, d.h. seine Stellungnahme zum eigenen Leben. Die Frage, welche dabei im Vordergrund steht, lautet: „Warum bin ich die und nicht eine andere?" Ein Leben ist dann als gelungen zu bezeichnen, wenn einem Menschen diese Identitätsfindung gelingt. Die Ethik reflektiert die Bedingungen, welche zu einem solch gelungenen Leben hinführen. Dabei wird davon ausgegangen, dass dem Menschen aufgrund seines freien Willens, eine solche Stellungnahme möglich ist, er sich einer solchen aber auch verweigern kann.[3] Die Psychiatrie hingegen beschäftigt sich mit den Gründen, als Krankheiten definiert, welche die dem Patienten angemessene Stellungnahme zum eigenen Leben verunmöglichen. Der Patient und meist auch seine nähere Umgebung leiden daran, dass er/sie in einer bestimmten Art und Weise Stellung zum eigenen Leben beziehen möchte, dies aber nicht kann oder aber destruktiv Stellung zum Leben bezieht. Die Psychiatrie heilt den Menschen dahingehend, dass er die Möglichkeit und die Fähigkeit hat, zu seinem Leben in angemessener Art und Weise Stellung zu beziehen und seine eigene Identität zu finden. Im Phänomen der Identitätsfindung sind beide Wissenschaften aufs engste aufeinander bezogen. Eine Handlung ist dann als sittlich zu bezeichnen, wenn sie sich aufgrund des freien Willens als eine positive Stellungnahme zum eigenen Leben erweist, zur Identitätsfindung und zu einem gelungenen Leben hinführt; umgekehrt ist eine Handlung als unsittlich zu bezeichnen, wenn sie eine Stellungnahme zum eigenen Leben verweigert und die eigene Identitätsfindung scheitert. Am Begriff des freien Willens wird die Zuordnung der Psychiatrie und der Ethik deutlich: Wenn ein Mensch nicht unsittlich handeln möchte, es aber nicht kann, bezeichnen wir ihn als unfrei, also als krank, und er wird zum Fall für die Psychiatrie; handelt

3 Ebd. S. 36ff.

jemand unsittlich, obwohl er eigentlich anders könnte, so wird er zum Fall für die Ethik. Den Kranken sprechen wir von Schuld frei, der, der bewusst unsittlich handelt, sprechen wir schuldig. Mit „Schuld" ist hier eine ethische und nicht eine juristische Kategorie gemeint.

In der Entscheidung, welche Handlung als sittlich zu bezeichnen ist oder nicht, treffen sich die Ethik und die Psychiatrie und werden sich gegenseitig zum wertvollen Korrektiv. Sie teilen die Kernfrage: „Was konstituiert den Menschen als sittliches Subjekt?"

Die Psychiatrie wird die Definitionsmacht über die psychische Gesundheit und Krankheit eines Menschen zugesprochen. Umgekehrt wird die ethische Voraussetzung des freien Willens zur Anfrage an die Psychiatrie, indem die Psychiatrie ihre Handlungen und Massnahmen gegenüber ihren Patienten vor dem ethischen Anspruch auf Willensfreiheit rechtfertigen muss. Zwangsmassnahmen müssen grundsätzlich einer kritischen Prüfung unterzogen und streng abgewogen werden.

Von der Jurisprudenz wird dieses Verhältnis mit dem Bergriff Zurechnungsfähigkeit bezeichnet. Es ist jedoch wichtig, sittliches Handeln und gesetzmässiges Handeln nicht in eins zu setzen, denn sittliches Handeln erschöpft sich nicht in dem, was vom Gesetz her geboten ist. Das Gesetz schreibt stets eine Minimumsethik fest, während sittliches Handeln eine Maximalforderung an den Menschen darstellt.

Zusammenfassend können wir das Verhältnis zwischen Psychiatrie und Ethik folgendermassen formulieren: Die Psychiatrie heilt die Menschen zur freien Willensäusserung hin, während die Ethik die freie Willensäusserung zu ihrer Voraussetzung hat. Dies im Bewusstsein, dass es einen absolut freien Willen nicht gibt.

Freiheit und Verantwortung

Der Mensch erfährt durch seine Mitmenschen Begrenzung seiner Freiheitsansprüche und Schutz vor dem Uferlosen einer grenzenlosen Freiheit. Das andere Ich hilft, dass der Einzelne sich nicht verliert. Im Netz der Lebensgemeinschaft der Menschen untereinander wird die Freiheit in Bezug auf den Mitmenschen zur Verantwortung. Wirklich frei ist nur der, der Verantwortung übernehmen kann. Die Verantwortung ist die aktive Kehrseite der menschlichen Freiheit, welche dem Menschen von aussen zugestanden wird und werden muss. Das Verhältnis zwischen Ethik und Psychiatrie lässt sich für den Verantwortungsbegriff analog zum Freiheitsbegriff bestimmen:

Da, wo jemand seine Lebensverantwortlichkeiten nicht wahrnehmen kann, obwohl er es möchte, kommt die Psychiatrie ins Spiel, sonst wiederum die Ethik.

Das Phänomen der Zeit

Seelische Gesundheit und sittlich angemessenes Handeln treffen sich im Tun dessen, was an der Zeit ist. Wer nicht in der Lage ist, das zu Tun, was an der Zeit ist, ist seelisch krank. Darin enthalten ist ein gesellschaftskritisches Moment und die Frage drängt sich auf, ob wir als Gesellschaft, oder als Menschheit heute in der Lage sind, das zu tun, was an der Zeit ist. Wenn wir es nicht tun, können uns die zukünftigen Generationen schuldig oder krank sprechen. Wie wird wohl das Urteil der zukünftigen Generationen dereinst über uns ausfallen?

Der Begriff der Zeit ist für die Ethik und die Psychiatrie sehr wichtig. Handeln geschieht grundsätzlich in der Zeit, Handeln schafft Zeit, schafft zuerst Gegenwart, setzt damit aber auch Vergangenheit und Zukunft. In der Ethik ist der griechische Zeitbegriff des „kairos“ zentral, denn im „kairos“, dem entscheidenden Zeitpunkt, ist dem Menschen die sittliche Entscheidung zum so oder anders Handeln aufgegeben. Der, der nicht in der Lage ist, dem Zeitpunkt angemessen zu handeln, ist *determiniert.* Es überrascht auf diesem Hintergrund nicht, dass nach Luc Ciompi in seinem Aufsatz „Zehn Thesen zum Thema Zeit“[4] „... Veränderungen des Zeiterlebens praktisch mit allen psychischen Störungen, insbesondere aber mit den schweren Psychosen, einhergehen: Dem Depressiven zum Beispiel stockt die Zeit, sie verlangsamt sich und steht auf der Höhe der Erkrankung scheinbar gänzlich still. Nichts geschieht mehr, alles ist wie versteinert, es gibt keinerlei Zukunft mehr, und die Vergangenheit erscheint nur noch als unver-

4 Ciompi, Luc/Dauwalder, Hans-Peter: Zeit und Psychiatrie. Verlag Hans Huber, Bern 1990.

rückbare Schuld und Last. Umgekehrt erlebt der euphorische Maniker die Zeit als beschleunigt und heiter beflügelt. Sein Losungswort ist Tempo, Tempo, und dementsprechend prescht und hetzt er voran in eine, wie er meint gloriose Zukunft. Und in der akuten Schizophrenie spaltet, verwirrt und labilisiert sich die Zeit; sie kann sich aber auch – … – seltsam verschachteln und verwickeln, sodass Vergangenheit, Gegenwart und Zukunft kunterbunt durcheinanderwirbeln. Parallel dazu desorganisieren sich Denken und Handeln. In chronisch schizophrenen Zuständen dagegen erstarrt und verflacht mit dem Verhalten auch das Zeitgefühl zu einem eintönigen Meer von Gleichgültigkeit ohne Hoffnung und Zukunft. Wiederum in anderer Weise durchlöchert und verwirrt sich die Zeit dem gedächtnisgestörten Arteriosklerotiker, dem Tumorkranken, dem Hirntraumatiker." Die Frage steht im Raum, ob das Zeiterleben vielleicht so etwas wie einen grundlegenden Indikator, ja möglicherweise sogar eine Art von Schalter und Motor der psychischen Befindlichkeit und Stimmung darstellt. Jedes Leben hat seine Eigenzeit.[5]

Den Aspekt der Zeit gilt es nicht nur vom Patienten, sondern auch vom Betreuenden aus zu bedenken. Es wird zu einer ethischen Fragestellung, inwieweit der Psychiater in der Lage ist, den richtigen Moment für die Therapie, die Krisenintervention, usw. zu finden und wieviel Zeit er dem einzelnen Patienten widmet. Der Umgang mit dem Faktor Zeit wird zum ethischen Beurteilungskriterium für das Handeln des Arztes und der Ärztin, genauso wie ihr persönlicher Einsatz an Freiheit.

Sittlichkeit bemisst sich nicht allein an dem, was wir tun müssen, sondern an dem, was wir aus freien Stücken und zum richtigen Zeitpunkt tun.

Zusammenfassend können wir festhalten:
Aus der Reflexion über Zeit und Freiheit erwachsen die sittlichen Anforderungen an die Psychiater/innen und die Beurteilungskriterien für die sittliche Zurechnungsfähigkeit der Patienten/innen.

5 Ebd. S. 1.

Rolle der Ethik in der Psychiatrie

Ethische Urteilsbildung in der Psychiatrie ist ein interdisziplinäres Unterfangen, welches nicht an die Ethiker und Ethikerinnen delegiert werden kann, sondern eigene Denkbemühungen auf psychiatrischer Seite erfordert. Die Psychiaterinnen stehen als Experten und Experteninnen in einer besonderen ethischen Verantwortung ihren Patienten gegenüber. Ethik wird daher nicht von aussen an die Psychiatrie herangetragen, sondern gehört zu den Berufsanforderungen. Die Ethik ermutigt die Psychiaterinnen und Psychiater, ihr Handeln im Hinblick auf gelingendes Lebens zu reflektieren. Die Reflexion des handlungsleitenden Menschenbildes ist dabei von grosser Bedeutung, wird doch an ihm das Mass für die seelische Gesundheit genommen. Die Rolle der Ethik in der Psychiatrie ist diejenige einer Dialogpartnerin, welche von ihrem Freiheits- und Zeitverständnis her Anfragen an die Psychiatrie richtet. Die Ethik wird dadurch zu einem kritischen Moment für das psychiatrische Handeln, indem sie Fragen stellt und übersehene Aspekte zur Sprache bringt, ohne allgemeingültige Antworten bereit zu haben. Die ethische Urteilsbildung ist ein kreativer Prozess, bei dem die Teilnehmenden ebenbürtige Partner/innen sind, deren Wissen sich gegenseitig bereichert und ergänzt. An der Psychiatrie liegt es, die für diese Urteilsbildung notwendige Sachinformation zu geben, während die Ethik Mittel und Wege aufzeigt, *wie* man mit ethischen Problemen umgehen kann.

Der interdisziplinäre Dialog zwischen Psychiatrie und Ethik

Die gegenseitige Fremdheit und Verschiedenheit der beiden Wissenschaftsansätze gestaltet den interdisziplinären Dialog schwierig. Das Sprachproblem tritt dabei in den Vordergrund: Sowohl die Ethik wie die Psychiatrie haben eine ihnen eigene Expertensprache mit entsprechenden Fachausdrücken entwickelt, welche von Laien nicht verstanden wird. Zudem werden die Psychiater und Psychiaterinnen und die Ethiker und Ethikerinnen anders sozialisiert und arbeiten mit verschiedenen Arbeitsinstrumenten und Arbeitsformen. Da weder die Ethik noch die Psychiatrie einheitliche Gebiete sind, sondern verschiedene

Theorien und Ausprägungen haben, wird der interdisziplinäre Dialog zusätzlich erschwert. Die Schwierigkeiten, welche beim Zwiegespräch zwischen Ethik und Psychiatrie auftauchen, sind Ausdruck der zunehmenden Komplexität der menschlichen Wirklichkeit. Diese Komplexität kann nur, wenn überhaupt noch, vom Menschen interdisziplinär bewältigt werden, und sie stellt hohe Anforderungen an die ethische Urteilsfähigkeit des einzelnen Menschen. Der gegenwärtige Trend zum Rückzug auf vereinfachende, abgeschlossene und oft auch fundamentalistische Ethikansätze ist der aussichtslose Versuch, dieser Komplexität entrinnen zu können. In einem verantwortungsvollen Diskurs zwischen Psychiatrie und Ethik ist diese Komplexität mit einbezogen und wird zur gemeinsamen Herausforderung. Weder der Ethiker noch der Psychiater kann sich dabei allein auf sein Fachgebiet verlassen, sondern ist aufgerufen, sich auf die Denkweise des Gegenübers einzulassen. Ein Vorgehen, das ja gerade in der Psychiatrie besonders geschult und vorausgesetzt wird. In einer komplexen Welt kann das Leben nur gelingen, wenn sich die Menschen aus den verschiedensten Bereichen gemeinsam um menschengerechtes Handeln bemühen.

Literatur:

Ciompi, Luc/Dauwalder, Hans-Peter: Zeit und Psychiatrie. Verlag Hans Huber, Bern 1990.

Rendtorff, Trutz: Ethik. Bd. I, Kohlhammer, Stuttgart 1980.

Die eingeklemmte Autonomie[1]

Am 28. September 2000 feierte das Drop-In mit einem Symposium an der Psychiatrischen Universitätsklinik in Zürich sein dreissigjähriges Bestehen. Die folgenden Ausführungen wurden an dieser Veranstaltung vorgetragen. Sie sind ein klärender, interdisziplinärer Beitrag zur gegenwärtigen Diskussion rund um die schweizerische Drogenpolitik.

In der heute gängigen psychiatrischen Diagnostik wird nicht von Sucht, sondern von Abhängigkeitsstörung gesprochen. Beim ethischen Diskurs über Abhängigkeitsstörungen steht die Frage nach der Verantwortung der Patientinnen und Patienten im Zentrum: Inwieweit kann ein Mensch für seine Abhängigkeit von bestimmten Stoffen verantwortlich gemacht werden? Die Antwort auf diese Frage bestimmt die Handlungs- und Therapiekonzepte. Im Folgenden ist eine typische Drogenkarriere beschrieben:

Lukas Meier (Name geändert), 20-jährig, leidet seit dem 16. Lebensjahr an verschiedenen Abhängigkeitsstörungen: mit 16 Jahren begann er zu rauchen (Nikotin), sechs Monate später kam Haschisch (Cannabis) dazu. Mit 18 Jahren sniffte er Heroin (Opioid) und wechselte 19-jährig zum intravenösen Konsum, verbunden mit zunehmenden Mengen an Kokain. Die Entzugssymptome bekämpfte er mit Rohypnol (Beruhigungsmittel). Der soziale Abstieg war gekennzeichnet von Lehrabbruch bis hin zur Arbeitslosigkeit, Verlust des Freundeskreises und Stress in der Herkunftsfamilie, und begann zweieinhalb Jahre bevor der erste Kontakt mit institutionellen Helfern erfolgte und sich damit die Frage der angemessenen Behandlung stellte.

Das Konsumieren von illegalen Drogen, in unserem Zusammenhang Heroin, ist in der Schweiz verboten. Die Missachtung dieses Verbotes wird bestraft. Lange Zeit stand bei der politischen Auseinandersetzung

1 Unveröffentlichter Artikel von Dr. R. Baumann-Hölzle und PD Dr. med. D. Eich-Höchli (Oberärztin am Drop-In); verfasst im Oktober 2000.

mit diesem Thema vorwiegend die Repression der straffälligen Konsumierenden im Vordergrund und zwischen Konsum, Missbrauch und Abhängigkeitsstörung wurde nicht unterschieden. Die Verantwortung für das Konsumieren wird hier impliziert. Werden hingegen gelegentlicher Konsum, missbräuchlicher Konsum und Abhängigkeitsstörung getrennt betrachtet, lassen sich verschiedene Verantwortlichkeiten formulieren.

Freier Wille und Abhängigkeit

Die menschliche Existenz zeichnet sich durch die Ambivalenz von Freiheit und Abhängigkeit aus. Ein integrales Menschenbild integriert die freien und die abhängigen Seiten in einer ganzheitlichen Sichtweise vom Menschen. Freiheit wird in diesem Kontext als die Freiheit zum bewussten Gestalten von existentiellen Abhängigkeiten verstanden. Eine Handlung, welche die menschlichen Abhängigkeiten unbeachtet lässt, ist „willkürlich" zu nennen.

Freier Wille und Leiblichkeit sind bei den Menschen interdependent, was Konsequenzen für ihre Verantwortlichkeit hat. Anhand des Begriffes der Sättigung kann die Interdependenz zwischen Leiblichkeit und Wille deutlich gemacht werden. Der freie Wille ist an die Leiblichkeit gebunden. Diese Leiblichkeit macht den Menschen physisch und psychisch zu einem bedürftigen Wesen, das gesättigt werden muss und will. Je gesättigter ein Mensch psychisch und physisch ist, desto freier kann er oder sie handeln. Erwachsene Menschen zeichnen sich denn auch gegenüber Kindern dadurch aus, dass sie ihre existentiellen Abhängigkeiten autonom gestalten können, indem sie für die Art und Weise, wie sie ihren existentiellen Hunger befriedigen wollen, einen bestimmten Freiraum, denjenigen ihrer persönlichen Willensfreiheit, besitzen. Zwischen dem freien Willen und der Abhängigkeit besteht bei einem gesunden Menschen ein Gleichgewicht.

Ungestillte existentielle Bedürfnisse können vom Menschen in einem gewissen Grad und mit verschiedenen Mitteln kompensiert werden, sei es mit Sport, Arbeit, Essen, Genussmitteln, etc. Diese Kompensationen, welche den ungestillten Hunger existentieller Abhängigkeit ausgleichen, stellen das Gleichgewicht zwischen Freiheit und Abhängigkeit wieder her. Sie ermöglichen dem Menschen, sein Leben frei zu gestalten.

Abhängigkeitsstörungen

Solche Kompensationen, welche ungestillte existentielle Bedürfnisse abdecken, können nun ihrerseits zum Selbstzweck werden, indem sie nicht mehr Abhängigkeiten auf Freiheit hin kompensieren, sondern selber neue Abhängigkeiten erzeugen. Das Gleichgewicht zwischen Autonomie und Abhängigkeit geht dadurch verloren und es kommt zu Abhängigkeitsstörungen. Der abhängigkeitsgestörte Patient zeichnet sich durch einen kaum stillbaren Hunger nach einer Substanz, nach Arbeit, nach sportlicher Aktivität, nach einem Menschen, usw. aus. Er verliert seine Entscheidungsfreiheit gegenüber einem Kompensationsmechanismus, es kommt zu physischen und/oder psychischen Schädigungen und er wird zum Abhängigkeitskranken. Abhängigkeitsstörungen treten in verschiedenen Graden und meist auch als Mehrfachhunger auf. Erst wenn der Hunger, der der Abhängigkeitsstörung zugrunde liegt, gestillt ist, sind freie Entscheidungen bei einem abhängigkeitsgestörten Menschen wieder möglich.

Aus dem Gesagten, kann die Schlussfolgerung gezogen werden, dass durch die Interdependenz von Leiblichkeit und Wille die Abhängigkeitsstörung nicht nur die Leiblichkeit, sondern auch den Willen eines Menschen beeinflussen kann. So ist bekannt, dass Diabetes Depressionen erzeugen kann und bestimmte chemische Stoffe Willensveränderungen bewirken. Die Autonomie eines Menschen kann so eingeklemmt sein zwischen verschiedenen Formen abhängigkeitsgestörter Leiblichkeit und abhängigkeitgestörtem Willen. Die eingeklemmte Autonomie macht die medizin-ethische Entscheidungsfindung oft schwierig, denn in dieser Situation fällt es schwer, den freien Willen eines Menschen zu erkennen. Ist eine Therapieverweigerung, zu der jeder Patient das Recht hat, Ausdruck einer Depression oder des freien Willens?

Abhängigkeitsstörungen und Genetik

Nach neusten Erkenntnissen haben Abhängigkeitsstörungen auch eine genetische Komponente. Geht man von einem Menschenbild aus, wonach der Mensch allein durch seine Gene determiniert wird, so besitzt ein Mensch gegenüber seiner genetischen Bestimmung keinen freien Willen. Die Gene werden so für den einzelnen Menschen zum persönlichen Schicksal. Wird dieses Menschenbild handlungsrelevant, so kann ein abhängiger Mensch in keiner Art und Weise für sein Verhalten zur Verantwortung gezogen werden. Geht man andererseits von einem völlig freien Willen aus, wonach sich ein Mensch gegenüber seinen Genen völlig frei verhalten kann, so wird die „Abhängigkeitsstörung" zur persönlichen Verantwortung. Weder die eine noch die andere Vorstellung vom Menschen sind dem Sein des Menschen angemessen.

Werden Menschen ohne genetische Disposition für Abhängigkeitsstörungen psychisch und physisch ausreichend gesättigt, so ist die Chance klein, dass sie eines Tages abhängig werden. Werden hingegen Menschen ohne genetische Disposition physisch und psychisch nicht ausreichend gesättigt, so entsteht durch diesen Mangel an Sättigung ein gewisses Abhängigkeitspotential, indem sie mit einem oder mehreren Stoffen ihren physischen und psychischen Hunger zu stillen hoffen. Demgegenüber kann bei Menschen mit einer genetischen Abhängigkeitsdisposition der latent vorhandene Hang zur gestörten Abhängigkeit durch eine optimale psychische und physische Sättigung kompensiert werden. Umgekehrt führt bei diesen Menschen psychischer Hunger vermehrt zu Abhängigkeitsstörungen.

Ethische Konsequenzen

Leiblichkeit und Wille bilden beim Menschen eine Einheit. Physische und psychische Abhängigkeitsstörungen sind deshalb moralisch in gleicher Art und Weise zu bewerten. Es gibt keine rationalen Gründe, Menschen mit einer Abhängigkeitsstörung von sogenannt „illegalen"

Stoffen moralisch anders zu bewerten als Menschen, die abhängigkeitsgestört sind von legalen Stoffen. Krankheiten sind immer Formen von Abhängigkeitsstörungen. Damit ein Mensch seine Freiheit trotzdem wahrnehmen, d.h. seine Abhängigkeiten trotzdem bewusst gestalten kann, ist er oder sie auf eine künstliche Sättigung von aussen angewiesen, wie dies bei einer chronischen Diabetes bei der Abhängigkeit vom Insulin oder beim Heroinabhängigen vom Methadon der Fall ist. Es ist nicht einzusehen, warum die Behandlung mit Insulin moralisch anders zu beurteilen ist als diejenige mit Methadon. Beide sollen und dürfen nur dann eingesetzt werden, wenn mit ihnen Schaden vermieden werden kann und Menschen ermöglicht wird, ihr Gleichgewicht zwischen Autonomie und Abhängigkeit wieder zu erreichen. Krankheit darf nicht zur Schuld werden.

Handlungskonsequenzen

Menschen mit einer Abhängigkeitsstörung von irgendeinem Stoff oder Verhalten wie Arbeit, Insulin oder Heroin, gleich zu bewerten, bedeutet nicht, bei den abhängigkeitserzeugenden Substanzen keinen Unterschied zu machen und in Zukunft Heroin am Kiosk um die Ecke anzubieten. Dem unterschiedlichen abhängigkeitserzeugenden Potential und der kulturellen Einbettung eines Genussmittels einerseits und der gestuften Verantwortlichkeit andererseits ist bei der Ausgestaltung von Handlungsoptionen Rechnung zu tragen.

Grundsätzlich gilt, dass Gleiches mit Gleichem abgewogen werden soll. Stoffe, welche bei den meisten Menschen eine stark abhängigkeitserzeugende Wirkung haben, sollen auch in Zukunft verboten sein und sowohl deren Verkauf wie auch deren Konsum soll bei nicht abhängigkeitsgestörten Menschen als illegal gelten und bestraft werden. Hierunter fallen unter anderem Heroin und Kokain. Entsprechende Massnahmen sind gegen deren Handel und Konsum vorzunehmen. Nikotin hat ein ähnliches Abhängigkeitspotential wie Heroin. Nur gerade aus pragmatischen Gründen, weil sich ein Verbot von Nikotin heute nicht mehr durchsetzen liesse, ist Nikotin nicht als illegal zu erklären. Die Zugänglichkeit zum Nikotin ist aber sehr zu erschweren.

Eine massive Verteuerung und ein Werbeverbot sind vordringlich, denn der Schutz von Menschen, welche anfällig sind für Abhängigkeitsstörungen, hat vor kommerziellen Interessen Vorrang.

Alkohol und Cannabis sind als Genussmittel ähnlich abhängigkeitserzeugend, doch in weit geringerem Ausmass als die Stoffe Heroin, Nikotin und Kokain. Ihre Gleichbehandlung drängt sich auf und die soeben beschlossene Liberalisierung des Cannabiskonsums ist insofern konsequent. Aber auch ihr Genuss ist nicht zu fördern. In diesem Zusammenhang ist ganz besonders auf den Jugendschutz hinzuweisen, denn Jugendliche sind in der Phase der Pubertätsentwicklung besonders gefährdet für Abhängigkeitsstörungen. So braucht es für einen Jugendlichen nur wenige Wochen täglichen Alkoholkonsums, um vom Alkohol abhängigkeitsgestört zu werden. Angesichts der Tatsache, dass Cannabis vorwiegend von Jugendlichen in der für Abhängigkeitsstörungen anfälligen Phase konsumiert wird, taucht trotzdem die Frage der Aufrechterhaltung des Cannabisverbotes auf. Es ist erwiesen, dass der Konsum von einem Genussmittel sofort ansteigt, wenn es nicht mehr als „illegal" behandelt wird.

Sobald bei einem Menschen aber eine Abhängigkeitsstörung von einem bestimmten Stoff, auch einem illegalen, vorliegt und dieser Konsum zur Selbst- oder Fremdgefährdung führt, ist ein Mensch krank. Wie alle anderen Patientinnen und Patienten hat er ein Anrecht auf Therapie. Genauso wie es der Zufall will, dass ein Mensch bei der Berührung mit einem Virus erkranken kann und dabei von einem bestimmten Medikament abhängig wird, will es der Zufall, dass ein Mensch bei der Berührung mit illegalen Drogen von einem bestimmten Stoff abhängig werden kann.

Liegt bei Menschen eine Abhängigkeitsstörung von Heroin vor, so soll diesen Menschen Methadon als Arzneimittel abgegeben werden können. Eine angemessene Behandlung beinhaltet also auch die Möglichkeit einer Methadonbehandlung und zielt darauf hin, einem Menschen zu einem selbstständigen Leben zu verhelfen. Die Drogenpolitik des Bundes mit ihren vier Säulen Prävention, Therapie, Schadensverminderung/Überlebenshilfe und Repression geht auf dieses Verständnis einer gestuften Verantwortlichkeit zurück.

Solidargemeinschaft

Die Angst der Menschen vor der eigenen Abhängigkeit führt dazu, abhängigkeitsgestörte Menschen nicht wahrzunehmen, abzulehnen und zu verurteilen. Die beste Prävention für Abhängigkeitsstörungen ist eine Gesellschaft, in deren Rahmen die Menschen ihren physischen und psychischen Hunger stillen können. Eine humane Gesellschaft ist verpflichtet, Schädigungen zu vermeiden. Menschen, deren Abhängigkeitsstörung zu Schädigungen führt und die nicht selber in der Lage sind, diesen Schaden zu vermeiden und ihren Hunger selbst zu stillen, werden von einer humanen Gesellschaft ernährt und solidarisch getragen, damit sie ein möglichst selbständiges Leben führen können. Und hierzu kann Methadon das geeignete Arzneimittel sein.

Abschied

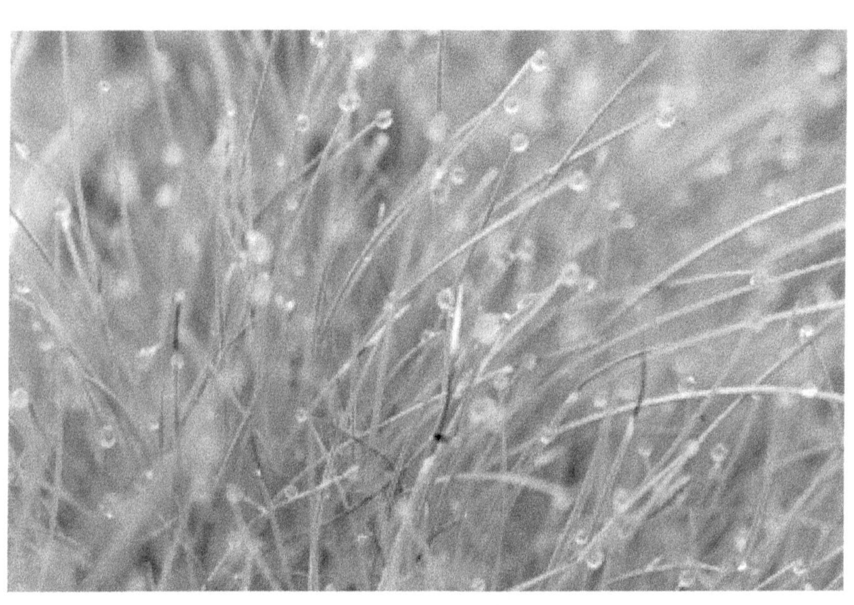

O Herr, gieb jedem seinen eignen Tod.
Das Sterben, das aus jenem Leben geht,
darin er Liebe hatte, Sinn und Not.

Denn wir sind nur die Schale und das Blatt.
Der grosse Tod, den jeder in sich hat,
das ist die Frucht, um die sich alles dreht.
(…)
Denn dieses macht das Sterben fremd und schwer,
dass es nicht *unser* Tod ist; einer der
uns endlich nimmt, nur weil wir keinen reifen.
Drum geht ein Sturm, uns alle abzustreifen.

Rainer Maria Rilke

Ethische Probleme in der Geriatrie[1]

Die schweizerische Bevölkerungsstruktur wandelt sich in diesem Jahrhundert grundsätzlich: Der Anteil der Senioren und Seniorinnen steigt kontinuierlich an, derzeit repräsentieren sie 15% der Gesamtbevölkerung, und bis ins Jahr 2025 werden es laut statistischen Schätzungen sogar 21% sein[2]. Die Lebenserwartung hat sich zwischen 1900 und 1980 um 30 Jahre, das heisst von 49 auf 80 Jahre, verlängert. Während um 1900 die Infektionen bei den Todesursachen im Vordergrund standen, waren es 1980 Krebs- und Kreislauferkrankungen. Bemerkenswert dabei ist, dass sich 47% der Todesfälle bei über 75jährigen Menschen ereigneten. Einen wichtigen Beitrag zur längeren Lebensspanne leistet die Pädiatrie, welche die Säuglingssterblichkeit von 18% auf weniger als 1% zu reduzieren vermochte. So erreichten im 18. Jahrhundert von zehn Neugeborenen nur fünf das 20. Altersjahr[3]. Diese Entwicklung einer verlängerten Lebensspanne wird von einem Sinken der Fertilitätsraten begleitet. Es ist daher berechtigt, von einem Wendepunkt der schweizerischen Bevölkerungsgeschichte zu sprechen[4].

Wendepunkte einer Entwicklung gilt es zu reflektieren und auf ihre ethischen Implikationen hin zu bedenken. Diese Veränderungen der Bevölkerungsstruktur in der Schweiz waren nur möglich, weil es der Medizin in vielen Fällen gelang, mittels medikamentöser und technischer Mittel das vorzeitige Sterben eines Menschen zu verhindern und den Todeszeitpunkt hinauszuschieben. Die Geriatrie verdankt ihre Entstehung diesem Kampf der Medizin mit dem Tod. Entsprechend werden heute ihre therapeutischen Hauptziele formuliert als die Verlängerung der aktiven Lebensspanne und somit die Verkürzung der Abhängigkeit vor dem Tod[5]. Werden diese Ziele negativ beschrieben, so heisst das, dass eine passive und abhängige Lebensspanne vor dem

1 Veröffentlicht in: Schweizerische Rundschau für Medizin – Praxis, Nr. 49, 1993, S. 1400–1405.
2 Huber, F.: Geriatrie in der Schweiz. S. 25–32.
3 Ebd. S. 25–32.
4 Haug, W.: Sterben die Schweizer aus? S. 9–28.
5 Dona, G.: Geriatrie aus der Sicht des Geriaters. S. 39–41.

Tod nicht verlängert werden soll. Wie und wann aber kann entschieden werden, dass ein Leben nicht mehr verlängert werden soll? Die Suche nach einer Antwort auf diese Frage in der letzten Lebensphase eines Menschen ist es, welche bei allen Betroffenen schlaflose Nächte auslöst. Der Umgang mit der Sterblichkeit des Menschen ist *das* ethische Hauptproblem der Geriatrie, ja der Medizin allgemein. Entsprechend setzt sich der erste, längere Teil des Referats mit diesem Hauptproblem auseinander; im zweiten und dritten Abschnitt werde ich auf die ethischen Probleme der Pflegesituation und der Prävention eintreten.

Umgang der Medizin mit der Sterblichkeit des Menschen

Technischer Imperativ

Der Umgang der Medizin mit der Sterblichkeit des Menschen ist von einem einseitigen Vertrauen in die technischen Möglichkeiten der medizinischen Behandlung geprägt. Man glaubt daran, dass im Prinzip alle Krankheiten heilbar sind und dass der Mensch eigentlich unbegrenzte Lebenszeit zur Verfügung hat. Krankheit und Abhängigkeiten sind dabei nur Störfälle in einem Leben, das sich autonom, unabhängig und frei versteht. Der Tod ist der absolute Widersacher, dem es mit allen Mitteln zu widerstehen gilt. Die Sterblichkeit und Zerbrechlichkeit des eigenen Lebens wird dabei aus dem persönlichen Blickfeld verdrängt. Indem der Alterungsprozess langsam als Metamorphose voranschreitet, braucht man sich nicht als „alt“ zu erkennen. Obwohl die jungen Ärzte und Ärztinnen ständig mit Alter, Krankheit und Abhängigkeit konfrontiert werden, verdrängen auch sie diesen Prozess des eigenen Lebenszyklus. Bis sie sich selber als alt zu erkennen vermögen, sind sie nicht mehr Entscheidungsträger im medizinischen Alltag, denn als alte Ärzte sind sie bereits aus dem Arbeitsprozess ausgeschieden. Dieser Glaube an die Therapiemöglichkeiten hat oft die Versuchung der betroffenen Menschen – seien dies die Patienten selber, deren Angehörige, die Ärzteschaft oder das Pflegepersonal – zur

Folge, die ethischen Probleme in der Geriatrie medizinisch und wissenschaftlich lösen zu wollen. Zu denken ist hier an die unzähligen Untersuchungen und Tests, welche bei schon schwer abgebauten alten Menschen noch vorgenommen werden. Dieses Vorgehen ist ethisch nicht neutral, sondern stellt einen ethischen Grundsatzentscheid zugunsten des technischen Imperativs dar, der besagt: „Was technisch möglich ist, soll auch gemacht werden!" Bei dieser Entscheidungsweise wird die Ethik einseitig von den technischen Möglichkeiten bestimmt. Das technisch Mögliche wird damit zum moralisch Geforderten. Wer sich diesem moralischen Anspruch der Technik entzieht, hat sich zu rechtfertigen. Das Unterlassen einer Handlung wird der Handlung gleichgestellt. Eine Ärztin ist somit auch für diejenigen Handlungen verantwortlich, welche sie nicht ausgeführt hat. Wird das Sterben eines Menschen zugelassen, obwohl es mit medizinischen Hilfsmitteln hätte verzögert werden können, so gerät der Tod in den Verantwortungsbereich der Ärztin. Auf diesem Hintergrund wird verständlich, wie sich aus diesem moralischen Denken heraus diese Eigendynamik der Technik entwickeln konnte. Es darf gar nicht mehr gefragt werden, welche Behandlung der einzelnen Person mit ihrer Lebensgeschichte angemessen wäre, sondern nur noch, was für technische Möglichkeiten für ihre Lebensverlängerung vorhanden sind.

Konsequenzen des technischen Imperativs

Dieser Umgang der Medizin mit der Sterblichkeit des Menschen, welcher sich einseitig am technischen Imperativ orientiert, hat in der letzten Lebensphase dazu geführt, dass entgegen dem therapeutischen Hauptziel der Geriatrie die passive und abhängige Lebensphase nicht verkürzt, sondern verlängert wird. Dies äussert sich darin, dass die Zahl der pflegebedürftigen Menschen in der Schweiz ständig im Steigen begriffen ist. Für die Zukunft zeichnet sich auf dem Hintergrund des Bevölkerungswandels im Pflegebereich ein Pflegenotstand ab. Auch wenn diesem mit gesellschaftspolitischen Massnahmen in einem gewissen Mass begegnet werden kann, bleibt das ethische Problem bestehen, dass das Leben in der letzten Lebensphase in vielen Fällen auf Kosten massiver Leidenszunahme verlängert wird. Aus dieser Notsituation heraus wird von verschiedenen Seiten gefordert, leidende Menschen durch Tötung oder aktive Beihilfe zur Selbsttötung von ihrem Leiden zu befreien. In den Niederlanden hat sich bereits eine Liberalisierung des Tötungsverbots durchgesetzt. Argumentiert wird hier mit dem Recht jedes Menschen auf einen „würdigen" Tod. Würdig ist hier ein Tod dann, wenn der Mensch bewusst und kompetent selber über ihn verfügt.

Diese Forderung nach den selbstverfügten Tod verkennt die öffentliche, gesellschaftliche Seite des Sterbens. Schnell entsteht ein gesellschaftlicher Druck, wonach leidenden Menschen und Menschen, welche die Gesellschaft finanziell belasten, die Lebensberechtigung abgesprochen wird. Die Entwicklung in Holland ist hier beispielhaft. Von 3700 Fällen aktiver Sterbehilfe lag bei 1000 Patienten keine ausgesprochene Einwilligung von. Untersuchungen ergaben, dass auch ökonomische Überlegungen bei den Entscheidungen eine Rolle gespielt haben[6].

Mit der Lebensverlängerung ohne Berücksichtigung der persönlichen Lebenssituation und Geschichte eines Menschen auf der einen Seite und mit der Forderung nach einem absoluten Verfügungsrecht über den eigenen Tod auf der anderen Seite stehen sich zwei Handlungsalternativen für den geriatrischen Bereich gegenüber. Diese beiden Alternativen werden im folgenden auf ihre ethischen Implikationen hin untersucht.

Die Notwendigkeit der Güterabwägungen in der modernen Medizin

Die Haltung des technischen Imperativs war so lange unproblematisch, als die Handlungmöglichkeiten der Medizin beschränkt waren. Die medizinische Urteilsbildung konnte sich problemlos an der „Alltagsethik" orientieren, deren Grundpfeiler das menschliche Leben ist. Die Lebenserhaltung ist hier oberste Pflicht und darf nur im Falle einer Notwehr verletzt werden. Dieser Grundwert macht das Formulieren anderer Werte möglich, welche für die Lebenserhaltung notwendig sind. Güterabwägungen mit menschlichem Leben sind in der „Alltagsethik"

6 Ten Have, H./Welie, J.: Euthanasie – Normal Medical Practice? S. 34–38.

nicht legitim. Angesichts der begrenzten Möglichkeiten medizinischen Handelns kam in der Vergangenheit nicht zur Sprache, dass die Fähigkeit zur Lebenserhaltung ein Problem werden könnte. Die medizinische Ethik befasste sich denn auch mit den ethischen Problemen, welche das Unvermögen des Arztes in seiner Krankenbetreuung hervorrief. Solange man in der Medizin nur zwischen Lebenserhaltung und Tötung wählen konnte, war die Güterabwägung in der ethischen Tradition der Mediziner, welche am Tötungsverbot festhielt, ebenfalls nicht zulässig.

Demgegenüber wird heute das ärztliche Können selbst zum ethischen Problem. Jetzt, wo es möglich geworden ist, menschliches Leben massgeblich zu verlängern und zu erhalten, wird die Behandlung der Fragen vordringlich, wann und wie lange menschliche Körperfunktionen aufrechterhalten werden sollen und wie lange dem Tod sinnvoll widerstanden werden soll. Das menschliche Leben kann dem ethischen Diskurs nicht mehr einfach als oberste Norm zugrunde gelegt werden, sondern es wird selbst Gegenstand desselben. Diese Entwicklung ist für die medizinisch-ethische Urteilsbildung folgenschwer, indem Güterabwägungen mit menschlichem Leben unumgänglich geworden sind. Es stellt sich dabei die Frage nach den Gütern, welche bei dieser Abwägung in die Waagschale geworfen werden können.

Denken wir an die Fortschritte in der Transplantations- oder Reproduktionsmedizin, welche die Identität des Menschen berühren. Angesichts dieser Möglichkeiten ist zu fragen: „Wieviel medizinischer Fortschritt erträgt die Integrität einer Person?" In der Geriatrie spitzen sich diese Probleme mit steigender Zahl an hochbetagten Menschen unerhört zu.

Das Tötungstabu als Grundkonstante menschlichen Zusammenlebens

Im menschlichen Zusammenleben gibt es Grundkonstanten, welche unverzichtbar sind und nicht abgewogen werden dürfen. Wie die Geschichte eindrücklich belegt, ist das Tabu der Tötung eine solche Grundkonstante. Hier gibt es nur eine vertretbare Ausnahme, diejenige der Notwehr. Alle anderen Tötungsargumente sind strikte abzulehnen. Das Tabu der Tötung muss auch für das medizinische Handeln aufrechterhalten bleiben, weil sonst der Willkür Tür und Tor geöffnet werden. Es gibt kein Gut, welches eine Tötung rechtfertigen würde, auch kein Mass an Leiden. Im Tötungstabu enthalten ist das Festhalten der Vorstellung von der Leiblichkeit und der Einheit der Person. Es wird äusserst gefährlich, wenn zugunsten eines verschwommenen Personenbegriffs die Versehrtheit eines Leibes gegen die Person ausgespielt wird im Sinne wie „Es käme der Person zugute, wenn sie von ihrem versehrten Leib erlöst werde, oder es sei besser, wenn ein behindertes Kind erst gar nicht zur Welt komme“. Zu denken, dass eine Tötung des Krankheitsträgers der Person zugute käme, ist als absurd zurückzuweisen. Die gesellschaftliche Solidarität wird grundsätzlich unterwandert und Krankheit und Abhängigkeit in den persönlichen Verantwortungsbereich abgeschoben, wenn die Möglichkeit der Tötung im Raum steht. Ohne Solidarität der Menschen untereinander ist menschengerechtes Zusammenleben in einer Gesellschaft unmöglich.

Nur, mit dem Tötungstabu sind die brennenden Fragen der Medizin in den Grenzbereichen menschlichen Lebens noch keineswegs gelöst.

Zwischenergebnis

Zwei ethische Grenzpunkte wurden bisher markiert: Ethische Probleme in der Geriatrie lassen sich weder mit dem technischen Imperativ lösen, wonach gemacht werden soll, was technisch möglich ist, noch mit der Forderung nach Aufhebung des Tötungsverbots oder der Ermutigung zum Suizid bei alten Menschen. Das Alter darf weder abgeschafft noch soll seine Dauer allein von der medizinischen Technik bestimmt werden.

Das Paradigma der Kontrolle

Diese beiden Extrempunkte medizinischer Handlungsmöglichkeiten, die Orientierung am technischen Imperativ oder an der Möglichkeit des Tötens, entspringen dem Denken der absoluten Kontrollfähigkeit des Menschen über sein Leben. Dieses Denken ist bestimmend für das Selbstverständnis des modernen Menschen geworden. Die Illusion der Naturbeherrschung hat sich auch auf das menschliche Leben ausgedehnt. Nach Daniel Callahan, dem Gründer der bioethischen Bewegung in den USA, erschöpft sich heute die Suche nach der Sinnhaftigkeit menschlicher Existenz im Wunsch nach Kontrolle. Diesem Paradigma der Kontrolle steht die Erfahrung des Alterungsprozesses diametral gegenüber. Es ist ein Prozess, der schon in sehr jungen Jahren einsetzt, der aber erst ab einem gewissen Alter spürbar wird. Der Tod und die Sterblichkeit lassen sich dank der modernen Medizin vom Zeitpunkt her hinausschieben, trotzdem bleiben die Menschen sterblich, verletzbar und zerbrechlich! Der Tod ragt immer als eine Möglichkeit ins Leben hinein! In den Grenzbereichen menschlichen Lebens wird die Vorgegebenheit desselben offenbar: Die Person findet ihr Leben stets vor und kann es nicht ewig machen. Die tiefsten Realitäten des Lebens bleiben der menschlichen Kontrolle letztlich entzogen. Die Illusion, die Menschen mittels medizinischer Technik endgültig vor Leiden, Alter und Tod bewahren zu können, zerbricht in der Erfahrung, dass mit den Erfolgen dieser Medizin neue Leidenssituationen einhergehen. Diese Erfahrung weist auf die Struktur menschlichen Handelns hin, welches ständig in der Spannung von Vermögen und Unvermögen steht. Das Paradigma der Kontrolle nimmt einseitig das Vermögen des Menschen in den Blick, während das Unvermögen und die Grenzen menschlichen Handelns verdrängt werden. Orientiert sich das medizinische Handeln allein an diesem Kontrollparadigma, so wird es der Wahrheit menschlichen Lebens nicht gerecht. Ein anderes, dem Leben angemesseneres Handlungsparadigma ist vonnöten!

Das Paradigma des Menschengerechten

Während beim Paradigma der Kontrolle vom Vermögen des Handelnden ausgegangen wird, orientiert sich das Handeln beim Paradigma des Menschengerechten an den Bedürfnissen und Notwendigkeiten derer, um die es geht. Während das kontrollierende Handeln die Wirklichkeit ständig umzugestalten versucht, wird im Rahmen des Paradigmas des Menschengerechten nach den Ansprüchen der vorgegebenen Wirklichkeit gefragt. Auf dem Hintergrund dieses Paradigmas versucht die Geriatrie ihre Entscheide dem Alter und der Sterblichkeit eines Menschen angemessen zu fällen, indem diese beiden Realitäten in ihren Entscheidungsprozess einbezogen werden. Es gilt kommunikativ zusammen mit dem Patienten und seinen Angehörigen aufzunehmen und aufgrund des Vorliegenden entsprechend zu handeln. Damit wird medizinisches Handeln wieder „Praxis" im ursprünglichen Sinne, welche das Handeln in der Medizin als kommunikatives Handeln versteht, denn ärztliches Handeln erwächst dem Dialog zwischen Arzt und Patient. Beide Gesprächspartner haben bei diesem Dialog die gleiche Entscheidungsbefugnis, beide haben spezifische Rechte und Pflichten. Die Struktur der Beziehung der beiden Partner wird am besten mit der „informierten Zustimmung" („informed consent") beschrieben, welche dem Autonomieanspruch der Patienten Rechnung trägt. Trotzdem zeichnet sich die Arzt-Patient-Beziehung durch eine allgemeine Asymmetrie aus: Beim Arzt liegt das Wissen und die (beschränkte) Handlungsmacht über die Krankheit des Patienten. Der Patient ist auf dieses Wissen und diese Handlungsmacht angewiesen, wenn er Hilfe gegen seine Krankheit sucht. Das Arzt-Patient-Verhältnis wird wegen dieser Asymmetrie am einsichtigsten mit dem Antwortschema von Not und Hilfe beschrieben[7]. Das ethische Grundmotiv medizinischen Handelns ist daher das Mitleid. Mitleid im Sinne der Sensibilität für die Verletzbarkeit des andern ist in der Medizin aber nur insoweit ethisches Grundmotiv, als es sich allein auf die verwundbare Intensität des Leibes bezieht und nicht auf die spezifische Verletzbarkeit der Ich-Identität als solcher, also nicht auf die chronisch augenfällige und konstitutionell gefährdete Integrität der Person[8]. Die leibliche Integrität ist Teil der Integrität der Person, und die Wiederherstellung der Körperfunktionen steht immer im Dienste der Integrität der Person als Ganzes. Die Grenze medizinisches Handelns liegt da, wo dieser Dienst in Manipulation der Person umschlägt. Es ist der Punkt, wenn medizinisches Handeln nicht mehr Praxis ist, welche aus der Kommunikation mit den Patienten erwächst, sondern zur Poiesis wird, welche aus dem

7 Illhart, F. J.: Medizinische Ethik.

8 Habermas, J.: Konventionelle oder kommunikative Ethik?

Menschen etwas herzustellen versucht, was über die Person hinausgeht und damit die Person zu einem Objekt macht. Diese Spannung zwischen Manipulation und Dienst am Menschen ist im Menschen selber angelegt, welcher um das rechte Verhältnis von Freiheit und Dienstbarkeit ringen muss, denn „losgelöst von der Dienstbarkeit, entartet die Freiheit zur libertären Willkür und erzeugt Despotie. Und losgelöst von der Freiheit, pervertiert die Dienstbarkeit zur sklavischen Untertanenschaft, in der jeglicher Gemeinschaftssinn ersticken muss“[9]. Von dieser Spannung ist der Arzt besonders betroffen: Einerseits ist er zum Dienst an den Patienten verpflichtet, darf er nicht über sie verfügen, anderseits bewahrt ihn seine Freiheit davor, alle ihre Wünsche erfüllen zu müssen. Der Antagonismus zwischen Freiheit und Dienstbarkeit des Arztes kann nur überwunden werden, wenn sie zu relationalen Werten werden, wie dies in der Haltung der mitleidvollen Zuwendung der Ärztin ihren Patienten gegenüber geschieht. Diese mitleidvolle Zuwendung des Arztes den Patienten gegenüber schafft Vertrauen. Ärztliches Handelns ist nicht möglich, wo das Vertrauen fehlt, denn das Vertrauen ist eine Grundsituation medizinischer Ethik. Medizinisches Handeln ist keine absolute Aktivität, sondern Aktivität in der Gemeinschaft des Lebens. Das Vertrauen enthält für den Handelnden Arzt die Aufforderung, sich durch das ihm anvertraute Leben, durch das ihm entgegengebrachte Vertrauen bestimmen zu lassen. Das ist die Selbstanwendung des Vertrauens von seiten der Patienten gegenüber dem Arzt. Sein Handeln soll vertrauenswürdig sein. Diese Forderung ist dem ärztlichen Handeln immer schon immanent; sie stellt nicht nur einen wünschenswerten Zusatz dar[10]. Das Vertrauen führt hin zu den Menschenrechten in der Medizin, denn das Vertrauen des Patienten konkretisiert sich in der Erwartung, dass ihm sein Recht widerfahre und er vom Arzt gerecht behandelt werde. Dieses ursprüngliche Verständnis der Menschenrechte in der Medizin weist darauf hin, dass die Patienten eine Lebenserwartung an das Handeln des Arztes haben, deren Erfüllung ihnen als Recht zukommt[11]. Am Begriff des Vertrauens erkennen wir, wie eng Ethik und Recht miteinander verbunden sind. Die Aufgabe der Güterabwägung ist es, zwischen Dienst und Manipula-

9 Rich, A.: Wirtschaftsethik. Bd. I, S. 188f.
10 Rendtorff, T.: Ethik. Bd. I.
11 Ebd.

tion in der Medizin zu unterscheiden und im medizinischen Handeln die Grenze zwischen Praxis und Poiesis zu ziehen.

Im Gespräche mit den Betroffenen geht es darum, Entscheide zu fällen, welche der Lebensgeschichte und der derzeitigen Situation der Patienten entsprechen. Dabei darf es nicht zu einer einseitigen Fixierung auf die Biographie der Patienten kommen, sondern die Lebenssituation gilt es immer wieder neu zu eruieren und zu erfragen mit „Welches Handeln ist dieser Person *heute* angemessen?". Die Suche nach dem Menschengerechten und Angemessenen ist schwierig. Auch wenn der Dialog nur sehr schwer mit den Patienten geführt werden kann, so ist ihr Autonomieanspruch so lange als möglich zu respektieren. Auch in der Geriatrie gilt: Gespräche sind nicht über, sondern mit den Patienten zu führen!

Behandlungen sind nicht mehr durchzuführen, weil der Mensch alt oder weil die Lebenserwartung zu kurz ist, sondern weil sie unter Umständen, die herausgearbeitet werden müssen, seiner derzeitigen Lebenssituation mit ihrer ganz spezifischen Geschichte nicht angemessen sind. Gute Modelle scheinen mir diejenigen zu sein, welche ein interdisziplinäres Assessment für den jeweiligen Patienten aufstellen[12]. Dem Lebenszyklus muss trotz aller Schwierigkeiten von Altersbegrenzungen vermehrt Bedeutung zugemessen werden. Für einen verantwortlichen Entscheid braucht es genaue Kenntnisse der Ausgangslage, und die klare Information über die Vor- und Nachteile einer Behandlung ist die unabdingbare Voraussetzung in der Entscheidungssituation. Dem Wunsch, keine lebensverlängernden Massnahmen mehr zu ergreifen, sollte entsprochen werden, genauso wie Nahrungsverweigerung am Lebensende als sinnvoll akzeptiert werden muss. Bei technischen Eingriffen ist eine gründliche Güterabwägung vonnöten. Einem alten Leben ist z. B. die Verpflanzung eines jungen Herzen nicht angemessen. Trotzdem muss die Frage offenbleiben, wieviel an technischen Eingriffen ein noch jugendliches Herz eines alten Menschen noch verträgt oder verlangt.

Das Paradigma des Menschengerechten gilt nicht nur für die Geriatrie, sondern ganz allgemein für die Medizin. Es stimmt sehr nachdenklich, wenn die meisten Kostenaufwendungen am letzten Lebensjahr eines Menschen gemacht werden. Das bedeutet, dass für alte und

12 de Beauvoir, S.: Das Alter.

junge Menschen zur Lebenserhaltung gleich hohe Kosten am Ende ihres Lebens aufgewendet werden[13]. Hier geschieht sehr viel Unangemessenes, weil man die Illusion der Kontrolle über das Leben nicht aufgeben will und am Leben des kranken oder sterbenden Menschen vorbeihandelt. Dieses Denken kommt die Gesellschaft menschlich und finanziell teuer zu stehen.

Auf dem Hintergrund der Kostenexplosion im Gesundheitswesen wird immer wieder die Forderung nach klar festgelegten Altersgrenzen für bestimmte Behandlungen erhoben. Die Individualität und Diversität des alten Lebens widerspricht dieser Forderung. Altersgrenzen werden dem einzelnen Menschen nicht gerecht. Ich bin überzeugt, dass ein sorgfältig und interdisziplinär ausgeführtes Assessment in der jeweiligen Situation am meisten Erfolg verspricht und auch im ökonomischen Bereich, gleichsam als gute Begleiterscheinung, Entlastung bringen wird. Bei klar festgesetzten Altersgrenzen besteht die Gefahr, dass die Gesellschaft die alten Menschen noch mehr abzuwerten beginnt, als dies ohnehin schon der Fall ist. Der Schritt ist klein zu einem Denken, in dem die alten Menschen keine Lebensberechtigung mehr haben.

Um in diesen schwierigen Bereichen zu Entscheiden zu kommen, welche angemessen und menschengerecht sind, braucht es mehr Information über das Vermögen und Unvermögen medizinischen Handelns. Die Verantwortung für eine solche umfassende und klärende Information der Öffentlichkeit liegt bei den medizinischen Berufen. Solange den Menschen in den Medien nur die Vorteile und Erfolge medizinischen Handelns vorgestellt werden, können sie sich kein realistisches Bild davon machen. Ethische Urteilsbildung setzt immer Sachkenntnis voraus; an den Ärzten liegt es, ihre Sachkenntnis den Menschen zu vermitteln, damit der notwendige öffentliche Diskurs über die Probleme der Altersbetreuung einsetzen kann. Der Umgang mit der Sterblichkeit ist eine ethische Herausforderung, welche sich allen Menschen stellt.

13 Abelin, T.: Selbständigkeit und Abhängigkeit im Alter. S. 31–47.

Pflegesituation

Bereits heute sind die Pflege- und Alltagshilfeangebote für alte und kranke sowie für behinderte Menschen ungenügend. Der Bericht über die spitalexterne Kranken- und Gesundheitspflege des Kantons Zürich zeigt stellvertretend für die ganze Schweiz das Manko in diesen Angeboten auf. „Der grösste Prozentsatz von betagten Menschen, welche Hilfe benötigen, wird von den Angehörigen betreut, in den meisten Fällen vom Ehepartner. Bei verwitweten hilfebedürftigen Betagten wird in 40 bis 60 % der Fälle die Hilfe von den Angehörigen übernommen, wobei jedoch auch die organisierte Hilfe in etwa 40 % der Fälle die primäre Hilfequelle darstellt. Wenn wir berücksichtigen, dass es nach dem Tod des pflegenden Ehepartners häufig zu einem Heimeintritt kommt, so können wir ausrechnen, dass insgesamt nach dem Tod des pflegenden Ehepartners nur in etwa 10 bis 20 % der Fälle andere Angehörige neu einspringen“[14]. Bedenken wir, dass sich aufgrund des neuen Selbstverständnisses der Frau die familiäre Hilfe verringern wird, so wäre die Folge davon, „dass bei einem Rückgang der familiären Hilfe um 10 %, also um 8,3 % der gesamten Hilfe, die Leistung der organisierten Dienste im Spitexbereich verdoppelt werden müsste, um nicht zusätzliche Heim- oder Spitaleintritte nötig zu machen“[15].

Die ethischen Konflikte und Entscheidungen, welche sich hier für die Geriater stellen, sind die Probleme rund um eine Heimeinweisung. Die betroffenen Angehörigen, insbesondere die Frauen, fühlen sich hin und hergerissen zwischen Pflichtgefühlen den eigenen Eltern gegenüber und dem Wunsch nach einer unabhängigen Lebensführung.

Diese Pflegeaufgaben müssen von der Gesellschaft als Ganze solidarisch wahrgenommen werden. Für die Sandwichgeneration, welche in Zukunft unter Umständen für die eigenen Kinder, für die Eltern und noch für die Grosseltern emotionell und finanziell zu sorgen hat, wird diese Situation untragbar im eigentlichen Sinne des Wortes werden. Gemeinsames Tragen ist gefragt! Um den erhöhten Bedarf an Pflegeleistungen abdecken zu können, gilt es neue Wege zu suchen, um hier mehr Hände, nicht nur Frauenhände, zu finden. Die solidari-

14 de Beauvoir, S.: Das Alter.
15 Ebd.

schen Leistungen sind in Form von Solidaritätdiensten auf alle Generationen zu verteilen. Zu denken ist hier an Sozialjahre mit Entschädigung für alle jungen Erwachsenen und an den Ausbau der gegenseitigen Altershilfe.

Prävention

Die Konfrontation mit dem Alter fällt in einer Zeit, welche einseitig einem Kult der Jugendlichkeit huldigt, besonders schwer. Das Alter wird verdrängt, und die Auseinandersetzung mit dem eigenen Alter findet kaum statt. Wir haben Mühe, uns als älter werdende Menschen zu erkennen. Negative Vorstellungen und Stereotypen prägen das Verhalten alten Menschen gegenüber und behindern eine sinnvolle Prävention. Simon de Beauvoir beschreibt in ihrem Buch „Das Alter" eindrücklich das Bild, welches sich die meisten Menschen in der modernen Gesellschaft auch heute noch vom alten Menschen machen: „Wie qualvoll ist das Ende eines Greises! Er wird jeden Tag schwächer; seine Sicht lässt nach, seine Ohren werden taub; seine Kraft schwindet; sein Herz findet keine Ruhe mehr; sein Mund wird schweigsam und spricht nichts mehr. Seine geistigen Fähigkeiten nehmen ab, und es wird ihm unmöglich, sich heute noch daran zu erinnern, was gestern war. Alle seine Knochen schmerzen. Die Tätigkeiten, denen er sich früher mit Vergnügen hingab, kann er nur noch mit Mühe ausführen, und der Geschmacksinn verschwindet. Das Alter ist das schlimmste Unglück, das einem Menschen widerfahren kann. Die Nase ist verstopft, und man kann nichts riechen."[16]

In den derzeitigen Präventionsbemühungen wird viel unternommen, diesem Bild entgegenzuwirken, indem von den alten Menschen ein realeres Bild entworfen wird. Vermehrt wird auf die Möglichkeiten und Fähigkeiten der alten Menschen hingewiesen, um dieses Stereotyp zu korrigieren. Alte Menschen werden ermutigt, ihre körperlichen und geistigen Fähigkeiten weiterhin zu trainieren. Hier liegen grosse Möglichkeiten zur Verbesserung der Lebensqualität der alten

16 Ebd.

Menschen in der Gesellschaft, welche auf keinen Fall unterschätzt werden dürfen. Sie sind äusserst wichtig und fördern die allgemeine Lebenszufriedenheit bis ins hohe Alter. So unterstützenswert und sinnvoll diese Entwicklungen sind, bergen sie doch eine Gefahr in sich: Abbau und Krankheit im Alter dürfen nicht in den persönlichen Verantwortungsbereich abgeschoben werden. Dies hätte eine fatale Entsolidarisierung der Gesellschaft mit denjenigen alten Menschen zur Folge, welche eben nicht mehr so aktiv und jugendlich sind wie viele von ihren Zeitgenossen. Der Bereich der Prävention hat auch einen gesellschaftspolitischen Aspekt, wenn die Ergebnisse der Untersuchungen berücksichtigt werden, wonach die Gesundheit und Lebenszufriedenheit im Alter stark von der jeweiligen Gesellschaftsschicht und von der Ausbildung, welche meistens zusammenhängen, abhängig sind. Je bessergestellt und -gesichert ein Mensch lebt, desto höher ist seine Wahrscheinlichkeit, auch ein gutes Alter mit relativ wenigen Beschwerden zu erleben. Diese Menschen, welche im Alter nicht verbraucht sind, haben entsprechend mehr Kräfte zur Verfügung, ihre letzte Lebensphase aktiv zu gestalten. Die beste Prävention ist daher eine Gesellschaft, welche allen Menschen ein menschengerechtes, sinnvolles Leben ermöglicht. Umgekehrt muss sich eine Gesellschaft, in welcher die alten Menschen ein mühsames Leben führen, im Hinblick auf ihre leitenden Werte und Normen in Frage stellen lassen und ihre gesellschaftlichen Prioritäten überdenken und neu setzen. Mutige gesellschaftspolitische Entscheide sind hier gefragt!

Der jeweilige Umgang einer Gesellschaft mit dem Alter offenbart ihre verborgendsten Werte. Wie alte Menschen behandelt werden und das Verhältnis, das eine Gesellschaft zu ihnen hat, zeigt, wieviel ihr das menschliche Leben wert ist!

Literatur:

Abelin, T.: Selbständigkeit und Abhängigkeit im Alter. Alter und Gesellschaft, Ringeling, H./Silvar, M., Haupt Verlag, Bern 1990.

de Beauvoir, S.: Das Alter. Rowohlt Taschenbuchverlag, Hamburg 1991.

Dona, G.: Geriatrie aus der Sicht des Geriaters. Apis 5/1992.

Habermas, J.: Konventionelle oder kommunikative Ethik? Praktische Philosophie/Ethik I, Apel, K.-O. u. a. Fischer Taschenbuch Verlag, Frankfurt a. M. 1980.

Haug, W.: Sterben die Schweizer aus? Überlegungen zum bevorstehenden Bevölkerungswandel. Alter und Gesellschaft, Ringeling, H./Silvar, M., Bern 1990.
Huber, F.: Geriatrie in der Schweiz. Eine Übersicht mit besonderer Berücksichtigung der Modelle von Basel und Genf. Apis 5/1992.
Illhart, F. J.: Medizinische Ethik. Springer-Verlag, Berlin 1985.
Rendtorff, T.: Ethik. Bd. I, Kohlhammer, Stuttgart 1980.
Rich, A.: Wirtschaftsethik. Bd. I, Gütersloher Verlagshaus, Gütersloh 1987.
ten Have, H., Welie, J.: Euthanasie – Normal Medical Practice? Hastings Center Report, 34–38, März/April 1992.

Gelungenes Altwerden und Sterben im Spannungsfeld von Macht und Menschenwürde[1]

Theologische und sozialethische Erwägungen zum Altwerden und Sterben

Die Würde dementer und abgebauter alter Menschen und die Selbstverständlichkeit des Nichttötendürfens werden derzeit im Namen der Autonomie des modernen Menschen in Frage gestellt. Der Würdebegriff wird direkt an die reale Autonomiefähigkeit eines Menschen gebunden und erhält dadurch eine neue Konnotation mit weitreichenden Konsequenzen für das Älterwerden und Sterben. Der Artikel geht den Wurzeln dieser Veränderungen im Würdeverständnis nach und zeigt mögliche Entwicklungen und Konsequenzen für die alten Menschen auf. Die Fragestellung wird anhand der Möglichkeiten und Grenzen der modernen Medizin behandelt. Der Schwerpunkt der Ausführungen liegt auf der Analyse der derzeitigen Tendenzen. Die Überlegungen sind ein Beitrag an einen interdisziplinären Diskurs über die Machtmöglichkeiten des heutigen Menschen allgemein.

Wertewandel in der modernen Medizin

Das medizinische Handeln ist eingebettet in den Kontext der modernen Gesellschaft mit ihren Werten und Normen. Wird ein Mensch krank, und wird er medizinisch behandelt, so erfährt er existentiell am eigenen Leib die Ambivalenz, Spannungen und Brüche der Handlungsmacht des modernen Menschen. Das medizinische Handeln wird so zum Spiegel für das Handeln einer Gesellschaft überhaupt. Verände-

1 Veröffentlicht in: Mettner, M. (Hg.): Wie menschenwürdig sterben? Zur Debatte um die Sterbehilfe und zur Praxis der Sterbebegleitung, Zürich 2000.

rungen im Wert- und Normengefüge der Medizin weisen auf einen tieferliegenden Wertewandel in der Gesellschaft hin. „Jede Gesellschaft hat die Medizin, die sie verdient!"

Zur Zeit findet im Bereich der medizinethischen Urteilsbildung ein grundsätzlicher Wertewandel statt, indem das Paternalismusmodell durch dasjenige der Autonomie abgelöst wird. Das Paternalismusmodell, bei dem der Arzt wie ein Vater für seine Patientin entscheidet, war insofern so lange unproblematisch, als die medizinischen Mittel beschränkt waren und zur Lebenserhaltung alle Mittel eingesetzt werden konnten und mussten. Die Lebenserhaltung war oberste Pflicht medizinischen Handelns, aus der weitere Pflichten folgten, wie zum Beispiel diejenige der Ernährung. Dass medizinisches Können zur ständigen Überlebenshilfe werden, ja mehr noch, dass die Überlebenshilfe selbst zum moralischen Problem werden könnte, lag ausserhalb des Vorstellbaren. Grundsätzlich war das Berufsethos der therapeutisch Handelnden einer Klinik geprägt durch den Kampf mit dem Tod, den es um jeden Preis zu gewinnen galt. War dies nicht mehr möglich, so beschränkte sich das medizinische Handeln darauf, Leiden zu lindern. Das Unterlassen von medizinischen Massnahmen zur Lebenserhaltung während einer akuten oder chronischen Krankheit wurde in der ethischen Tradition der Mediziner grundsätzlich als Verschulden des Arztes interpretiert. Und entsprechend wird die Möglichkeit des Tötenkönnens in den dominanten Traditionen der medizinischen Ethik bis heute abgelehnt.

Zwang zur Güterabwägung und Folgenethik

Durch den enormen medizinischen Fortschritt kann heute das Leben über das einem Menschen angemessene Mass hinaus verlängert werden, und die Medizin entwickelt Möglichkeiten, welche nicht jeder mit seinem persönlichen Lebensentwurf vereinbaren kann. Das therapeutische Handeln kann sich deshalb nicht mehr ausschliesslich an der Lebenserhaltung orientieren. Der medizinische Fortschritt zwingt die Menschen zur Wahl: Es muss bei jedem Patienten, ob jung oder alt, individuell abgewogen werden, welche von den zur Verfügung stehenden medizinischen Mitteln angewendet werden sollen und welche nicht. Damit werden Güterabwägungen mit dem menschlichen Leben selbst unausweichlich, indem nach den Folgen einer medizinischen Handlung für den Patienten gefragt werden muss. Wer soll diese Lebensentscheidungen fällen? Es geht um Leib und Leben der Patientin, sie muss deshalb diese schwerwiegende Wahl treffen und verantworten.

Aufgeklärtes Einverständnis (Informed consent)

Dieser Situation trägt die Rechtslage in der Schweiz Rechnung, welche dem Patientenwillen Priorität einräumt, indem jede medizinische Handlung als Körperverletzung eingestuft wird. Erst die Einwilligung des Patienten macht aus dieser Körperverletzung eine legitime Dienstleistung. Damit einher geht die Forderung nach dem aufgeklärten Einverständnis (informed consent) auf Seiten des Patienten, der vom Mediziner derart informiert werden muss, dass er sich selber eine Meinung bilden und entscheiden kann.

Diese Forderung, welche durch die Menschenrechte verbrieft ist, ist ein normativer Anspruch, der jedoch in Spannung zur tatsächlichen Autonomiefähigkeit eines Menschen steht. Menschen sind nie vollumfänglich autonom. Dies ist bei alten Menschen nicht anders als bei jungen.

Das Machtproblem des modernen Menschen

Was sich beim medizinischen Handeln zeigt, ist ein grundsätzliches Machtproblem des modernen Menschen: Seine Handlungsmacht ist derart weitreichend geworden, dass sie das den Dingen und dem Leben angemessene Mass übersteigen kann. Nicht nur in der Medizin, überall ist der moderne Mensch zur Wahl zwischen verschiedenen Handlungsmöglichkeiten herausgefordert. Der Mensch hat heute die Macht, das, was ihm vorgegeben ist, grundsätzlich zu verändern. Ist der Mensch überhaupt in der Lage, die Entscheidungen zu treffen, die ihm von seiner Handlungsmacht aufgezwungen werden? Wie konnte es überhaupt zu diesem Übermass an Handlungsmacht kommen?

Vier Kulturelemente: Rationalisierung, Verwissenschaftlichung, Technisierung und Industrialisierung

Eine Analyse der gegenwärtigen Kultur lässt vier Elemente erkennen, welche sich gegenseitig voraussetzen und beeinflussen: Rationalisierung, Verwissenschaftlichung, Technisierung und Industrialisierung. Keines der vier Elemente kann ohne das andere gedacht werden. Nur in der gegenseitigen Interdependenz dieser vier Elemente konnte sich dieses System entwickeln, welches die Gegenwart bestimmt. Entsprechend dem allgemeinen Rationalisierungsprozess ist der einzig inhärente Zweck des Systems, immer effizienter zu funktionieren. Alle gegenwärtigen Indikatoren unserer Kultur weisen auf eine allgemeine Funktionalisierung der Wirklichkeit hin. Indem der heutige Mensch im Gegensatz zum vorindustriellen Menschen, der hauptsächlich in der Landwirtschaft tätig war, seine Funktionen frei wählen kann, ist er auf den ersten Blick freier und unabhängiger geworden. Seine Wahl wird nur durch seine persönliche Leistungs- und Funktionsfähigkeit eingeschränkt. Insofern erlebt der moderne Mensch eine Befreiung. Indem sich aber die vier Kulturelemente zu einem System zusammenfinden, muss sich der moderne Mensch den Gesetzmässigkeiten des Systems unterwerfen. Er erfährt sich als funktionierenden Teil eines Systems, das nun seinerseits über ihn verfügt.

Zwang zur Effizienz

An die Menschen werden immer grössere Funktions- und Leistungsansprüche erhoben, welche die persönliche Freiheit jedes einzelnen einschränken. Der moderne Mensch gerät unter einen enormen Zeitdruck. Langsamkeit hat keinen Platz. Damit wird dem Menschen auch die Möglichkeit genommen, Prozesse zu durchlaufen. Die Arbeitsfähigkeit wird zum Hauptkriterium, nach dem einem Menschen Freiheit zugestanden wird. Jemand, der nicht fähig ist zu arbeiten, wird meist auch als Erwachsener nicht für voll genommen. Arbeitslosigkeit führt denn auch zu einer tiefen Identitätskrise. Persönliche Arbeitsfähigkeit allein genügt nicht mehr, denn von der Funktions- und Rollenerwartung her wird ein ganz bestimmtes Mass an Arbeitskapazität verlangt. Wird diese nicht erreicht, so wird der jeweilige Mensch ersetzt. Die gleichen Beobachtungen lassen sich auch am Bild des erwachsenen Menschen erkennen. Ein erwachsener Mensch hat sich gemäss diesem Anspruch durch Objektivität, Rationalität und Produktivität auszuzeichnen. Erstrebt wird dabei eine möglichst hohe Effizienz, das heisst Leistungsfähigkeit, auf diesen Gebieten, welche von der Gesellschaft als Erfolg bewertet wird. Da der einzelne Mensch für seine Leistungsfähigkeit verantwortlich ist, ist er in der Folge selber schuld, wenn er aus den Arbeitsprozessen herausfällt. Gesellschaftliche Disfunktionalität wird zur persönlichen Verantwortung, und alles, was im weitesten Sinne an sie erinnert, soll ausgelöscht werden. Kinder sollen deshalb möglichst schnell erwachsen werden, mit alten, kranken und behinderten Menschen weiss man nicht so recht, wohin. Das Alter hat in diesen Rollenerwartungen keinen Platz mehr, denn die Produktionsfähigkeit nimmt ab, und diejenigen Eigenschaften, die mit dem Alter ausgeprägter werden, sind im funktionalen Produktionsablauf nicht gefragt. Ältere Menschen werden mittels vorzeitiger Pensionierung oder Entlassung aus dem Produktionsablauf ausgeschlossen.

Gesellschaftliche Funktion der modernen Medizin

Im Kontext dieser Kultur hat die Medizin die Aufgabe, die Funktionalität der Menschen wieder herzustellen, wenn nicht gar zu verbessern. Zunehmend bekommt sie auch den Auftrag, Leben, welches den gestellten Anforderungen nicht genügt, zu eliminieren. Entsprechend dem gesellschaftlichen Klima mit dem Trend zur persönlichen Verantwortung für den Gesundheitszustand, werden auch Krankheit und Behinderung zur Schuldfrage. Die moderne Medizin soll helfen, die Spuren des Alters zu verwischen. Die Schwierigkeiten der Gesellschaft, mit Funktionsverlusten umzugehen, lassen sich anhand der Rehabilitation sehr schön zeigen. Markus Mäder, Chefarzt des REHAB-Zentrums in Basel, schrieb in der Neuen Zürcher Zeitung:

> Die Patienten in der Rehabilitation sind in unserer Gesellschaft Verlierer, sie können eine oder mehrere Funktionen nicht mehr einsetzen, sie sind beeinträchtigt. Es braucht die Kraft des Patienten und eines Teams, diese Verliererposition in eine Gewinnerposition anderer Art umzugestalten. So gesehen liegt die Rehabilitation eigentlich nicht im Trend. … Es reicht also für das Gelingen nicht, wenn die Rehabilitation auf der Ebene der Funktionseinschränkung geleistet wird.[2]

Gerade diese Einschränkung geschieht in der modernen Medizin, wenn sie nicht den ganzen Menschen, sondern nur die Funktion einzelner Organe im Blick hat. Die revolutionierenden Erkenntnisse für die Medizin werden gar durch den genauen Blick auf Zellen und Gene gewonnen. Damit sollen die unglaublichen Leistungen der modernen Medizin nicht heruntergespielt werden. Das beeindruckende Können, ja wirkliche Helfen können, die Macht der Medizin gegen Krankheit machen die Urteilsbildung im Einzelfall so unendlich schwierig.

Faszination und Zauberei

Die heutigen Handlungsmöglichkeiten sind enorm, und man glaubt an den Zauberstab der modernen Medizin. Der Mensch erliegt der Faszination der eigenen Machtmöglichkeiten und der Illusion, eines Tages Leiden, Krankheit, Behinderung, Alter, Sterben und Tod ganz aus der Welt zaubern zu können. Die Erfindung der Antibiotika zum Beispiel ist ja auch fast so etwas wie Zauberei. Auch dieser Zauberstab kann zum falschen Zauber werden, wenn damit das Sterben eines Menschen

2 Neue Zürcher Zeitung, Nr. 65, 19. März 1997, S. 15.

unnötig hinausgeschoben wird. Die Entscheidung, ob Antibiotika bei einem Menschen angebracht sind oder nicht, ist nicht leicht zu fällen. Medizin und Zauberei haben eine lange gemeinsame Tradition, der Medizinmann war immer zugleich der Zaubermann.

Bis anhin hat sich die moderne Medizin des Zauberstabs des bewusst verfügten Todes enthalten. Diesen letzten Trumpf menschlicher Macht möchte man heute gegen das schmerzliche Sterben einsetzen. Gibt es einen wirkungsvolleren Zauberstab gegen Krankheit, Leiden, Behinderung, Alter und Sterben als den verfügten Tod? Mit einem Streich wären damit die existentiellen Grenzen des menschlichen Daseins überwunden.

Neue Freiheiten schaffen neue Verantwortlichkeiten. Sobald Tötung als Handlung legitimiert wird, entsteht gegenüber Krankheit, Behinderung, Leiden, Sterben und Tod eine neue Verantwortung: Derjenige, der nicht bereit ist zu töten, wird in der Folge für das Leiden verantwortlich gemacht. Disfunktionalität wird zur Privatsache, die sich im Kontext eines enormen ökonomischen Druckes nur Reiche noch leisten können. Damit fallen Macht und Würde zusammen, und die Handlungsmacht des Menschen wird grenzenlos. Die Legalisierung des Tötenkönnens ist die letzte Konsequenz einer allein auf Funktionalität ausgerichteten Gesellschaft, welche den Dingen an sich keinen Eigenwert mehr zugesteht. Leben hat nur dann noch eine Würde, wenn es zur Macht fähig ist. Was sich abzeichnet, ist die Aufgabe des Würdeparadigmas, welches der Welt und ihren Kreaturen Eigenwert und Würde unabhängig von ihren realen Fähigkeiten und Möglichkeiten zuspricht. Der Würdebegriff wird damit in sein Gegenteil verkehrt. Diese Verkehrung lässt sich am Text der Motion Ruffy zeigen:

> Trotz allen Mitteln, die für die Lebensverlängerung heute zur Verfügung stehen, gibt es weiterhin unheilbare Krankheiten, welche mit fortschreitender Entwicklung die Würde des Menschen in schwerer Weise beeinträchtigen. Angesichts dieser Tatsache haben in unserer Gesellschaft immer mehr Menschen den Wunsch, selber über ihr Ende mitbestimmen und in Würde sterben zu können. Daher ersuche ich den Bundesrat, einen Entwurf für einen neuen Art. 115bis des Schweizerischen Strafgesetzbuches vorzulegen.

Reduktion der Ethik auf Verfahrensethik

Wird das Würdekonzept aufgegeben, so wird die Ethik auf eine Verfahrensethik reduziert, welche allein Vorgehensweisen bei einer Handlung in bezug auf Wissensgewinnung, Leiden und Glück beurteilt, die Handlung an und für sich dabei aber nicht in Frage gestellt werden darf. Im Namen der menschlichen Autonomie darf es im Kontext eines allgemeinen Funktionalismus für Eingriffe in die Natur oder ins menschliche Leben per se keine Tabus geben. Hinter diesem absoluten Freiheitsanspruch steht die Vorstellung eines Dualismus zwischen Geist und Materie, durch den die Materie dem Menschen frei zur Verfügung steht. Im Anschluss an diese Meinung darf die aktive Sterbehilfe als Handlung nicht in Frage gestellt werden, sondern es gilt allein ihre Anwendung ethisch zu gestalten, indem die Autonomie der Sterbenden respektiert werden müsse. Aber wird dieses Autonomiemodell dem Menschen gerecht?

Ambivalenz des Lebens

Das Leben ist spannend und durch verschiedene Ambivalenzen geprägt. Der menschlichen Autonomiefähigkeit steht die Abhängigkeit, der Rationalität die Irrationalität gegenüber. Der Mensch atmet ein und aus, er ist tätig und ruhig, er spricht und schweigt. Seine Existenz entwickelt sich und zerfällt. Der Mensch empfängt sich von irgendwoher und muss sich irgendwohin lassen. Während ihrer Lebenszeit haben die Menschen grosse Gestaltungsmacht. Das funktionale Paradigma versucht dieses Spannungsverhältnis einseitig aufzulösen, indem es einseitig die aktiven und unabhängigen Komponenten des Menschseins betont und die abhängigen Seiten der Menschen ausblendet. Es ist jedoch eine Grundkonstante der menschlichen Existenz, dass der menschlichen Autonomie die Abhängigkeit vorausliegt. Wahre Autonomie ist nur möglich, wo diese Abhängigkeiten wahrgenommen und respektiert werden. Dem funktionalen Paradigma gegenüber steht dasjenige der Würde, welches das Handeln an dem Menschen Vorgegebenen orientiert, indem es dem Vorgegebenen einen Eigenwert zugesteht. Die beiden Paradigmen unterscheiden sich in einem völlig anderen Zugang zur Welt. Während der funktionale Ansatz der Welt seine Handlungskonzepte überstülpt, werden beim Würdeparadigma die Handlungen von dem her entworfen, was dem Menschen vorgegeben ist. Während beim funktionalen Paradigma die Autonomie des Menschen absolut gedacht wird, wird sie beim Würdekonzept durch den Eigenwert der Welt begrenzt gesehen und als gebundene interpretiert.

Würdeansatz

Der Würdeansatz enthält ein bewahrendes Moment, indem Würde dadurch definiert wird, dass es Bereiche gibt, die nicht instrumentalisiert werden dürfen. Solche Tabubezirke ergeben sich im ausserhumanen Bereich von der Ästhetik, beim Menschen und Tier von deren Würde her. Eine Instrumentalisierung ist nur in Ausnahmefällen und unter klar definierten Bedingungen zugelassen. Das Würdekonzept geht von einer Vernetzung der Entscheidungsprozesse aus, das heisst, Entscheide in einem Bereich präjudizieren ähnliche in einem anderen. Auf diesem Hintergrund formuliert sich das Slippery-Slope-Argument, wonach Würdeverletzungen andere nach sich ziehen. Dahinter steht ein ganzheitlicher Weltentwurf, bei dem Geist und Materie eine Einheit bilden und sich gegenseitig beeinflussen.

Es wird hier die These vertreten, dass durch die Respektierung der Würde Entwicklungen nicht möglich wären, welche die Verantwortungsfähigkeit des Menschen übersteigen. Es wird angenommen, dass durch Handlungen, welche den Eigenwert der Natur und Kreatur verletzen, Machtpotentiale entstehen, denen der Mensch nicht gewachsen ist und die diese Würde auslöschen können. Ein wichtiger Grundsatz des Würdeansatzes lautet: Autonomie bemisst sich an dem zu entscheidenden Gegenstand. Für das Sterben stellt sich die Frage, ob autonome Entscheide der Grenze der menschlichen Autonomie, dem Tod selbst, angemessen sind oder nicht. Nach diesem Ansatz geht es bei dieser Frage nach der Legitimität der aktiven Sterbehilfe um grundsätzliche Welt- und Lebensentwürfe mit weitreichenden Konsequenzen für das Leben überhaupt und das Zusammenleben der Menschen miteinander im speziellen.

Grenze des menschlich Verträglichen

Es ist eine existentielle Erfahrung der Patientinnen, der Ärztinnen und Pflegenden, dass das medizinische Machenkönnen in vielen Bereichen an die Grenze des menschlich Verträglichen stösst. Die menschlichen Ressourcen reichen oft nicht aus, um die grossartigen medizinischen Handlungsmöglichkeiten human gestalten zu können. Wenn Menschen eine fremde Leber von einem Hirntoten bekommen, brauchen sie auch Seelenpflege; wenn bei Menschen immer frühere Diagnosen über Krankheiten gestellt werden können, die erst viel später im Leben ausbrechen werden, brauchen sie eine gute Beratung, ob sie dieses Wissen überhaupt wollen. Seelenpflege, Beratung – die menschliche Gestaltung der medizinischen Anwendungsmöglichkeiten braucht Zeit und Raum, damit die damit verbundenen Prozesse beim einzelnen Menschen ablaufen können. Sehen wir uns in den Spitälern um, so fehlt beides: Zeit und Räume, um mit Patienten nur schon ein Gespräch führen zu können.

Es ist symptomatisch, dass in der Betreuung von alten Menschen die Defizit- durch die Kompetenzmodelle abgelöst werden. Und auch an diesem Wechsel zeigt sich die grosse Ambivalenz von einerseits neuen Möglichkeiten durch neues Können und andererseits die Grenze menschlicher Verträglichkeit. Man hat lange Zeit durch die Dominanz der Defizitmodelle alten Menschen viele Möglichkeiten verbaut. Mit mehr Training usw. kann heute dank den Kompetenzmodellen einiges an Funktionalität zurückgewonnen werden. Trotzdem bleiben Gebrechlichkeit und Abbau. Was geschieht im Rahmen von Kompetenzmodellen mit alten, abgebauten und dementen Patientinnen?

Grenzen menschlicher Handlungsmacht

Die Notwendigkeit der Güterabwägung angesichts der Reichweite medizinischen Könnens weist kraftvoll auf die Notwendigkeit des Abwägens von Grenzen der menschlichen Handlungsmacht überhaupt hin. Genauso wie im medizinischen Alltag nicht ungefragt jedes Mittel eingesetzt werden darf, können nicht unbesehen alle technischen Möglichkeiten angewendet werden. Individuelle Güterabwägungen sind unabdingbar. Nur, was für Güter sollen dabei in die Waagschale geworfen werden? Die Güter der Effizienz und Funktionalität allein sind dem spannenden menschlichen Leben nicht angemessen, genausowenig wie sie der Welt angemessen sind. Ein Leben, das sich ausschliesslich an Effizienz und Funktionalität orientiert, kann nicht gelingen, denn das, was das Leben sinnvoll und lebenswert erfahren lässt, lässt sich mit Funktionalität nicht einholen. Kompetenzmodelle werden der Lebenswelt von alten Menschen nur beschränkt gerecht.

Dem Zwang zur Funktionalität entgegen stehen nicht funktionale, existentielle Bedürfnisse der Menschen. Leben und Sterben gelingen dort, wo alte Menschen Vertrauen, Lebensfreude und Zuwendung bekommen. Das medizinische Handeln ist heilendes Handeln nur, wenn die Menschen in ihm Vertrauen, Lebensfreude und Zuwendung erleben. Alle drei brauchen Zeit und Raum, damit sie sich entwickeln und ereignen können. Machbar sind sie nicht, mit geeigneten Rahmenbedingungen lassen sie sich jedoch fördern.

Christliche Perspektive

Aus der Perspektive des christlichen Glaubens wird diese horizontale Trias von „Vertrauen, Lebensfreude und Zuneigung“ getragen von der vertikalen Trias „Glaube, Hoffnung und Liebe“, welche erst den Sinn von Vertrauen, Lebensfreude und Zuwendung auf eine transzendente Realität hin erschliesst, die der Macht des Menschen entzogen bleibt. Denn die Frage nach dem, warum man einem alten Menschen Zeit geben, ihn auf seinem Weg des Abschieds vom Leben begleiten soll, lässt sich nicht anders als mit dem Anspruch von ihm auf eine fremde Würde beantworten. Eine Würde, die allem Abbau, aller Demenz, aller Inkontinenz und allem menschlichen Zerfall vorausliegt und von diesen Beeinträchtigungen der menschlichen Autonomie unangetastet bleibt und die kraftvoll Anspruch auf Solidarität der Gesellschaft mit allen Menschen erhebt.

Schlussbemerkungen

Zaubermänner und -frauen vermochten schon immer zu heilen und viel Gutes zu tun. Mancher Zauber jedoch hat sich als fauler Zauber erwiesen. Eine Säkularisierung des Glaubens an die unbeschränkte Machbarkeit und Zauberkraft des modernen Menschen ist dringlich, denn die Würde der Welt und ihrer Kreaturen ist ernsthaft in Gefahr. Es könnte sein, dass eine allein auf Effizienz ausgerichtete Gesellschaft immer weniger Lebensplätze zur Verfügung stellt. Alten, abgebauten Menschen wird in einem solchen gesellschaftlichen Klima keine Daseinsberechtigung mehr zugestanden werden.

Im medizinischen Alltag beginnt sich langsam die Erkenntnis durchzusetzen, dass nicht alles gemacht werden darf, was man kann. Es ist in vieler Hinsicht eine Frage des gelingenden Lebens, ja Überlebens, dass sich diese Erkenntnis auch in anderen Bereichen menschlicher Machtmöglichkeiten durchsetzt.

Autonomie bemisst sich an ihrem Gegenstand. Der Tod als Gegenstand ist die Grenze menschlicher Handlungsmacht. Autonomes Verfügen über diese Grenze wird zum Widerspruch in sich selbst und schafft Verantwortlichkeiten, die der begrenzten menschlichen Autonomie nicht angemessen sind. Krankheiten, Behinderungen, Sterben und Tod entstehen oft durch persönliches Versagen, gerade deshalb dürfen sie nicht zur persönlichen Schuld werden, welche die Gesellschaft ihrer Solidarität mit leidenden Menschen enthebt. Medizinisches Handeln ist immer wieder auf seine Verträglichkeit mit den Menschen zu überprüfen. Eine Aufgabe, die von den Betroffenen gemeinsam angepackt werden kann. Lösungen für die einzelnen Fragen können sich nur langsam in einem Diskurs entwickeln. Dieser Diskurs braucht Zeit und Räume. Schaffen wir sie!

Unbeschränkte Kontrolle über den eigenen Tod?[1]

Ethische Überlegungen zur Sterbehilfe in den Niederlanden

Der folgende Text befasst sich mit der neuen Gesetzgebung und der Praxis der Sterbehilfe in den Niederlanden. Die Situation in Holland, wo Euthanasie zwar strafbar ist, aber unter bestimmten Voraussetzungen toleriert wird, wird vom Standpunkt einer Kritikerin der aktiven Sterbehilfe analysiert.

Die Probleme des gelungenen Sterbens sind ein altes Thema in der Tradition der medizinischen Ethik. Bereits im hippokratischen Eid, auf den die Ärzte heute noch verpflichtet werden, finden wir Aussagen zur Haltung des Arztes der Sterbehilfe gegenüber: So heisst es dort unter anderem: „Ich werde niemandem ein tödlich wirkendes Medikament geben, auch nicht, wenn ich darum gebeten werde, und keinen Rat dazu erteilen." Entsprechend den gesellschaftlichen Konstellationen und geschichtlichen Ereignissen erfuhr diese Passage des Ärztekodexes Abschwächungen oder Verschärfungen. Immer aber war die Sterbehilfe ein Thema, das die Ärzteschaft besonders beschäftigt hat. Dies erstaunt nicht, denn neben der Geburt gibt es wohl kaum ein Thema, das die Menschen mehr zu bewegen vermag als der Tod und das Sterben.

Im Tod stösst der Mensch an die Unverfügbarkeit seines Lebens, er ist die Grenzerfahrung schlechthin. Der Umgang mit Sterben und Tod steht im Zentrum jedes Lebensentwurfes, hier entscheidet sich die Lebensführung, also die Ethik. Bei der Euthanasiefrage stehen daher das Existenzverständnis und das Wertgefüge einer Person oder einer Gesellschaft zur Debatte. Es ist auf diesem Hintergrund interessant, die Diskussion und die Entwicklung der Sterbehilfe in den Niederlanden zu verfolgen, wo in der Praxis die aktive Sterbehilfe unter ganz bestimmten Voraussetzungen toleriert wird.

1 Veröffentlicht in: Neue Zürcher Zeitung, 12. März 1994, S. 25.

Gesetzliche Regelung der Euthanasie

Der neuste Entscheid zur Regelung der aktiven und passiven Sterbehilfe, welcher in der Ersten Kammer der holländischen Regierung im November 1993 gefällt worden ist, ist ein Kompromiss: Von Gesetzes wegen bleibt die aktive Sterbehilfe strafbar, während sich ein Arzt in der Praxis bei ausweglosem Leiden oder beim ausdrücklichen Wunsch eines Patienten nach aktiver Sterbehilfe auf einen Notstand berufen kann, welcher ihn von einer Strafverfolgung befreit. Dieser Kompromiss bestimmt seit langem die Praxis der Euthanasie in den Niederlanden, welche als absichtlich ausgeführte lebensbeendende Handlung durch einen anderen als den Betroffenen selbst definiert wird. Behandlungsabbruch wird nicht als Euthanasie bezeichnet.

Dieses Auseinanderklaffen von Gesetz und Praxis wurde durch eine neue Regelung des Leichenschaugesetzes ermöglicht. Danach sind dem Staatsanwalt durch den Leichenbeschauer die Fälle von Sterbehilfe und Hilfe zur Selbsttötung zu melden. Der Leichenbeschauer wiederum erhält seinen Bericht vom behandelnden Arzt. In der Folge entscheidet der Staatsanwalt, ob der Arzt rechtlich verfolgt werden soll oder nicht. Kann der Arzt gegenüber dem Staatsanwalt Notstand ausweisen, so wird er freigesprochen. Das oberste Gericht anerkannte 1984 den Notstand als Pflichtenkollision des Arztes zwischen seinem Auftrag zu heilen und demjenigen, Leiden zu mildern. Notstand ist juristisch gesehen nicht nur die Entschuldigung des Täters, sondern bedeutet die Rechtfertigung der Tat an und für sich.

Was für einen Sinn macht eine solche Gesetzgebung? Grundsätzlich hat das Gesetz in einer pluralistischen Gesellschaft die Aufgabe, eine Minimumsethik festzuschreiben, welche das Zusammenleben der Menschen mit ganz verschiedenen Werthaltungen möglich macht. Zu fragen ist, warum in den Niederlanden nicht entsprechend der vorliegenden Praxis der Euthanasie neue Gesetze formuliert wurden und die aktive Sterbehilfe im Strafrecht Aufnahme fand.

Das Tötungstabu als Garant humanen Zusammenlebens

Mit der Strafbarkeit der Euthanasie versuchen die Parlamentarier am Tabu der Tötung festzuhalten. Wie die Geschichte eindrücklich belegt, ist das Tötungstabu die Grundkonstante humanen Zusammenlebens in einer pluralistischen Gesellschaft. Die einzige legitime Ausnahme davon ist die Notwehr. Diese Grundkonstante setzt dem individuellen Handeln Grenzen. Eine Aufhebung des Tötungstabus ist gesamtgesellschaftlich gesehen gefährlich, denn in einer pluralistischen Gesellschaft gibt es wenig andere Werte mit so hoher Verbindlichkeit. Wo dieses Tabu verletzt wird, wächst der Druck auf schwache, kranke und alte Menschen, die Gesellschaft mit ihrem Dasein nicht zu belasten. Damit humanes Zusammenleben möglich ist, braucht es Gesetze, auf die sich der Einzelne zu seinem Lebensschutz berufen kann. Diesen Lebensschutz hoffen die Niederländer mit der jetzt aktualisierten Gesetzgebung aufrechterhalten zu können.

Demgegenüber wird in der Praxis die absolute Selbstbestimmung des Individuums praktiziert, welches sogar über seinen Tod verfügen können soll. In dieser Spannung zwischen Gesetz und Praxis stehen sich das gesamtgesellschaftliche Interesse auf menschengerechtes Zusammenleben und der Anspruch des Individuums auf absolute Selbstbestimmung gegenüber. Jede Praxis muss sich aber auf ihre Auswirkungen für das allgemeine Wohl hin hinterfragen lassen.

Der Remmelink-Report

Um die Auswirkungen der praktizierten aktiven Sterbehilfe zu untersuchen, wurde unter dem Präsidium des Juristen Remmelink ein Untersuchungskomitee eingesetzt, dessen Ergebnisse im Herbst 1991 publiziert wurden. 1990 wurde in 2300 Fällen aktive Sterbehilfe ausgeführt (1,8 % aller Todesfälle in den Niederlanden), wobei 1550 Fälle sich beim Patienten zu Hause abspielten; Beihilfe zum Suizid wurde bei 400 Patienten geleistet (0,3 % aller Todesfälle); in 1000 Fällen wurde aktive Sterbehilfe auf bloss vermuteten Wunsch des Patienten hin ausgeführt, ohne dass der Patient oder die Patientin in der Lage gewesen wäre, den Wunsch nach Sterbehilfe selbst zu äussern. Dabei hatte der Arzt in 59 % der Fälle immerhin gewisse Anhaltspunkte für einen solchen Wunsch des Patienten; in 41 % der Fälle war ein Gespräch darüber nicht mehr möglich.

Bei dieser aktiven Sterbehilfe ohne ausdrücklichen Wunsch des Patienten waren die Patienten eher jünger und häufiger Männer als Frauen, und sie hatten in den meisten Fällen Krebs. Normalerweise kannte der Arzt den Patienten über eine Dauer von 2,4 bis 7,2 Jahren. Durch die Euthanasie wurde das Leben des Patienten um ein paar Stunden bis höchstens eine Woche verkürzt (86 %). In 83 % war die Entscheidung mit Angehörigen und in 70 % mit einem Kollegen besprochen worden. Bei diesen 1000 Fällen war in 45 % die Schmerzbehandlung nicht ausreichend. Trotzdem wurde in nur 30 % der Fälle Schmerz als der ausschlaggebende Faktor für die Tötung genannt.

3700 Leben aktiv beendet

Bei den restlichen 70 % wurden folgende Entscheidungskriterien angeführt: eine schlechte Lebensqualität, keine Aussicht auf Besserung des Zustandes, sämtliche Formen medizinischer Behandlung waren nutzlos geworden, und der Patient war nicht verstorben, obwohl alle medizinischen Behandlungen eingestellt worden waren. In einem Drittel der Fälle spielte die Familiensituation eine ausschlaggebende Rolle, indem die Angehörigen das Leiden des Patienten nicht mehr ertragen konnten. Einer der befragten Ärzte sagte aus, dass auch ökonomische Überlegungen mitgespielt hätten. Insgesamt bedeutet dies, dass bei 3700 Patienten das Leben aktiv beendet wurde, was 4,3 % aller Todesfälle in den Niederlanden ausmacht.

Die 1000 Fälle aktiver Sterbehilfe ohne ausdrücklichen Wunsch der Patienten, welche im Remmelink-Report genannt wurden, zusammen mit dem Urteil vom Mai 1993, bei welchem zwei Ärzte freigesprochen wurden, nachdem sie einer depressiven Frau nach nur acht Wochen des Leidens eine Überdosis Schlaftabletten verschrieben hatten, lassen aufhorchen. Diese Praxis zeigt deutlich, dass sich das Tötungstabu nicht relativieren lässt: entweder ist die Tötung tabu, oder sie ist es nicht, ein Mittelweg ist ausgeschlossen. Sobald das Tötungstabu gebrochen und die Tötung für eine bestimmte Kategorie von Menschen zugelassen wird, geht das Tabu als Ganzes verloren, denn aus Gründen der Gerechtigkeit ist nicht einzusehen, warum z.B. inkompetente Menschen nicht dasselbe Recht auf „Leidenserlösung" haben sollten wie kompetente. Wenn körperlich leidenden Menschen aktive Sterbehilfe zugestanden wird, wird diese sich über kurz oder lang auch auf – beispielsweise – psychiatrische Patienten erstrecken.

Die Erfahrungen in Holland bestätigen, dass der Anspruch des Menschen auf unbeschränkte Selbstbestimmung, wonach er mit seinem Leben tun und lassen kann, was er will, eine Fiktion ist. Das Angewiesensein des Menschen auf andere wird bei der Sichtweise des Verfügungsrechtes in bezug auf den eigenen Tod völlig ausgeblendet. Ausgeblendet wird auch der Einfluss, den das persönliche Handeln eines Menschen auf das gesellschaftliche Zusammenleben ausübt. Die Vorstellung des in jeder Hinsicht selbstbestimmten Menschen entspringt dem Paradigma der Kontrolle, welches das Selbstverständnis des modernen Menschen prägt. Danach glaubt der Mensch, dass er im Prinzip alle Probleme technisch-wissenschaftlich in den Griff bekommen könne. Bezog sich diese Illusion der Naturbeherrschung zuerst allein auf die äussere Natur, so hat sie sich heute auf die Existenz des Menschen ausgedehnt.

Der technische Imperativ

In der Medizin hat sich der technische Imperativ durchgesetzt, wonach das gemacht werden soll, was technisch möglich ist. Dieses Vorgehen ist ethisch gesehen nicht neutral, denn damit wird das technisch Mögliche zum moralisch Geforderten. Nach Daniel Callahan, dem Begründer der bioethischen Bewegung in den USA, erschöpft sich derzeit die Suche nach Sinnhaftigkeit menschlicher Existenz im Wunsch nach Kontrolle. Es liegt eine gewisse Ironie darin, wenn die Forderung nach aktiver Sterbehilfe ursprünglich gegen einen zu grossen Anspruch der modernen Medizin auf Kontrolle über das menschliche Leben erhoben wurde und dies auch heute noch geschieht. Dabei wird verkannt, dass sowohl der technische Imperativ in der modernen Medizin als auch die Forderung nach aktiver Sterbehilfe dem gleichen Paradigma der Kontrolle entspringen.

Die Dominanz des Kontrollparadigmas in der Medizin hat dazu geführt, dass beim ärztlichen Handeln einseitig das Können in den Blick genommen und das Unvermögen verdrängt wird. Die Illusion, die Menschen mittels medizinischer Technik vor Leiden, Sterben und Tod bewahren zu können, zerbricht in der Erfahrung, dass mit den zum Teil grossartigen Erfolgen der modernen Medizin neue Leidenssituationen einhergehen. Sich auch diesen von den medizinisch-therapeutischen Möglichkeiten selbst erzeugten Leidenssituationen zu stellen ist eine ethische Pflicht und Herausforderung an jeden Arzt und jede Ärztin. Die medizinischen Möglichkeiten zur Lebensverlängerung gilt es nach sorgfältigen Güterabwägungen zum Wohle des Patienten einzusetzen. Welches Handeln einem Patienten angemessen ist, kann nur auf dem Hintergrund seiner Biographie im vertrauensvollen Gespräch zwischen Arzt und Patient eruiert werden. Ist dieses Gespräch nicht mehr möglich, muss der angenommene Wille des Patienten gesucht werden. Es stimmt nachdenklich, wenn die höchsten Kostenaufwendungen im letzten Lebensjahr eines Menschen gemacht werden. Hier geschieht sehr viel Unangemessenes, weil man die Illusion der Kontrolle über den Tod nicht aufgeben will und am Leben des kranken oder sterbenden Menschen vorbeihandelt. Dieses Denken kommt die Gesellschaft menschlich und finanziell teuer zu stehen.

Ein Weg zwischen den beiden ethischen Grenzpunkten der Sterbehilfe – alles zu tun, was möglich ist, oder aber zu töten – lässt sich nur finden, wenn das Unterlassen einer medizinischen Handlung, welche unter Umständen zum Tode des Patienten führt, nicht mit einer Tötung gleichgesetzt wird. Diese Unterscheidung ist von elementarer Bedeutung. Das Unterlassen einer medizinischen Handlung muss nur dann ärztlich verantwortet werden, wenn dem Patienten dadurch ein Schaden erwächst. Sobald es aber unentscheidbar geworden ist, ob therapeutische Massnahmen noch sinnvoll sind oder nicht, kann sie der Arzt oder die Ärztin sein lassen und das Leben und das Sterben des Patienten dem Zufall übergeben.

Es ist die Grenze des Nichtwissens, welche den Arzt zum Handlungsverzicht führt. Die therapeutisch ausgerichtete Betreuung des

Patienten wird dabei zur palliativen Begleitung. Die Betreuer und Betreuerinnen sind dabei als Menschen gefragt, welche Nähe und Zärtlichkeit schenken, sofern dies der sterbende Mensch zulässt. Während die Tötungshandlung dem Patienten jede Lebenschance nimmt, bleibt ihm bei einem passiven Abbruch lebensverlängernder Massnahmen diese Chance erhalten. Tötendes und unterlassendes Handeln erwachsen verschiedenen Motivationen: Während die aktive Sterbehilfe bewusst den Tod des Patienten zum Ziel hat, wird mit dem Unterlassen beabsichtigt, den Patienten von therapeutischen Eingriffen, die ihren Sinn verloren haben, zu befreien. Die Pflicht zur Schmerzlinderung bleibt selbstverständlich weiterhin erhalten, selbst wenn mit ihr unter Umständen eine gewisse Lebenszeitverkürzung einhergehen kann. Hierzu ist zu bemerken, dass dabei die Lebensverkürzung nicht Ziel, sondern Begleiterscheinung ist.

Neue Handlungsoption mit Folgen

Mit der aktiven Sterbehilfe wird eine neue Option in die Sterbebetreuung eingebracht. Sobald aktive Sterbehilfe akzeptiert wird, bekommt das ärztliche Handeln eine neue Dimension von Verantwortung: Verweigert der Arzt die aktive Sterbehilfe, so kann er nun für das weitere Leiden des Patienten verantwortlich gemacht werden. Dies führt zu einer ethischen Überlastung der ärztlichen Verantwortung, indem das Sterben und der Tod selber Gegenstand ärztlicher Verantwortung werden und sich nicht mehr zufällig ereignen dürfen.

Der Tod wird so zur organisierten, kontrollierten und vorausgeplanten Handlung in der Agenda der Sterbehelfer. Es „lohnt“ sich nicht mehr, mit dem Patienten in Beziehung zu treten. Damit begibt man sich wieder auf die medizinisch-technische Ebene, denn wenn die medizinischen Kenntnisse nicht mehr ausreichen, den Tod bekämpfen zu können, so soll der selbstbestimmte Mensch wenigstens die Kontrolle über den Tod ausüben können. Dieses Sterben ist dem Menschen genauso unangemessen, wie wenn der Tod nicht zugelassen wird, obschon die Zeit vielleicht schon reif wäre.

Der Tod als Zufall

Die menschliche Erfahrung zeigt, dass das Paradigma der Kontrolle an den Realitäten des Lebens vorbeigeht. Jedes individuelle Leben ist rein zufällig an einen ganz bestimmten Platz in diese Welt geworfen worden, und das, was einem zufällt, vereitelt immer wieder menschliches Handeln und Planen. Die Menschlichkeit und die Sinnhaftigkeit menschlichen Lebens gehen nicht auf in Planung und Kontrolle, sondern ereignen sich immer wieder im Scheitern wohldurchdachter Pläne. Der Tod ist der letzte grosse Zufall im Leben eines Menschen.

Das Leiden der Sterbenden kann sehr gross sein, die einfache Lösung, mit der Verabreichung von Barbituraten dieses Leiden zum Verschwinden zu bringen, ist sehr verlockend. Die Konsequenzen der aktiven Sterbehilfe aber sind unabsehbar. Die Vorkommnisse in Holland sollten uns zur Vorsicht mahnen, denn die Gefahr, dass Euthanasie auf weitere Patientengruppen ausgedehnt werden könnte, die nicht oder nicht mehr zu Willensäusserungen fähig sind, ist nicht von der Hand zu weisen. Bevor die Menschen in einer pluralistischen Gesellschaft bereit sind, das Tötungstabu zu brechen, sollten sie einen Grundwert formuliert haben, der das humane Zusammenleben genauso schützt und regelt!

Literatur:

Baumann-Hölzle, Ruth: Ethische Probleme in der Geriatrie. In: Schweizerische Rundschau für Medizin – Praxis, Nr. 49, 1993.

Callahan, Daniel: The troubled dream of life, living with mortality. Simon & Schuster, New York 1993.

Eser, A. et al.: Lexikon Medizin Ethik Recht. Herder-Verlag, Freiburg/Basel/Wien 1989.

Pijnenborg/van der Maas/van Delden u. a.: Euthanasia and other medical decisions concerning the end of life. In: „The Lancet", Vol. 338, 14. Sept. 1991.

Pijnenborg/van der Maas/van Delden u. a.: Life-termination acts without explicit request of patient. In: The Lancet, Vol. 341, 8. Mai 1993.

Royal Dutch Medical Association: Euthanasia in the Netherlands: The state of the debate. Utrecht, Februar 1993.

Das Skandalon des Todes als ethische Herausforderung[1]

Einleitung

Der folgende Text stellt die Sterbehilfe in die verschiedenen Lebens- und Sterbekontexte und denkt über die Rahmenbedingungen gelungenen Lebens und Sterbens nach. Beim sterbenden Menschen treffen Sterbe- und Lebenskontext aufeinander. Die Art und Weise, wie Menschen in einer Gesellschaft sterben und trauern können, bringt deshalb nicht nur das Leben des einzelnen Sterbenden, sondern auch das gesellschaftliche Klima des Zusammenlebens zum Ausdruck. Die Sterbemöglichkeiten widerspiegeln die Lebensmöglichkeiten. Auf dem Hintergrund dieser Überlegungen wird eine Klugheitsabwägung für und wider die Fremdtötung vorgenommen. Im Zentrum dieser Fragestellung steht das Problem, inwieweit es eine Gesellschaft verantworten kann, die Tötungsoption nicht nur im individuellen, sondern auch im sozialen Handlungsbereich zuzulassen. Die Autorin vertritt dabei die These, dass eine solche Liberalisierung nicht erfolgen soll, weil mit der Möglichkeit der Fremdtötung verschiedenste gesellschaftliche und persönliche Zwänge die sterbenden Menschen vereinnahmen können. Stattdessen plädiert sie für das Ausschöpfen des derzeitigen Handlungsspielraumes, eine Neuorientierung des medizinischen Handelns am Sterbebett und Geborgenheitsräume für die sterbenden und trauernden Menschen.

Im Sterben zerbricht die Selbstverständlichkeit des Lebendigsein. Das Leben wird auf seine Verletzlichkeit, Einmaligkeit und Endlichkeit hin transparent. Jeder Sterbende hat ein eigenes Gesicht, trägt einen ganz

1 Veröffentlicht in: Baumann-Hölzle, R.: Das Skandalon des Todes als ethische Herausforderung. In: Schweizerische Rundschau für Medizin – Praxis, Hans Huber Verlag, Bern 1999, Nr. 88, S. 1239–1243.

bestimmten Namen; seine eigene Lebensgeschichte kann angesichts des nahen Endes nicht mehr widerrufen, sondern nur noch einmal erzählt werden. Diese Lebensgeschichte kommt im eigenen Sterben zum entsprechenden Abschluss: Bevor es erlischt, leuchtet erfülltes, gelungenes Leben hell auf und ungelebtes Leben tritt schmerzlich ans Licht. Die Konfrontation mit dem nahen Ende bringt das Leben eines Menschen auf den Punkt, zeigt, wer ein Mensch wirklich war. Die Masken, im Alltag zum Schutz getragen, werden bedeutungslos. Im Sterben entscheidet sich das Leben eines Menschen, seine eigene Wahrheit und die Wahrheit seiner Beziehungen zu denen, die ihm nahestanden, offenbart sich. Die Sterbenszeit ist Kairos nicht Chronos, Entscheidungszeit nicht Zeitdauer.

Der Sterbende geht nicht allein durch den Schmelzofen des Abschieds und der Trauer, sondern auch die Angehörigen. Das Sterben eines Menschen bringt auch ihre Zeit zum Stillstand, auch ihr Leben wird nicht mehr dasselbe sein, auch ihre Lebensgeschichte wird neu geschrieben, definiert werden ohne den geliebten und vielleicht auch gehassten Menschen. Für die Menschen, welche mit dem Sterbenden verbunden sind, geht die Selbstverständlichkeit der Anwesenheit der Gemeinschaft mit ihm verloren. Die gemeinsame Geschichte mit dem Sterbenden kommt zum Vorschein. Die Sinnfrage, im Alltag meist verdrängt, stellt sich mit letzter Dringlichkeit: Was soll das Ganze? Was für einen Sinn hatte das Leben des Sterbenden, was für einen Sinn hat mein eigenes Leben? Auch das Leben der Angehörigen wird transparent auf gelebtes und ungelebtes Leben hin. Für die Überlebenden bleibt ein leerer Raum zurück, der bis anhin vom Verstorbenen besetzt gewesen ist. Nach dem Ableben eines Menschen ist deshalb zuerst diese immense Leere, die grosse Sehnsucht nach den geglückten Augenblicken, als man sich gegenseitig in die Augen sehen konnte, einander erkannte, liebte und miteinander eine Lebensgeschichte schrieb. Zurück bleibt eine Hoffnungslosigkeit, die Erkenntnis, dass Chancen unwiderruflich verpasst sind.

Wird Trauer nicht bewältigt, bleibt dieser Leerraum besetzt vom Verstorbenen. Es wird an seiner scheinbaren Gegenwärtigkeit festgehalten, die Gegenwart des Verstorbenen wird nicht in die Vergangenheit entlassen, weil der Trennungsschmerz vermeintlich unerträglich gross wäre. Der Leerraum, der oder die Verstorbene hinterlässt, kann sich so nicht zum Freiraum für die Zurückgebliebenen wandeln. Die Sehnsucht wandelt sich nicht zur Wehmut, der Schmerz der Erinnerung nicht in Dankbarkeit und Verzeihen für das, was der Verstorbene oder die Verstorbene dem eigenen Leben geschenkt oder genommen hat. Dahinter liegt oft die Angst vor der Konfrontation mit der eigenen Lebensgeschichte. Denn nicht nur der Sterbende wird neu geboren, auch die ihm oder ihr verbundenen Menschen werden durch diesen Abschied neu. Dieser Tod gibt ihren Lebensgeschichten andere Wendungen, eröffnet Möglichkeiten geglückten oder zerbrechenden Lebens.

Gelingendes Sterben

Sterbehilfe hat zum Ziel, einem Menschen gelungenes Sterben zu ermöglichen. Ein Sterben ist dann „gelungen" zu bezeichnen, wenn die Lebensgeschichte eines Menschen einen dieser Geschichte angemessenen Abschluss findet. Ein gelingendes Leben kann so zur Vollendung kommen, ein gebrochenes Leben bekommt die Chance einer heilsamen Wendung. So bedarf jeder Mensch seiner eigenen, ganz persönlichen Sterbebedingungen, welche ihm oder ihr ermöglichen, sich selbst zu sein und sich vielleicht angesichts des Todes selbst noch zu finden. Es ist nicht selbstverständlich klar, was ein Mensch beim Sterben braucht. Dieses Wissen muss mittels einer sorgfältigen medizinisch-ethischen Güterabwägung von den Beteiligten eruiert, die entsprechenden Rahmenbedingungen müssen dafür geschaffen werden. Die Sterbenden und ihre Angehörigen brauchen Raum und Zeit, sich ihre gemeinsame Lebensgeschichte noch einmal vergegenwärtigen zu können. Das medizinische Handeln ist konkret auf das, was der Sterbende und seine Angehörigen erzählen, abzustimmen. Solch medizinisch-ethische Güterabwägungen bedürfen strukturierter, verbindlicher Urteilsbildungsverfahren, die garantieren, dass die notwendigen Überlegungen angestellt und einbezogen werden. Die Verantwortung für diese medizin-ethische Urteilsbildung liegt bei den Betreuenden und gehört zu ihrer Professionalität.

Lebenskontext und Sterbekontext

Eigenes Sterben ist nur möglich, wo Raum und Zeit für die Lebensgeschichte der Sterbenden vorhanden sind. Ob ein Mensch seinen eigenen Tod sterben kann oder nicht, hängt zu einem grossen Teil von seinem Sterbekontext ab. So wie der Lebenskontext das Eigenleben eines Menschen bestimmt, so prägt auch der Sterbekontext das Sterben eines Menschen.

Gelungenes, geglücktes Leben setzt Lebensräume voraus, die die Entfaltung eigenen Lebens ermöglichen; genauso braucht gelungenes, geglücktes Sterben einen Geborgenheitsraum, in dem der Sterbende auf seine Lebensgeschichte zurückblicken und mit denen zusammensein kann, die ihm nahe stehen.

Beim sterbenden Menschen treffen Sterbe- und Lebenskontext aufeinander. Die Art und Weise wie Menschen in einer Gesellschaft sterben und trauern können, bringt deshalb nicht nur das Leben des einzelnen Sterbenden, sondern auch das gesellschaftliche Klima des Zusammenlebens zum Ausdruck. In einer Gesellschaft, in der die Menschen keine eigenen Lebensgeschichten entwerfen können, ist auch kein eigenes Sterben möglich. Im Sterben und im Tod entscheidet sich nicht nur das einzelne Leben, sondern das Zusammenleben überhaupt. Am Sterbebett treffen deshalb Individual- und Sozialethik aufeinander. Der Sterbekontext ist der Spiegel des Lebenskontextes einer Gesellschaft. Die Geborgenheitsräume, die den Sterbenden und ihren Angehörigen zugestanden werden, sind Ausdruck gesellschaftlicher Spielräume. Diese Abhängigkeit gelungenen Sterbens von ihrem Kontext macht deutlich, dass Sterben und Trauer, obwohl höchst persönlich, nicht einfach eine Privatsache, sondern soziales Geschehen sind, in welches viele Menschen verwoben sind. Die Gesellschaft hat den Sterbenden und ihren Angehörigen gegenüber eine soziale Verantwortung. Die gesellschaftliche Urteilsbildung, d.h. die sozialethischen Güterabwägungen, legen den Rahmen fest, in dem die individualethischen Urteilsbildungsprozesse stattfinden können.

Fremdtötung

Im Vordergrund der ethischen Reflexion über das Sterben steht zur Zeit die Frage der Fremdtötung. Es wird darüber debattiert, ob nicht nur die Selbsttötung, sondern unter ganz bestimmten Bedingungen auch die Fremdtötung erlaubt werden soll.

Im Rahmen einer pluralistischen Gesellschaft kann diese Frage der Fremdtötung nicht mit einer einfachen, allgemein-verbindlichen Wertentscheidung zugunsten des individuellen Überlebens beantwortet werden. Denn das Recht auf Selbstbestimmung wird über den Wert des Überlebens gestellt. Wieweit der persönliche Freiraum der Bürgerinnen und Bürger gehen soll, ist aufgrund von sozialethischen Güterabwägungen zu erschliessen, damit einerseits ein fairer Ausgleich der verschiedenen Freiheitsansprüche garantiert und andererseits gesellschaftliche Solidarität mit den Gesellschaftsmitgliedern garantiert ist, welche ihre Freiräume nicht selbst einfordern oder gar wahrnehmen können. Der Staat ist nicht nur der Freiheit, sondern auch dem Schutz seiner Mitglieder verpflichtet. Bis anhin bestand in vielen Ländern dahingehend ein Konsens, dass Fremdtötung aus Schutzgründen abzulehnen sei. In religiösen Kontexten ist die Fremdtötung zusätzlich mit dem Tabu belegt.

In der Schweiz sind von verschiedenen Seiten derzeit Bestrebungen im Gange, welche die Fremdtötung unter bestimmten Bedingungen erlauben möchten. Anstoss zu diesem öffentlichen Diskurs war unter anderem die Motion Ruffy. Zur Klärung dieser Frage hat der Bundesrat eine Kommission eingesetzt.

In der Schweiz ist die Situation bis anhin rechtlich so geregelt, dass der Freiraum zur Selbsttötung ganz ausgeschöpft ist, indem sogar die Beihilfe zur Selbsttötung im Gegensatz zu vielen Nachbarländern rechtlich nicht strafbar ist, wenn sie nicht aus eigennützigen Zwecken geschieht. Trotzdem wird bis heute die Selbsttötung nicht als ein einforderbares Recht angesehen. Entsprechend hat jede Bürgerin das Recht, auf lebenserhaltende Massnahmen verzichten zu können. Demgegenüber ist die Fremdtötung in der Schweiz ganz verboten und strafbar. Trotz diesem Verbot der Fremdtötung kann jemand Freispruch beantragen, wenn die Tötung aus Notwehr für sich selbst oder zum Schutze Dritter erfolgt. In Holland kann ein Arzt oder eine Ärztin mit der Begründung der Notwehr gegen unerträgliches Leiden für sich Straffreiheit beanspruchen. Mit einer solchen Regelung glaubt man, die Fremdtötung auf den Sterbekontext beschränken und aus dem Lebenskontext heraushalten zu können, ohne die staatliche Schutzfunktion zu gefährden. Soll eine solche Regelung auch in der Schweiz Eingang finden?

Der grundsätzliche Konsens des Verbotes der Fremdtötung im Rahmen medizinischen Handelns, welcher bis anhin eine Selbstverständlichkeit darstellt, gilt offensichtlich nicht mehr. Es bedarf einer neuen Konsensfindung, welche im pluralistischen Staat eine sogenannte Klugheitsabwägung ist[2], bei der die derzeitige Situation der Sterbenden und Trauernden, die bisherigen Erfahrungen mit der Fremdtötung und der gesamtgesellschaftliche Kontext in die sozialethische Urteilsbildung einbezogen werden.

Sterben und Trauern im gesellschaftlichen Kontext

Im derzeitigen gesellschaftlichen Umfeld ist es für den Sterbenden und seine Angehörigen nicht einfach, das Sterben und die Trauer den eigenen Bedürfnissen entsprechend zu gestalten. Im Kontext einer funktionalen, ganz auf Effizienz ausgerichteten Gesellschaft fällt es den Menschen schwer, Sterben und Tod als Handlungsgrenzen zu akzeptieren. Der Tod ist tabuisiert, die Endlichkeit passt nicht zu den Allmachtsphantasien der modernen Menschen, welche grundsätzlich ein Machtproblem haben. Die Reichweite ihrer Handlungsmacht ist derart weit geworden, dass die Folgen für den Einzelnen nicht mehr absehbar sind.

In der Medizin stehen lebensverlängernde Massnahmen zur Verfügung, die das Leben über das einem Menschen angemessene Mass hinaus verlängern können. Es ist einfacher, am Sterbenden noch etwas zu machen, als ihn menschlich zu begleiten. Das Entschädigungssystem spricht hier für sich. Mediziner und Medizinerinnen verdienen kaum etwas, wenn sie mit der Patientin sprechen. In der Ausbildung zur

2 Vgl. Zimmermann-Acklin, Markus: Sterbehilfe und theologische Ethik.

Medizinerin fehlen Kurse für Kommunikation und ethische Urteilsbildung. Das medizinische Machen und nicht das ärztliche Tun steht im Vordergrund des ärztlichen Handelns. In diesem Kontext bewusste medizin-ethische Güterabwägungen zu vollziehen ist schwierig. Denn auch sie bedürfen des Raumes, der Zeit und des Willens, sich mit der eigenen Endlichkeit und den Handlungsgrenzen auseinanderzusetzen. Die Betreuenden haben deshalb oft ein schlechtes Gewissen den Sterbenden gegenüber, sind mit der eigenen Arbeitssituation unzufrieden und fühlen sich überfordert.

Bestehen kaum noch Raum und Zeit für den Sterbenden, so wird der Trauer weder Raum noch Zeit zugestanden. Die Trauernden haben sich möglichst bald wieder in den schnellen Alltag einzugliedern, denn die Zeit steht ja nicht still. Die Sterbewagen haben von schwarz auf ein dezentes Grau gewechselt, die Öffentlichkeit möchte im Alltag nicht an ihre Vergänglichkeit erinnert werden. Solche Gedanken hindern das effiziente Treiben.

Die Geschwindigkeit des Alltäglichen kommt nur mit Mühe zum Stillstand. In einer Gesellschaft, die sich allein an der Effizienz orientiert und deshalb stark von ökonomischen Zwängen bestimmt ist, gibt es zunehmend weniger Geborgenheitsräume, in die sich die Menschen zurückziehen, miteinander ins Gespräch kommen und sich ihre Lebensgeschichte erzählen können. Die wenigsten Menschen sterben zu Hause. Nicht zu Hause sterben zu können, muss nicht bedeuten, dass man nicht seinen eigenen Tod sterben kann. Eine Institution kann hierfür sehr hilfreich sein.

Die Institutionen stehen aber zur Zeit unter einem enormen finanziellen Druck. Das bedeutet konkret, dass das Personal kaum Zeit hat, sich den Sterbenden und ihren Angehörigen angemessen zuzuwenden. Solche Zuwendung ist Voraussetzung dafür, dass das Gesicht, dessen Leben sich seinem Ende zuneigt, wahrgenommen und dass die Geschichte, deren letztes Kapitel geschrieben wird, Gehör findet. In dieser Situation werden die heute bestehenden Möglichkeiten der Hilfe beim Sterben nicht ausgeschöpft: Wo die Zeit für bewusste medizin-ethische Güterabwägung fehlt, kommen immer wieder unangemessene Massnahmen beim Sterbenden zur Anwendung. Es fehlt oft der Mut, lebenserhaltende Massnahmen, die ihren Sinn beim Sterben verloren haben, zu unterlassen; Schmerzmittel werden aus Angst vor einer damit einhergehenden Lebensverkürzung nicht ausreichend eingesetzt. Die Krebsliga führt deshalb in den Spitälern immer wieder Aufklärungskampagnen für angemessenere Schmerzbekämpfung bei Onkologiepatienten durch.

Angehörige sehen sich in dieser Situation oft gezwungen, für das angemessene Sterben eines Menschen kämpfen zu müssen, statt ihn oder sie begleiten zu können.

Hinzu kommt, dass in einer pluralistischen Gesellschaft die Menschen nicht mehr in allgemein verbindlichen Sterbe- und Trauerritualen geborgen sind, sondern die Gestaltung des Sterbens und Trauerns in der eigenen Freiheit liegt. Eine Freiheit, die angesichts der ohnehin kräftezehrenden Situation nur sehr schwer wahrgenommen werden kann und eine überfordernde Verantwortung darstellt.

Die oder der Sterbende und die Trauernden werden so leicht von den Umständen vereinnahmt und um wichtige Kapitel ihrer Lebensgeschichte beraubt. Eine Lebensgeschichte findet nicht das ihr entsprechende Ende, sondern bricht vor dem letzten Abschnitt abrupt ab; wichtige Seiten des Lebensbuches bleiben leer. Es fehlt an Raum und Zeit, in denen sich Liebe und Vergebung ereignen können und damit diesem endgültigen Ereignis entsprechend Abschied genommen und Trauer verarbeitet werden kann.

Fasst man die Situation der Sterbenden und ihrer Angehörigen zusammen, so ist sie im derzeitigen gesellschaftlichen Umfeld schwierig. Die notwendige Hilfe beim Sterben und Trauern fehlt in vielen Fällen, da in der gegenwärtigen Gesellschaft Geborgenheitsräume zunehmend wegrationalisiert werden.

Ausweitung ärztlicher Handlungsmacht

Angesichts der an vielen Orten unbefriedigenden Sterbe- und Trauersituationen wird die Sterbehilfe öffentlich thematisiert. Bezeichnenderweise steht in diesem Dialog nicht die einem Menschen und seinen Angehörigen angemessene Begleitung beim Sterben eines Menschen im Zentrum, sondern es wird heftig um die Frage der Hilfe zum Sterben, also um die Fremdtötung, debattiert. Entsprechend dem Kontext der Effizienzgesellschaft, wird dabei das Sterben Gegenstand von Effizienzüberlegungen: Ist es nicht viel einfacher und vor allem schneller, wenn man einen Leidenden mit Medikamenten von seinem Leiden befreit? Da die Definitionsmacht darüber, ob ein Mensch schon am Sterben ist oder nicht, bei den Ärztinnnen und Ärzten liegt und sie die Handlungsmacht bezüglich der verschiedenen Tötungsmöglichkeiten innehaben, dreht sich der Disput um die Frage der Erweiterung ärztlicher Handlungsmacht. Mit dem Tötungstabu war bis anhin dem ärztlichen Handeln eine Grenze gesetzt, diese Grenze soll nun auch aufgehoben werden. Paradox dabei ist, dass die Tötungsoption zuerst gerade gegen die ärztliche Handlungsmacht thematisiert worden ist.

Die Forderung nach Fremdtötung entspringt dem Kontrollparadigma[3], das auch sonst in der modernen Gesellschaft das Handeln bestimmt. Die letzte Bastion, das Sterben, soll nun ganz in den Kontrollbereich menschlicher Handlungsmacht gebracht werden. Die existentielle Herausforderung des Skandalons des Todes möchte der moderne Mensch mit technischen Machtmitteln bewältigen. Die eigene Endlichkeit soll, wenn sie schon nicht überwunden werden kann, doch zumindest nach objektiven Kriterien gemacht werden! Entsprechend beschäftigen sich die derzeitigen Diskussionen nicht mit den Sterbe- und Trauerumständen, sondern es geht um die technische Frage der Tötung: Wann und unter welchen Umständen soll sie erlaubt werden. Dies lässt das Handeln vorhersehen, welches sich einstellen wird, sobald das Tabu der Fremdtötung gefallen ist: Es wird noch weniger nach der angemessenen Sterbe- und Trauerbegleitung gesucht werden können, sondern es werden die technischen Fragen (Wann?, Wo?, Unter welchen Umständen? und Bei wem?) im Zentrum der rationalen Überlegungen stehen. Die oder der Sterbende gerät so als Person völlig aus dem Blick. Besteht schon im heutigen Kontext kaum die Möglichkeit für angemessene Güterabwägungen, wie soll dann die schwerwiegende Frage einer Fremdtötung abgewogen werden können? Eine Tötung als irreversible Handlung verlangt eine noch bewusstere Güterabwägung. Diese aber ist angesichts des derzeitigen Umfeldes schlicht nicht machbar!

3 Vgl. Callahan, Daniel: The troubled dream of life, living with mortality.

Gesellschaftliche Zwänge

Mit einer wie auch immer gestalteten Liberalisierung der Fremdtötung wird der individuelle Handlungsbereich verlassen und die Tötungsoption in den sozialen Handlungsbereich eingeführt. Dadurch entsteht die ernst zu nehmende Gefahr, dass die Tötungsoption von gesellschaftlichen Zwängen vereinnahmt wird. Neben ökonomischen sind auch zwischenmenschliche Drucksituationen zu nennen, in denen kranken und schwachen Menschen kein Platz mehr in der Gesellschaft zugestanden wird und es zu einer Wegrationalisierung der Lebensplätze kommen könnte. Menschliche Handlungsmacht besitzt eine innere Tendenz zur Ausweitung, und Studien über die Erfahrungen mit der aktiven Sterbehilfe in Holland belegen, dass bereits eine solche Ausweitung stattfindet. So zeichnet sich eine Entwicklung ab, die Fremdtötung auf weitere Patientengruppen auszudehnen und Fremdtötungen aus Mitleid auch ohne Zustimmung der Patientin vorzunehmen.

Schlussbemerkungen

Angesichts der heute bereits bestehenden Schwierigkeiten, die Handlungsmacht am Sterbebett der Lebensgeschichte eines Menschen anzupassen, lässt sich auf dem Hintergrund der genannten Klugheitsabwägungen die Einführung der Option der Fremdtötung meines Erachtens nicht verantworten. Vielmehr gilt es, die im schweizerischen Recht bestehenden Möglichkeiten der Hilfe beim Sterben auszuschöpfen. Den Ärzten und Ärztinnen gesteht das heutige Recht einen grossen Freiraum zur Güterabwägung zu, sodass auch Schmerzlinderung selbst auf Kosten einer Lebensverkürzung möglich ist und lebenserhaltende Massnahmen zugunsten von palliativer Begleitung und Betreuung unterlassen werden können.

Die Konsequenzen der Option der Fremdtötung sind nicht absehbar, der mögliche Vertrauensverlust in die Ärzteschaft und die Gefahr ihrer Instrumentalisierung für gesellschaftliche Zwecke ist nicht auszuschliessen. Wie die Erfahrung mit der Fremdtötung in der Geschichte der Menschheit eindrücklich belegt, ist die Schutzfunktion des Staates nicht mehr gewährleistet, sobald sie Eingang ins soziale Handeln gefunden hat. Der Gegenbeweis steht bis heute noch aus. Die versuchsweise Einführung der Fremdtötung scheint mir ein nicht zu verantwortendes gesellschaftliches Experiment zu sein.

Statt soviel Zeit mit den Überlegungen für oder gegen die Option der Fremdtötung zu verschwenden, sind Sterbe- und Trauerräume zu schaffen, die es sterbenden Menschen und ihren Angehörigen erlauben, in aller Stille und Geborgenheit Abschied voneinander zu nehmen und die eigene und die gemeinsame Lebensgeschichte zu Ende schreiben zu können. Dies wäre ein wichtiger Beitrag an eine humane Gesellschaft, in der sich die Menschen wohl fühlen und lebendig sein können. Nach gelungenem Sterben ist frisches gelingendes Leben wieder möglich. Am Skandalon des Todes entscheidet sich das Leben. Lebendigkeit schliesst Abschied, Sterben und Tod mit ein. Und wer wollte schon nicht lebendig sein?

Literatur:

Baumann-Hölzle, R.: Ethische Probleme in der Geriatrie. In: Schweizerische Rundschau für Medizin – Praxis, Nr. 49, 1993.

Callahan, D.: The troubled dream of life. Living with mortality. Simon & Schuster, New York 1993.

Eser, A. et al.: Lexikon Medizin Ethik Recht. Herder Verlag, Freiburg u. a. 1989.

Eser/Koch: Materialien zur Sterbehilfe. Eigenverlag des Max-Planck-Instituts, Freiburg im Br. 1991.

Pijnenborg van der Maas, u. a.: Life-terminating acts without explicit request of patient. In: The Lancet, Vol. 341, 8. Mai 1993.

Wettstein, H. R.: Leben- und Sterbenkönnen. Peter Lang Verlag, Bern 1995.

Zimmermann-Acklin, M.: Euthanasie, eine theologisch-ethische Untersuchung. Herder Verlag, Freiburg im Br., Universitätsverlag Freiburg i.Ue. 1997.

Zimmermann-Acklin, M.: Sterbehilfe und theologische Ethik. Vortrag gehalten an der Tagung „Potentiale philosophischer Medizinethik" 8.–10. Okt. 1998 an der Arbeits- und Forschungsstelle für Ethik an der Universität Zürich.

Aktive Sterbehilfe auch in der Schweiz?

Sozialethische Überlegungen zur Motion Ruffy[1]

Die Initianten rund um den Nationalrat Victor Ruffy streben mit einer Motion eine Änderung des Schweizerischen Strafgesetzbuches zugunsten einer Legalisierung der aktiven Sterbehilfe an (vgl. Neue Zürcher Zeitung vom 17./18. Dez. 1994). Der folgende Artikel setzt sich aus sozialethischer Perspektive kritisch mit der Motion auseinander.

Motion Ruffy

In der Schweiz regelten bis anhin die Richtlinien der Schweizerischen Akademie der medizinischen Wissenschaften die Betreuung sterbender Menschen. Die aktive Sterbehilfe wird darin im Anschluss an das Tötungsverbot im Schweizerischen Strafgesetzbuch abgelehnt. Diese Praxis möchten die 25 Mitunterzeichner der Motion Ruffy, welche von Nationalrat Victor Ruffy dem Bundesrat am 28. September 1994 eingereicht wurde, ändern und die aktive Sterbehilfe durch eine Änderung im Schweizerischen Strafgesetzbuch legalisieren. Der Bundesrat hat die Motion Ruffy als Postulat angenommen und beschlossen, eine Arbeitsgruppe einzusetzen.

In ihrer Begründung lehnen die Initianten, die Gruppe „A propos", die Unterscheidung in aktive und passive Sterbehilfe ab. Sie sind der Ansicht, dass die Gefahr der Missbräuche schwinde. Ihrer Ansicht nach herrscht in der Schweiz in Bezug auf die Sterbehilfe eine „heuchlerische" Moral vor.

1 Nicht publizierter Text, verfasst 1995.

Die Motion hat folgenden Wortlaut:

> „Trotz allen Mitteln, die für die Lebensverlängerung heute zur Verfügung stehen, gibt es weiterhin unheilbare Krankheiten, welche mit fortschreitender Entwicklung die Würde des Menschen in schwerer Weise beeinträchtigen. Angesichts dieser Tatsache haben in unserer Gesellschaft immer mehr Menschen den Wunsch, selber über ihr Ende mitbestimmen und in Würde sterben zu können. Daher ersuche ich den Bundesrat, einen Entwurf für einen neuen Art. 115 bis des Schweizerischen Strafgesetzbuches vorzulegen."

Für die weitere Diskussion über diesen Vorschlag von Nationalrat Ruffy ist eine Begriffsklärung notwendig.

Begriffsklärung

In der folgenden Begriffsklärung werden die Definitionen der Richtlinien der Schweizerischen Akademie der medizinischen Wissenschaften (März 1989, S. 14ff.) übernommen.

„1.a) Die Sterbehilfe betrifft den *im Sterben liegenden Menschen*. Ein Sterbender ist ein Kranker oder Verletzter, bei dem der Arzt aufgrund einer Reihe klinischer Zeichen zur Überzeugung kommt, dass die Krankheit irreversibel oder die traumatische Schädigung infaust verläuft und der Tod in kurzer Zeit eintreten wird. In solchen Fällten kann der Arzt auf weitere, technisch eventuell noch mögliche Massnahmen verzichten. (...)

2. Die Sterbehilfe umfasst die aktive Sterbehilfe (oder Sterbenachhilfe) und die passive Sterbehilfe. Allerdings ist diese Unterscheidung in einzelnen Fällen nicht leicht zu treffen.

a) Die *aktive Sterbehilfe* ist die gezielte Lebensverkürzung durch die Tötung des Sterbenden. Sie besteht in künstlichen Eingriffen in die restlichen Lebensvorgänge, um das Eintreten des Todes zu beschleunigen. Aktive Sterbehilfe ist nach dem Schweizerischen Strafgesetzbuch strafbare vorsätzliche Tötung (StGB Art. 111 bis 113). Sie bleibt gemäss StGB Art. 114 strafbar, selbst wenn sie auf Verlangen des Patienten erfolgt.

b) Die *passive Sterbehilfe* ist der Verzicht auf lebensverlängernde Massnahmen beim Todkranken. Sie umfasst die Unterlassung oder das Nichtfortsetzen von Medikationen sowie technischen Massnahmen, zum Beispiel Beatmung, Sauerstoff, Bluttransfusionen, Hämodialyse, künstliche Ernährung. Ärztlich ist der Verzicht einer Therapie bzw. die Beschränkung auf Linderung von Beschwerden begründet, wenn ein Hinausschieben des Todes für den Sterbenden eine nicht zumutbare Verlängerung des Leidens bedeutet und das Grundleiden mit infauster Prognose einen irreversiblen Verlauf angenommen hat. (...)"

In den Bereich der passiven Sterbehilfe fällt auch die *indirekte Sterbehilfe*. Zur indirekten Sterbehilfe kommt es, wenn zu Mitteln mit doppelter Wirkung gegriffen werden muss. Schmerzlindernde Mittel können indirekt lebensverkürzende Folgen haben. Die Motivation zur Abgabe solcher Schmerzmittel ist die Schmerzlinderung und nicht die Lebensverkürzung.

Die *Beihilfe zur Selbsttötung* ist in der Schweiz straffrei.

Sozialethische Überlegungen zur Motion Ruffy

Der Wortlaut der Motion Ruffy lässt in verschiedener Hinsicht aufhorchen. Die Initianten fordern die Möglichkeit der aktiven Sterbehilfe für Menschen, welche an einer unheilbaren, irreversiblen Krankheit leiden, die mit unerträglichem körperlichem und seelischem Leiden verbunden ist. Mit dieser Forderung nach aktiver Sterbehilfe bei nicht im Sterben liegenden Menschen gehen die Initianten bereits einen Schritt weiter als mit der Forderung nach aktiver Sterbehilfe bei einem Menschen, bei dem der Sterbeprozess bereits eingesetzt hat. Denn, so heisst es in den Richtlinien der Schweizerischen Akademie der medizinischen Wissenschaften, „(...), der aber von einer tödlichen Krankheit oder von einer lebensgefährlichen äusseren Gewalteinwirkung betroffene Mensch ist nicht notwendigerweise ein Sterbender. Er ist ein in Todesgefahr Schwebender, und es versteht sich von selbst, dass stets die Lebenserhaltung und wenn möglich die Heilung anzustreben ist. In solchen Fällen hat der Arzt diejenigen Hilfsmittel einzusetzen, die ihm zur Verfügung stehen und geboten erscheinen. Diesen Patienten zu behandeln, ist Lebenshilfe und keine Sterbehilfe."

Neben der Möglichkeit der Lebenshilfe und der Schmerzlinderung soll nach den Initianten die Tötung auf Wunsch des unheilbar Kranken als gleichberechtigte Handlungsalternative treten. Ihre Forderung begründen die Initianten mit dem Würdeverlust, welcher ihrer Meinung nach mit fortschreitender Krankheit einhergeht.

Dieses Verständnis der Menschenwürde ist auf dem Hintergrund ihrer Enstehungsgeschichte nicht haltbar und stellt einen Missbrauch des Wortes „Menschenwürde" dar. Der Begriff der Menschenwürde, wurde von dem Philosophen Immanuel Kant (1724–1804) in Verbindung mit dem Begriff der Autonomie als ein Schutzbegriff für das menschliche Leben herausgearbeitet mit dem Ziel, menschliches Leben jeglicher Instrumentalisierung zu entziehen. Nach Kant kommt dem Menschen im Gegensatz zu Sachen Würde zu und lässt sich deshalb weder messen noch abwägen. Keinem Menschen darf seine Würde abgesprochen werden, in welchem körperlichen oder geistigen Zustand ein Mensch sich auch befindet. Der Text der Motion verrät ein einseitiges, idealisiertes Menschenverständnis, wonach ein Mensch nur solange würdig ist, als er stark und gesund ist. Kranke Menschen verlieren schnell ihr Selbstwertgefühl und sprechen sich die Würde ab. Wird von der Gesellschaft die Option der Tötung zur Problemlösung geboten, so kann diese Wahlmöglichkeit sehr schnell in ein Pflichtgefühl auf Seiten des Kranken und in eine moralische Verpflichtung von Seiten der Gesellschaft für den kranken Menschen umschlagen, der Allgemeinheit nicht zur Last zu fallen. Es entsteht ein gesellschaftliches Klima, in dem den alten, kranken und nicht produktiven Menschen kein Platz mehr zugestanden wird.

Heilen, Lindern und Töten

Die Motion legt die Bewahrung der Menschenwürde in die Hände der Mediziner: Zwei unabhängige Ärzte sollen darüber entscheiden, ob der Todeswunsch des Patienten gerechtfertigt sei oder nicht. Und die

Ärzte sind es, welche die Tötung ausführen sollen. Wenig bedacht werden dabei die unlösbaren Konflikte, in die die Ärzte damit gestellt werden. Die Verantwortung für die Tötung soll nach den Initianten zum Schluss allein beim Patienten liegen. Formal kann wohl die Verantwortung vom Patienten übernommen werden, praktisch ausführen aber muss sie der Mediziner. Der Akt der Tötung ist eine soziale Handlung und berührt die sozialen Handlungsstrukturen, in denen wir leben. Eine Trennung zwischen handelnder Person, hier dem Arzt, und Handlung an sich ist nicht haltbar. Jede Person muss für ihre Handlungen Verantwortung übernehmen. Die Ärztin kann nicht eine Handlung ausführen, ohne dafür auch die Verantwortung übernehmen zu müssen. Die Freiheit des Patienten steht immer in einer gewissen Spannung zur Freiheit des Arztes oder der Ärztin. Weder die eine noch die andere Seite darf zur Wunschbefriedigung des Gegenübers gebraucht werden. Die Möglichkeit der Tötung stellt als neue Handlungsoption tiefe Grundhaltungen des ärztlichen Ethos in Frage, wonach es die Pflicht der Ärztin ist, Leben zu erhalten und Leiden zu lindern. Töten und Heilen lassen sich schwer vereinbaren.

Aktive und passive Sterbehilfe

An der Pressekonferenz wurde die Trennung zwischen aktiver und passiver Sterbehilfe als „heuchlerisch" bezeichnet. Diese Unterscheidung ist aber nicht heuchlerisch, sondern sehr sinnvoll, weil sie den Freiraum zur Güterabwägung über Sinn und Unsinn von bestimmten medizinischen Eingriffsmöglichkeiten eröffnet. Passive Sterbehilfe ist dann geboten, wenn es unentscheidbar geworden ist, ob bestimmte medizinische Massnahmen dem Patienten nützen oder schaden. Damit ist die Grenze des kurativen Handelns des Arztes erreicht und der Zeitpunkt angezeigt, in dem die palliative Betreuung einsetzen muss. Die Möglichkeit der Tötung liegt bei diesem Denken ausserhalb des ärztlichen Blickfeldes. Bei der passiven Sterbehilfe hat der Arzt in der Schweiz einen beachtlichen Spielraum. Von Gesetzes wegen sind der Arzt und die Ärztin verpflichtet, Krankheiten zu heilen und, wenn dies nicht mehr möglich ist, Leiden zu lindern. Damit ist die Möglichkeit gegeben, Handlungsweisen zu finden, die der Situation des Patienten angemessen sind. Die Tatsache, dass dieser Freiraum von den Medizinern bei der Schmerzbekämpfung oft zu wenig ausgeschöpft wird, ist noch kein Grund, die aktive Sterbehilfe einzuführen. Hier geht es vielmehr darum, in die Ausbildung der zukünftigen Ärzte und Ärztinnen Fragen über Sterben und Tod einzubeziehen und nicht auszublenden.

Technische Antworten auf existentielle Herausforderungen

Die moderne Palliativmedizin hat bereits gute Modelle und Handlungsmethoden erarbeitet, wie todkranke Menschen betreut werden können. Es gibt nicht bloss die Alternative, einen Menschen zu töten oder gar nichts zu tun. Die Erfahrung zeigt, dass sobald für ein Problem eine „technische" Lösung zur Verfügung steht, andere Möglichkeiten ausgeblendet und die technische Lösung bevorzugt wird. Es ist mühsamer, einen Menschen über Wochen und Monate hinweg zu begleiten, als ihm eine schnell wirksame Spritze zu verabreichen. Was hier angestrebt wird, ist eine technische Lösung des existentiellen Problems der Leidensbewältigung. Bleibt dem modernen Menschen wirklich nur die Technik als Antwort auf die existentiellen Herausforderungen, welche das Leben an uns stellt?

Es muss zugestanden werden, dass die moderne Gesellschaft wenig Hilfe leistet bei der Bewältigung von existentiellen Lebenskrisen. Wir haben kaum noch Rituale, welche helfen, Lebenskrisen zu meistern, weder am Anfang noch während oder am Schluss des Lebens. Hier sind neue kreative Ideen von allen Menschen gefordert und gefragt. Die Unfähigkeit der modernen Gesellschaft, mit Schmerzen, Leiden, Sterben und Tod umgehen zu können, kann nicht allein auf dem Rücken der Ärzteschaft ausgetragen werden.

Ausweitung der aktiven Sterbehilfe auf inkompetente Menschen

Die einseitige Ausrichtung der Motion auf entscheidungsfähige und starke Menschen zeigt sich auch darin, dass die Initianten nur die kompetenten Patienten im Blick haben, die entscheidungsfähig sind und die an einer „Krankheit leiden, die mit unerträglichem Leiden verbunden ist". Warum soll nur der kompetente Mensch von seinem Leiden erlöst werden dürfen?

Genau aus diesen Gründen wurde in den Niederlanden die Möglichkeit der aktiven Sterbehilfe auch auf psychiatrische Patienten ausgedehnt (vgl. NZZ Nr. 60 vom 12./13. März 1994). Diese Ausweitungstendenzen auf andere Menschengruppen zeigen deutlich, dass mit der Aufhebung des Tötungsverbotes eine Schwelle überschritten wird, hinter die es kein Zurück mehr gibt. Bevor wir diesen Schritt wagen, gilt es die gesellschaftlichen Konsequenzen zu bedenken. Die Grenze der persönlichen Entscheidungsfreiheit ist in der modernen Gesellschaft erreicht, wenn nicht mehr allen Menschen genügend Raum zum Leben gegeben wird. Dieser gesellschaftliche Druck von aussen wird leicht vom kranken Menschen auf subtile Art und Weise als Pflicht verinnerlicht, der Gesellschaft unter keinen Umständen zur Last zu fallen. Die freie Selbstbestimmung über den eigenen Tod pervertiert sich für alte, kranke und schwache Menschen zur Vorsorgepflicht gegenüber der Gesellschaft. Bei der aktiven Sterbehilfe steht die Humanität einer Gesellschaft auf dem Spiel. Im Zentrum der Diskussion liegt dabei die weitreichende Frage, welche Handlungsweisen mit menschlichem Leben die Gesellschaft in Zukunft tolerieren will. Mit dem Wortlaut der Motion Ruffy wird der Anspruch aller Menschen auf Würde zur Disposition gestellt.

Literatur:

Baumann-Hölze, Ruth: Ethische Probleme in der Geriatrie. In: Schweizerische Rundschau für medizinische Praxis, Nr. 49, 1993.

Baumann-Hölzle, Ruth: Unbeschränkte Kontrolle über den eigenen Tod? In: Neue Zürcher Zeitung, Nr. 60, 12./13. März 1994.

Callahan, Daniel: The troubled dream of life. Living with mortality. Simon & Schuster, New York 1993.
Eser, A. et al.: Lexikon Medizin Ethik Recht. Herder Verlag, Freiburg u.a. 1989.
Medizinisch-ethische Richtlinien der Schweizerischen Akademie der medizinischen Wissenschaften, März 1989.

Betreuung von Chronischkranken und Sterbenden[1]

Zusammenfassung

Bei der Behandlung Chronischkranker und Sterbender besteht häufig das Dilemma zwischen der Pflicht zur Lebenserhaltung oder Behandlung und der Pflicht, dem Patienten keine unnötigen oder unerträglichen Schmerzen zuzumuten. – Die Autorin und der Autor behandeln diese Dilemmasituationen aus interdisziplinärer Sicht, indem sie im Anschluss an einige Begriffsklärungen in einem ersten Teil auf die Veränderungen in der modernen Medizin eingehen (u.a. Technisierung, Ablösung der Betonung des Fürsorgeprinzips zugunsten des Autonomieprinzips auch in der Behandlung terminaler Patienten) bzw. mit der Lebensqualität, dem Alter und der Patientenautonomie die Kriterien zur notwendig gewordenen Güterabwägung aufzählen. In einem zweiten und dritten Teil werden zunächst die Grenzen der Selbstbestimmung des Patienten abgesteckt und im Anschluss daran die Konsequenzen für die medizinische Praxis geschildert: Bestimmung des Patientenwillens im Gespräch (informed consent), Gewährleistung der notwendigen institutionellen Rahmenbedingungen, Abstandnehmen von Vorstellungen der absoluten Machbarkeit, Bestimmung der entsprechenden Therapie, Eruierung des mutmasslichen Patientenwillens bei entscheidungsunfähigen Patienten usw. Abschliessend wird für eine medizinische Praxis plädiert, welche die Medizin als Bereich kommunikativen Handelns versteht. Im Anhang werden zuletzt sieben praktische Schritte zur ethischen Urteilsbildung geschildert.

1 Text gemeinsam mit Urs Strebel verfasst und veröffentlicht in: Bondolfi, A., Müller, Hj. (Hg.): Medizinische Ethik im ärztlichen Alltag. EMH Schweizerischer Ärzteverlag AG, Basel 1999.

Ethische Probleme am Lebensende

Dank des medizinischen Fortschritts kann heute das Leiden von vielen chronisch kranken und sterbenden Menschen erleichtert werden. Dabei stehen meist verschiedene Handlungsoptionen zur Verfügung. Neben der Fähigkeit, Leiden zu lindern, bergen die neuen medizinischen Mittel auch die Möglichkeit, Leben zu verlängern – manchmal selbst über das einem Menschen angemessene Mass hinaus. Dadurch werden die ärztlichen Pflichten der Lebenserhaltung und der Bewahrung guter Lebensqualität zum moralischen Dilemma. In dieser Situation sind chronisch kranke und sterbende Menschen, ihre Angehörigen, ihre Betreuer und Betreuerinnen herausgefordert, zwischen den zur Verfügung stehenden medizinischen Mitteln eine Wahl zu treffen.

Der folgende Aufsatz befasst sich im ersten Teil mit den ethischen Aspekten einer solchen Wahl. Neben der Erläuterung der moralischen Problematik in der Betreuung Chronischkranker und Sterbender werden drei Wertpositionen näher beleuchtet, welche Orientierungspunkte für das medizinische Handeln zu geben versuchen. Im zweiten Teil stellt der Text die „Sieben Schritte ethischer Urteilsbildung vor", anhand welcher Fallbesprechungen vorgenommen werden können.

Die Ausführungen sind das Ergebnis eines interdisziplinären Dialogs zwischen einem Internisten, der an einem Krankenhaus tätig ist, und einer Theologin, welche sich auf medizin-ethische Fragen spezialisiert hat.

Was macht die Betreuung von Chronischkranken und Sterbenden zum moralischen Problem?

Einleitung

Normalerweise handeln Menschen aufgrund von bewährten und verinnerlichten Werten und Normen entsprechend ihrem persönlichen Handlungsentwurf selbstverständlich, ohne dass sie ihr Handeln bedenken müssten. Veränderte Lebensumstände und neue Erkenntnisse können den persönlichen Handlungsentwurf und als Folge davon die Selbstverständlichkeit des Handelns in Frage stellen. Tritt eine Situation der Verunsicherung und des Verlustes selbstverständlicher Handlungsfähigkeit ein, bedarf es der ethischen Reflexion, welche zu einem neuen Handlungsentwurf und damit zu neuen Selbstverständlichkeiten verhilft.

Angesichts des vielfältigen Könnens der modernen Medizin und des daraus resultierenden Zwanges zur Wahl der medizinischen Mittel haben viele Selbstverständlichkeiten im medizinischen Handeln ihre Gültigkeit eingebüsst. Fragt man nach den Selbstverständlichkeiten, welche bei der Betreuung von Chronischkranken und Sterbenden heute nicht mehr gelten, so sind es die Pflicht der Lebenserhaltung einerseits und der paternalistische Anspruch der Betreuenden, zu wissen, was für den Patienten gut sei, andererseits.

Bevor wir auf die ethische Reflexion über den Verlust dieser beiden Selbstverständlichkeiten eintreten, sind die verwendeten Begriffe zu klären. Begriffsbestimmungen sind für die ethische Urteilsbildung und den interdisziplinären Dialog unumgänglich. Sie verhindern sprachliche Missverständnisse und stellen bereits moralische Vorentscheidungen dar, welche für die Urteilsbildung im Einzelfall von Bedeutung sind. In den beiden folgenden Abschnitten werden deshalb zentrale Begriffe des Aufsatzes geklärt.

Begriffe

Chronischkranke und Sterbende: Als chronisch krank im weiteren Sinne können alle Menschen gelten, welche an einer nicht heilbaren Gesundheitsstörung leiden, wie Zuckerkranke, Hypertoniker oder Geisteskranke. Im vorliegenden Aufsatz wird der Begriff enger gefasst: Als „Chronischkranke“ werden Menschen bezeichnet, die sich in der fortgeschrittenen Phase einer unheilbaren Krankheit befinden, wie beispielsweise der langjährige Diabetiker mit schweren, unter Umständen lebensbedrohenden Komplikationen, die Patientin mit Bluthochdruck und dadurch bedingter, nicht rückbildungsfähiger Halbseitenlähmung oder der demente, bettlägerige Alzheimer-Patient. Unter einem „Sterbenden“ wird ein Patient verstanden, der mit oder ohne Therapie nach menschlichem Ermessen in absehbarer Zeit (Tage oder Stunden) sterben wird.

Kurative und palliative Therapie: In der Onkologie (Lehre von den Tumorkrankheiten), einer medizinischen Disziplin, die besonders häufig mit unheilbaren und sterbenden Patienten zu tun hat, werden drei Behandlungsarten unterschieden: Eine Therapie ist *kurativ*, wenn sie bei der überwiegenden Zahl der Patienten zur definitiven Heilung führt. Der Einsatz einer solchen Behandlung ist selten umstritten; unter Umständen werden dabei auch grosse Nebenwirkungen in Kauf genommen.

Als *palliativ* wird die Behandlung dann bezeichnet, wenn die Krankheit mit spezifischen Mitteln vorübergehend eingedämmt, aber nicht (mehr) geheilt werden kann. Diese Behandlungsart führt nicht unbedingt zu einer Verlängerung des Lebens. Als spezifische Mittel gelten Zytostatika, die Strahlentherapie oder in einzelnen Fällen die Operation. Zwar können die Beschwerden oft gut und für längere Zeit zurückgebunden werden, doch müssen die Nebenwirkungen mitberücksichtigt werden, weshalb eine palliative Behandlung häufig nicht schon bei Diagnosestellung, sondern erst beim Auftreten von Symptomen angezeigt ist.

Ist eine Krankheit mit tumorspezifischen Mitteln nicht weiter beeinflussbar, weil der Tumor resistent (geworden) ist oder die Nebenwirkungen als unverhältnismässig stark eingeschätzt werden, muss sich die Therapie auf unspezifische, symptomlindernde Massnahmen beschränken; dazu gehören beispielsweise die Senkung des Fiebers und die Bekämpfung der Schmerzen oder der Atemnot. Diese Behandlungsart heisst *symptomatisch.*

Der Begriff der „palliativen Medizin“ wurde in den letzten Jahren vor allem von den Geriatern verwendet. Beim alten Menschen sind viele Zustände und Störungen nicht heilbar. Das Behandlungsziel muss sich auf die (vorübergehende) günstige Beeinflussung der störendsten Beschwerden richten. Damit entspricht das gewählte Vorgehen eigentlich einer symptomatischen Therapie. Da das Wort „symptomatisch“ in der Medizin aber in verschiedenen anderen Zusammenhängen auch gebraucht wird und „palliativ“ die Absicht, bewusst auf eine Heilung – weil unmöglich oder nur in einem Teil der Fälle mit grossem Aufwand erzielbar – zu verzichten und das Hauptgewicht auf die Symptomlinderung und damit auf bessere Lebensqualität zu legen, treffender wiedergibt, hat sich allgemein das Gegensatzpaar kurativ/palliativ durchgesetzt, wobei „palliativ“ die Bedeutung „symptomatisch“ miteinschliesst.

Moralische Dilemmata bei der Betreuung von Chronischkranken und Sterbenden

Solange das medizinische Können und die Handlungsoptionen beschränkter waren, bestanden die moralischen Pflichten der Betreuenden allein in der Kenntnis und fachgerechten Anwendung dessen, was an medizinischen Mitteln zur Leidenslinderung und Heilung eingesetzt werden konnte. Die Handlungsmöglichkeiten waren sehr beschränkt; es galt, die bescheidenen Mittel sinnvoll zu nutzen, ohne dass man zwischen verschiedenen Möglichkeiten eine Wahl hätte treffen müssen. Da der Arzt oder die Ärztin als Fachleute allein über das notwendige Wissen verfügten, wurden sie ungefragt als Autoritäten für die medizinische Anwendung anerkannt. Man orientierte sich an der Vorstellung eines wohlwollenden Paternalismus und vertraute darauf, dass die Mediziner das für die Behandlung der vorliegenden Krankheit notwendige Wissen mitbringen und zum Wohle der Patienten einsetzen würden. Der wohlwollende Paternalismus, der die Arzt-Patient-Beziehung prägte, hat seine Selbstverständlichkeit heute eingebüsst. Die Betreuung von Chronischkranken und Sterbenden steht gegenwärtig vor moralischen Dilemmata, denen eine Ausrichtung am Modell des wohlwollenden Paternalismus nicht mehr gerecht wird. Zwei Gründe machen die Betreuung schwer kranker Menschen zum moralischen Problem: die Vielfalt der medizinischen Handlungsoptionen und die medizinischen Möglichkeiten zur Lebensverlängerung.

Handlungsvielfalt der modernen Medizin. – Für die an einer Krankheit leidenden Menschen bietet die moderne Medizin meist mehrere Handlungsoptionen, welche mit verschiedenen Vor- und Nachteilen verbunden sind. Die Wahl der jeweiligen Vorgehensweise lässt sich nicht allein nach objektiven, neutralen Kriterien aufgrund von medizinischen Befunden treffen. Die Befunde sind zwar die unabdingbare Voraussetzung für die Wahl der Mittel, doch sind die Kriterien, nach welchen diese Mittel ausgesucht werden, bei den einzelnen Patientinnen und Patienten entsprechend ihren Lebensentwürfen und Handlungsprioritäten sehr unterschiedlich. Der Arzt kann in dieser Situation nicht mehr paternalistisch in Eigenregie entscheiden, sondern muss die Patientin bzw. den Patienten in den Urteilsbildungsprozess miteinbeziehen, denn letztlich tragen sie die Verantwortung für ihre Lebensentscheide.

Vor dem Hintergrund der Wahlsituation, wie die moderne Medizin sie bietet, entstehen neue moralische Dilemmata; dann nämlich, wenn zwischen den Entscheidungen der Betreuenden und denjenigen des Patienten bezüglich der Handlungsoptionen ein Dissens entsteht oder wenn die Handlungsmöglichkeiten verschiedene Risiken mit sich bringen.

Möglichkeiten zur Lebensverlängerung. – Dank der Erkenntnisse der modernen Medizin kann heute das Leben von vielen Menschen verlängert werden. Nicht immer ist dieses Hinausschieben des Todes im Interesse des Patienten. Schwierigkeiten tauchen dann auf, wenn durch das Verlängern des Lebens auch das Leiden des Patienten verlängert wird. Lebenserhaltung und Lebensqualität können dabei in einen Gegensatz zueinander geraten.

Der Tod tritt häufig nicht direkt als Folge der Grundkrankheit ein, sondern wegen einer mit ihr im Zusammenhang stehenden Komplikation, die für sich genommen behandelbar ist. Krebskranke mit weit fortgeschrittenen, vorwiegend das Skelett betreffenden Metastasen zum Beispiel können extrem leiden und bettlägerig sein. Sie sterben aber nicht an diesen Knochenveränderungen, sondern an einer dadurch bedingten Folgekrankheit, wie etwa einer Lungenentzündung, deren (antibiotische) Behandlung meist zu einer vorübergehenden Besserung führt. Die durch die Grundkrankheit verursachten Leiden jedoch bleiben auch nach dieser Behandlung bestehen. Möglicherweise resultiert aus der Therapie eine Verlängerung des Sterbeprozesses. Die betreuenden Ärztinnen und Ärzte stehen somit vor dem Dilemma, dass sie zwar handeln können – und Handeln ist meist einfacher als Aushalten –, aber diese Handlung nicht unbedingt dem Wohl des Patienten dient.

Eindeutig ist die Situation allein bei einem Sterbenden, der mit oder ohne Therapie nach menschlichem Ermessen in absehbarer Zeit sterben wird. Bei ihm ist auf lebenserhaltende Massnahmen zu verzichten, weil damit das unausweichliche Sterben dieses Menschen nur schmerzhafter gemacht würde. In diesem Sinne hält die Schweizerische Akademie der medizinischen Wissenschaften in ihrer 1995 erschienenen Publikation „Medizinisch-ethische Richtlinien für die ärztliche Betreuung sterbender und zerebral schwerst geschädigter Patienten“ unter II.1.2. fest: „Ausnahmen von der ärztlichen Verpflichtung zur Lebenserhaltung bestehen bei Sterbenden, deren Grundleiden einen unabwendbaren Verlauf zum Tode genommen hat (...). Hier lindert der Arzt die Beschwerden. Der Verzicht auf lebensverlängernde Massnahmen und der Abbruch früher eingeleiteter Massnahmen dieser Art sind gerechtfertigt. (...) der Arzt soll sein Vorgehen mit dem Pflegepersonal und mit den Angehörigen besprechen.“[2]

Angesichts der oben umrissenen Problematik stellen sich grundsätzliche Fragen: Wann ist der Punkt gekommen, an dem bei einer Patientin/einem Patienten von einer therapeutischen, das heisst auf Heilung ausgerichteten, Behandlung auf palliative Betreuung umgestellt werden soll? Gibt es Kriterien, welche den Moment anzugeben vermögen, in dem lebenserhaltende medizinische Massnahmen sinnlos geworden sind und deshalb unterlassen werden dürfen?

Je nach dem normativen Standpunkt, von welchem ausgegangen wird, werden diese Fragen unterschiedlich beantwortet. In der medizin-ethischen Diskussion stehen sich dabei der Ansatz, der mit dem Stichwort „Heiligkeit des Lebens“ umschrieben wird, und derjenige, welcher versucht, eine „objektive“ Lebensqualität bestimmen zu können, diametral gegenüber. Eine Zwischenposition nimmt der Würdeansatz ein. Im Folgenden werden die drei Wertpositionen vorgestellt und auf ihre Implikationen für das medizinische Handeln an schwer kranken Menschen hin untersucht.

2 Medizinisch-ethische Richtlinien für die ärztliche Betreuung sterbender und zerebral schwerst geschädigter Patienten. Schweizerische Ärztezeitung 1995;76: 1223.

„Heiligkeit des Lebens", „objektive Lebensqualität" oder „Menschenwürde" als ethischer Orientierungspunkt für das medizinische Handeln?

„Heiligkeit des Lebens"

Mit der Position der „Heiligkeit des Lebens" kann der bisherige Handlungsentwurf in der Medizin umschrieben werden, welcher fast ausschliesslich auf die Lebenserhaltung ausgerichtet ist. Erst wenn es unmöglich geworden ist, das Leben eines Patienten zu erhalten, darf die Leidenslinderung den Vorrang bekommen. Das Problem dieses Ansatzes liegt darin, dass dabei das medizinische Handeln unter den technischen Imperativ gerät, wonach das, was technisch möglich ist, zum moralisch Geforderten wird. Im Rahmen dieses Handlungsentwurfs müssen sämtliche verfügbaren medizinischen Mittel zur Lebenserhaltung eingesetzt werden; deren Anwendung zu unterlassen, ist selbst bei einem sterbenden Menschen nicht erlaubt. Dies führt zu unerträglichen Leidenssituationen. Normalerweise geht mit diesem Entwurf auch ein paternalistisches Verständnis der Arzt-Patient-Beziehung einher, wobei nicht individuelle Güterabwägungen, sondern das technisch Machbare das Handeln bestimmt. Menschliches Leben läuft dadurch Gefahr, zum Objekt der medizinischen Mittel zu werden.

„Objektive Lebensqualität"

Bestimmungen der Lebensqualität können objektiv aus der Aussenperspektive oder subjektiv aus der Innenperspektive des Patienten vorgenommen werden. Bei einer Bestimmung der Lebensqualität von aussen wird versucht, allgemein verbindliche Kriterien für die Lebensqualität eines Menschen zu finden. Dies geht soweit, dass aufgrund von Lebensqualitätsbestimmungen und „objektiven" Standards das Leben eines Menschen als nicht mehr lebenswert eingestuft wird.[3] Ein

3 Als klassischer Vertreter für solche Überlegungen gilt der australische Philosoph Peter Singer, dessen Publikationen, wie z. B. „Praktische Ethik" (Reclam Verlag, Stuttgart 1984), zu heftigen Kontroversen geführt haben.

konkreter Standard zur Lebensqualitätsbestimmung, der immer wieder genannt wird, ist das Alter.

Altersindikation. – Daniel Callahan, einer der Begründer der bioethischen Bewegung in den USA, hat in den vergangenen Jahren verschiedene Publikationen verfasst, in denen er für die Altersindikation plädierte.[4] Seine Schriften lösten jeweils kontroverse Diskussionen aus.[5]

Zentrales Anliegen Callahans ist die Gerechtigkeit zwischen den Generationen. Seiner Meinung nach hat ein alter Mensch nicht mehr in gleicher Art und Weise Anspruch auf bestimmte medizinisch-therapeutische Ressourcen. Bei der Entscheidungsfindung geht Callahan von einer natürlichen Lebensspanne von etwa 85 Jahren aus, nach deren Ablauf nicht mehr die Therapie, sondern die Pflege eines Menschen im Vordergrund stehen sollte. Seine Vorschläge betreffen jedoch nicht allein Gerechtigkeits- und Ressourcenfragen. Callahan geht es grundsätzlich um den Entwurf eines gelingenden Lebens, zu dem auch das Sterben und der Tod als natürliche Grenzen gehören.

Gegenüber dem Vorschlag der Altersindikation ist einzuwenden, dass die Gesellschaft auf diese Weise Gefahr läuft, alte Menschen abzuwerten. Zudem lässt sich das Problem der Verteilungsgerechtigkeit mit Sicherheit nicht über eine Altersindikation lösen, da nicht die Therapien an alten Menschen für die Kostenexplosion im Gesundheitswesen verantwortlich sind, sondern die Kostenaufwendungen im letzten Lebensjahr eines Menschen, unabhängig von seinem Alter. Dies belegen ökonomische Studien eindrücklich.[6]

Auch wenn man gegenüber einer Altersindikation, wie sie Callahan vertritt, Vorbehalte anmeldet, so kann das Anliegen, dem therapeutischen Handeln Grenzen zu setzen, nicht übergangen werden. Der Faktor „Alter“ wird beim Entscheidungsbildungsprozess immer eine Rolle spielen. Es macht nicht nur biographisch einen Unterschied, ob man 20 oder 80 Jahre alt ist, sondern auch medizinisch. Viele Therapien sind bei jüngeren Menschen klar mit geringeren Risiken behaftet als

4 Vgl. Artikel von Callahan im Literaturverzeichnis.

5 Beispielhaft für viele Entgegnungen und Diskussionen seien folgende Publikationen genannt; Barry/Bradly, Set no limits [5]. – Ein direkter Diskurs mit Callahan fand statt im New England Journal of Medicine.

6 Vgl. diesbezüglich die Studie von Peter Zweifel und Stefan Felder.

bei alten. Das bedeutet keine Diskriminierung alter Menschen, sondern ist eine Folge der Tatsache, dass wir Menschen sterblich sind und die Wahrscheinlichkeit zu sterben proportional mit dem Alter zunimmt. Es darf jedoch nicht dazu kommen, dass sich die Meinungsbildung allein am Alter eines Patienten orientiert und das Alterskriterium als äusseres Kriterium für Entscheide rund um das Unterlassen von therapeutischen Massnahmen verwendet wird.

Lebensqualitätsdruck. – Äussere, messbare Kriterien werden der Wertbestimmung eines Menschenlebens nicht gerecht. Es liegt am betroffenen Menschen selbst, sich für oder gegen spezifische medizinische Massnahmen zu entscheiden. Konkrete Standards wie die Altersindikation könnten für diejenigen Menschen, deren Gesundheitszustand den geforderten Standards nicht entspricht, zu einem Lebensqualitätsdruck durch die Gesellschaft führen. Die Gefahr wäre gross, dass ihre Existenzberechtigung in Frage gestellt und ihnen damit die gesellschaftliche Solidarität entzogen würde. Der Wert eines Lebens ist nicht von aussen definierbar, sondern bleibt geheimnisvoll verborgen.

Die Lebensqualität eines Menschen lässt sich nur von innen und nur mit dem und vom Patienten her erschliessen, denn er allein weiss, was ihm in einer bestimmten Lebenssituation zu einer guten Lebensqualität verhilft und was nicht. Zudem verändern sich Vorstellungen von guter Lebensqualität im Laufe eines Lebens. Je nach Lebenssituation werden andere Dinge wichtig. Lebensqualitätsbestimmungen sind zeit-, situations- und vor allem persönlichkeitsgebunden.

Die Erzeugung einer Vorstellung von „guter Lebensqualität" ist eine soziale Aufgabe; die Inhalte dieser Vorstellung können nicht zum „objektiven" Massstab für den Wert eines Lebens gemacht werden. Der Tendenz zu einem Lebensqualitätsdruck kann nur mit einer klaren Orientierung am Würde- und Autonomieanspruch, welcher bei jedem Menschen anzuerkennen ist, entgegengewirkt werden.

„Menschenwürde"

Die Forderung, dass die Menschenwürde handlungsleitend sein soll, basiert auf dem Anspruch, dass ein Mensch nicht ungefragt zum Mittel für bestimmte Zwecke gemacht werden darf. Nach diesem Ansatz, der auf den Philosophen Kant zurückgeht und der auch unserem modernen Demokratieverständnis zugrunde liegt, muss ein Mensch zu jeder Handlung, welche seine Integrität verletzt oder gefährdet, seine Einwilligung geben können. Jeder Mensch hat unabhängig von seiner Lebensqualität einen Würde- und Autonomieanspruch, der ihm oder ihr in den Deklarationen der Menschenrechte verbrieft ist. Dieser Würdeanspruch verbietet es, dass ein Mensch ungefragt instrumentalisiert wird, selbst dann, wenn damit sein Wohl angestrebt würde. Im Rahmen dieses Würdeverständnisses wird die Arzt-Patient-Beziehung durch die Forderung des „informed consent" bestimmt. Gemäss diesem Postulat muss der Patient von den Betreuenden so informiert werden, dass er sich selber eine Meinung bilden und Entscheide fällen kann. Der Patient hat immer das Recht, eine Handlung zu verweigern.

Die Rechtslage in der Schweiz anerkennt den Anspruch auf Patientenautonomie und räumt dem Patientenwillen Priorität ein; jede medizinische Handlung wird als Körperverletzung eingestuft und erst durch die Einwilligung des Patienten zu einer legitimen Dienstleistung. In der Forderung nach aufgeklärtem Einverständnis zeigt sich der Wandel vom Paternalismus- zum Autonomiemodell, der in der Arzt-Patient-Beziehung stattgefunden hat: Der Arzt bestimmt nicht mehr als Pater im Sinne eines guten Vaters für seine Patienten, sondern die Patientin / der Patient hat das Recht, über ärztliche Massnahmen zu entscheiden. Lautete die ärztliche Devise früher „salus aegroti suprema lex", gilt heute „voluntas aegroti suprema lex". Dieser Veränderung wird an einzelnen Spitälern in der Schweiz mit einer neuen Begrifflichkeit Rechnung getragen, indem die kranken Menschen nicht mehr als „Patienten", sondern als „Kunden" angesprochen werden. Problematisch am Begriff des „Kunden" aber ist, dass von einer de facto bestehenden Autonomie des Patienten ausgegangen wird und in der Realität vorhandene Autonomiedefizite ausgeblendet werden. Wird der Würdeanspruch nicht als normativer Sollensanspruch, sondern als faktischer Zustand der Patienten interpretiert, so zeigt sich in vielen Situationen, gerade wenn Menschen schwer krank sind, dass sie damit überfordert sind. Es kann nicht von einer faktischen Autonomie ausgegangen werden, sondern die autonome Entscheidung ist zusammen mit dem Patienten zuerst zu erarbeiten. Hierzu müssen die Abhängigkeiten, in denen die Menschen stehen, berücksichtigt werden. Erst wenn diese als solche erkannt sind, können Mittel und Wege gefunden werden, damit die Patientin bzw. der Patient eine Lebensentscheidung treffen kann.

Urteilsfähigkeit. – Dem Autonomieanspruch des Patienten auf der Sollensebene stehen bei seiner Durchsetzung auf der Erfahrungsebene verschiedene Hindernisse entgegen: Autonomie und Urteilskraft treten nicht absolut, sondern in verschiedenen Graden auf. Auch so genannt „urteilsfähige" Menschen sind in gewissen Situationen nicht urteilsfähig, und von so genannt „nichturteilsfähigen" und sogar von schwer dementen Menschen können durchaus autonome Äusserungen formuliert werden. Es besteht also ein Spannungsverhältnis zwischen dem auch vom Recht gestützten Autonomieanspruch jedes Menschen und dessen tatsächlicher Fähigkeit, seine Autonomie auch wahrnehmen zu können. Abhängigkeiten, Leiden, Zerfall und Sterben vermögen die Würde eines Menschen nicht anzutasten. Autonomiedefizite auf der empirischen Ebene können den Würde- und Autonomieanspruch auf der normativen Ebene nicht ausser Kraft setzen. In Situationen, in denen Menschen zu schwach sind, um ihre Autonomie selber durchsetzen zu können, sind die anderen Menschen verpflichtet, ihnen zu autonomen Entscheidungen zu verhelfen und damit der Würdeforderung Folge zu leisten.

Ein Recht auf Suizid? – Wie weit aber darf sich ein Mensch selbst zum Mittel zum Zweck machen, und ab wann muss seinen Forderungen im Namen seines eigenen Würdeanspruchs widerstanden werden? Diese Frage stellt sich bei psychiatrischen und Suchtpatienten genauso wie bei Überlegungen zu einer allfälligen Freiheit zum Suizid. Gibt es so etwas wie einen kranken Willen? In diesem Spannungsfeld geht es um das Verhältnis von Fürsorge und Autonomie einerseits und um die Reichweite menschlicher Freiheit und Macht andererseits.

Freiheiten und Rechte sind immer mit Pflichten und Verantwortungen verbunden: Da in der Schweiz der Patient das Recht hat, auf lebenserhaltende Massnahmen zu verzichten, kann der Arzt verpflichtet werden, bestimmte medizinische Massnahmen zu unterlassen. Eine solche Pflicht besteht gegenüber einem Suizidwilligen nicht. Bestünde ein gesetzlich verbrieftes Recht auf Suizid, so könnte der Arzt auch dazu verpflichtet werden, einem Patienten Suizidhilfe leisten zu müssen. Der Suizid sowie die Beihilfe zum Suizid stehen in der Schweiz in einem rechtsfreien Raum, da weder der Suizid noch die Beihilfe dazu als strafbar erachtet werden – es sei denn, die Beihilfe geschehe aus selbstsüchtigen Motiven –, beide aber auch nicht als Recht formuliert sind, ergo auch niemand zur Suizidbeihilfe verpflichtet werden kann.

Bei der Entscheidung über die Zulässigkeit des oder eines Rechts auf Suizid steht eine Erweiterung der Machtausübung des Menschen zur Debatte; demgegenüber geht es bei den Entscheidungen rund um das Unterlassen von lebenserhaltenden Massnahmen zugunsten von palliativen Behandlungsmethoden um einen bewussten Machtverzicht.[7]

Autonomiekonflikte. – Bei der Forderung nach bestimmten Handlungen stösst eine Patientin ihrerseits an den Würdeanspruch der Betreuenden, denn auch diese können nicht für Handlungen instrumentalisiert werden, die sie für sich nicht akzeptieren können.

Die Frage nach der Reichweite menschlicher Freiheit stellt sich nicht nur auf individueller Ebene, sondern auch auf der gesellschaftlich-sozialen, dann nämlich, wenn individuelle Ansprüche mit dem allgemeinen Wohlergehen der Gesellschaft in Konflikt geraten. Das Problem der gerechten Ressourcenverteilung begrenzt die Urteilsbildung im Einzelfall. Auf die drängende und aktuelle Problematik der Ressourcenverteilung kann in diesem Rahmen nicht weiter eingetreten werden, da sich der Artikel nur mit Fragen auf der individual-ethischen Ebene beschäftigt. Nimmt man jedoch die Tatsache ernst, dass die bedeutendsten finanziellen Aufwendungen im letzten Lebensjahr einer Person gemacht werden, so lässt sich daraus schliessen, dass gerade in der letzten Lebensphase eines Menschen Unangemessenes geschieht. Leiden und Sterben konfrontieren die Betreuenden mit der eigenen Endlichkeit und fordern sie existentiell heraus. Die Versuchung ist gross, dieser Herausforderung auszuweichen, indem dem Leiden und Sterben eines Patienten mit Technik anstatt mit menschlicher Begleitung begegnet wird. Technik aber kostet Geld. Eine dem Leiden und Sterben der Patientin angemessene Behandlung brächte als Begleiterscheinung mit grosser Wahrscheinlichkeit auch Kosteneinsparungen.

7 Einen guten Überblick über die verschiedenen Fragen von Tun und Unterlassen schrieb D. Brinbacher.

Trotz den angesprochenen Autonomiekonflikten geben wir dem Würdeansatz gegenüber den anderen beiden, demjenigen der „Heiligkeit des Lebens" und demjenigen der „objektiven Lebensqualitätsbestimmung", den Vorzug, da mit dem Anspruch auf Würde für alle Menschen die Menschenrechte Referenzpunkt sind, auch für das Handeln in der Medizin. Dem Kranken wird damit das Recht auf eine Innenperspektive bei der Urteilsbildung über die bei ihm anzuwendenden medizinischen Mittel zugesprochen. Durch die Spannung zwischen dem Autonomieanspruch und der tatsächlichen Autonomiefähigkeit wird die Meinungsbildung zu einem notwendigen Prozess, der die Beteiligten zu einem Dialog verpflichtet und eine individuelle Güterabwägung ermöglicht. Solche Güterabwägungen für den Einzelfall sind eine der modernen Medizin inhärente Notwendigkeit, welche zur Auswahl der zur Verfügung stehenden Mittel zwingt. Angesichts der vielfältigen Handlungsoptionen und Möglichkeiten zur Lebensverlängerung bei chronisch kranken und sterbenden Menschen sind für den Einzelfall konkrete Entscheidungen zu treffen, die von allen Betroffenen verantwortet werden müssen. Rein paternalistische Entscheidungen durch den Arzt lassen sich vor diesem Hintergrund nicht mehr verantworten. Die Entscheidungsfindung kann nur im Gespräch stattfinden.

Nach wie vor sind gemeinsame Entscheidungsfindungsprozesse vor allem in den Kliniken keine Selbstverständlichkeit. Eine Untersuchung von Bettina Schöne-Seifert und Clemens Eickhof belegt eindrücklich, wie stark das Handeln der Mediziner und Medizinerinnen sich immer noch einzig an der Pflicht zur Lebenserhaltung orientiert.[8] Schöne-Seifert und Eickhof sind in ihrer Studie dem Problem nachgegangen, wie Ärzte und Pflegekräfte entscheiden, wenn es darum geht, bei Schwerstkranken auf eine Behandlung zu verzichten. 74 Ärzten und 43 Pflegenden wurden zehn hypothetische Krankengeschichten vorgelegt, bei denen Fragen des Therapieverzichts zu beantworten waren. Im Zentrum des Interesses standen die Patientenautonomie, das Patientenwohl und die sogenannten „kategorischen Behandlungspflichten". Erstaunlich an den Antworten ist, wie oft sich Ärzte und Pflegende gegen den Willen des Patienten zur Therapiefortsetzung verpflichtet fühlen mit der Begründung, in seinem Interesse zu handeln.

8 Schöne-Seifert, Bettina und Eickhof, Clemens, Behandlungsverzicht bei Schwerstkranken, Ethik in der Medizin, 8: 183–216, 1996.

Sobald man auf eine individuelle Güterabwägung im Einzelfall eintritt, hat man eine moralische Grundsatzentscheidung zugunsten des Würdeansatzes getroffen, die sich gegen die beiden anderen Ansätze, denjenigen der „Heiligkeit des Lebens" und den der „objektiven Lebensqualität", richtet. Im Folgenden ziehen wir aus dem von uns bevorzugten Ansatz die Konsequenzen für das medizinische Handeln.

Konsequenzen des allgemeinen Würde- und Autonomieanspruchs für das medizinische Handeln

Individuelle Güterabwägungen

Die Spannung zwischen Würde- und Autonomieanspruch auf der Sollensebene einerseits und der tatsächlichen Autonomiefähigkeit eines Menschen auf der empirischen Ebene andererseits lässt sich nie ganz auflösen. Niemand ist in einem absoluten Sinne autonom. Ein wichtiger Grundsatz lautet: Bei anstehenden medizinischen Entscheidungen bemisst sich die Autonomie eines Patienten an dem zu entscheidenden Gegenstand. Es kann sehr wohl sein, dass jemand nicht mehr Auto fahren kann, das heisst aber noch lange nicht, dass er nicht entscheiden kann, was er essen will usw. Selbst schwer demente Menschen können durchaus autonome Äusserungen signalisieren, wenn sie zum Beispiel die Nahrungsaufnahme verweigern. Der Wille oder der mutmassliche Wille eines Patienten ist jeweils sorgfältig im Dialog zu eruieren.

Basierend auf den Menschenrechten besteht die Verpflichtung, die erwähnte Spannung soweit als möglich zu reduzieren. In einem offenen Urteilsbildungsprozess, bei dem alle Beteiligten miteinander in einen Dialog treten, ist das dem Patienten angemessene Handeln in verantwortlicher Güterabwägung zu erschliessen. Dabei ist von einem grundsätzlichen Nichtwissen aller Beteiligten über das Behandlungs- und Betreuungsziel auszugehen. Sowohl die Betreuenden, der Patient und seine Angehörigen als auch die Institution stehen in einer gegenseitigen Bringschuld.[9]

9 Bringschuld ist ein juristischer Begriff, den Max Baumann, Küsnacht, in diesem Zusammenhang verwendet.

Bringschuld der Institution, der Betreuenden und der Patienten

Die Bringschuld der Institution besteht darin, die notwendigen Rahmenbedingungen für die individuellen Güterabwägungen zu garantieren. Das geschieht, indem sie die Räumlichkeiten, Zeit und Ausbildung der Betreuenden zur Verfügung stellt. Die Betreuenden kommen ihrer Bringschuld nach, indem sie die Verantwortung für das medizinische Sachwissen und die Kompetenz im Bereich medizin-ethischer Urteilsbildung tragen. Die Patienten und deren Bezugspersonen sind verpflichtet, ihren persönlichen Lebensentwurf in den Urteilsbildungsprozess einzubringen. Viele Entscheide bei Schwerkranken und Sterbenden sind einfacher zu fällen, wenn der Patient und seine Angehörigen eine klare Vorstellung von der betreffenden Krankheit, deren Verlauf und den möglichen Therapien haben und diese auch formulieren können. Eine offene Aufklärung der Betroffenen über Krankheit, Prognose und Tod erleichtert die Aufgabe. Je weniger urteilsfähig ein Patient ist, desto mehr ist nach seinem mutmasslichen Willen zu suchen und zu fragen.

Urteilsbildung beim kompetenten Patienten: Gespräche über Krankheit, Prognose, Leiden und Tod

Das Gespräch zwischen Arzt und Patient über Krankheit, Prognose, Leiden und Tod gehört zu den wichtigsten, dankbarsten, aber auch schwierigsten ärztlichen Aufgaben.[10] Bei diesem Gespräch sollte die Ärztin die Wünsche und Vorstellungen ihres Patienten soweit in Erfahrung bringen, dass sie in seinem Interesse handeln kann, falls der Patient durch die Schwere seiner Krankheit entscheidungsunfähig wird. Aus der in den Gesprächen gewonnenen Erfahrung heraus kann die Ärztin in analogen Fällen oft einen richtigen Therapieentscheid finden, wenn sich ein Patient oder die Angehörigen nicht klar äussern können. Die Urteilsbildung wird sehr vereinfacht, wenn die Fragen rund um das Sterben zu einem Zeitpunkt erörtert werden, in dem der

10 Vgl. Bad News. Gespräche über Prognose, Leiden und Tod. Schweizerische Rundschau, Med. Prax. 1995;85 (Sondernummer):429.

Patient noch entscheidungsfähig und nicht unmittelbar vom Tode bedroht ist.

Der Wunsch eines zurechnungsfähigen, chronisch kranken oder sterbenden Menschen nach Therapieverzicht ist nicht nur legitim, sondern in den meisten Fällen für Aussenstehende auch verständlich, existiert doch – bei aller Individualität des Einzelfalls – eine allgemein gültige Vorstellung von einem glücklichen Leben, an dessen Ende ein gnädiger Tod steht. Für die Ärztin und den Arzt ist der Wille des Patienten, ob mündlich oder schriftlich geäussert, verbindlich. Hat sich ein Patient für den Verzicht auf eine Therapie ausgesprochen, ist es nicht die Aufgabe der betreuenden Ärzte, das beschwerlich gewordene Leben zu verlängern, sondern dem Patienten im Sterbeprozess beizustehen. Auch eine gegenteilige Meinung von Angehörigen ist nicht ausschlaggebend. Es versteht sich allerdings von selbst, dass Einstimmigkeit unter den Betroffenen die ärztliche und pflegerische Aufgabe sehr erleichtert. Die Entscheidung eines Patienten für einen Therapieverzicht – eine passive Massnahme – ist bei chronisch Kranken und Sterbenden mitzutragen.

Moralisch schwierig sind Reanimationsentscheidungen, entsprechend werden sie im Arzt-Patient-Gespräch oft ausgeklammert.[11] Es wäre für die Entscheidungsfindung in einer Klinik hilfreich, wenn diese Problematik bereits in der Allgemeinpraxis angesprochen würde. Die Kooperation und der Austausch zwischen Kliniken und Allgemeinpraktikern können noch sehr verbessert werden.

Das Bild des modernen Menschen ist geprägt von der Vorstellung des aktiven, dynamischen Menschen. Das Machen und nicht das Unterlassen steht dabei im Vordergrund. Die Verführung ist gross, auch in Situationen, in denen man nichts mehr „machen“ kann, das heisst, in denen die Handlungsmacht des Menschen zur Lebenserhaltung an ihre Grenze stösst, trotzdem weiterzu„machen“. Es erfordert Mut, diese Grenze zu akzeptieren und auf die lebenserhaltenden Mittel zu ver-

11 Vgl. B. Schöne-Seifert, Verzicht auf Lebenserhaltung: Offene Fragen, in Ethik in der Medizin (1989) 1: 143–161; Medical futility: CPR, in Lee/Morgan, J. Saunders, Death Rites: Law and ethics at the end of life, Routledge, London 1994, hier S. 72–90.

zichten. Dass man mit dem Patienten nichts mehr „machen" kann, heisst hingegen nicht, dass man nichts mehr für ihn tun kann. Dieses Tun am Lebensende ist dem individuellen Befinden des Patienten und seinen Präferenzen anzupassen.

Ein spezielles Problem stellt der Wunsch des Patienten oder seiner Angehörigen nach einer Therapie dar, von der kein Nutzen erwartet werden kann (futile treatement).[12] Meist gründen dahingehende Wünsche auf ein Missverständnis: Der Patient schätzt seine Lage und die Behandlungsmöglichkeiten günstiger ein, als sie in Wirklichkeit sind. Zuerst muss daher versucht werden, das Missverständnis auszuräumen. Besteht der Patient auf seinem Wunsch, wird dessen „Erfüllung" vom Aufwand und von den Nebenwirkungen einer solchen als aussichtslos eingeschätzten Behandlung abhängig gemacht. In der Regel gelingt es, den Patienten vom Wunsch nach einer eingreifenden Therapie abzubringen und einen nebenwirkungsarmen Kompromiss zu finden. Anstelle einer grösseren Operation kann beispielsweise eine einfache medikamentöse Behandlung gewählt werden.

Die Entscheidung, wann der Moment des Wechsels von einer kurativen zu einer palliativen Betreuung gekommen ist, ist gemeinsam mit dem Patienten zu fällen.

Ethische Urteilsbildung lässt sich nicht an Kommissionen delegieren. Die von einer Situation Betroffenen sind in die Entscheidungsbildung einzubeziehen. Die Pflegenden geben dabei wichtige Informationen über einen Patienten, da sich die Kranken ihnen gegenüber anders verhalten als gegenüber den Ärzten. Bei einer gelungenen Urteilsbildung fällt die Entscheidung prozesshaft im Diskurs im Rahmen der Arzt-Patient-Beziehung. Für das Therapiekonzept ist der Arzt verantwortlich. Bei einem gescheiterten Urteilsfindungsprozess hat der Patient den Stichentscheid.

12 Vgl. Artikel von Schneiderman/Jecker/Jonsen, sowie von Troug/Brett/Frader, und von Sanderson/Hall.

Urteilsbildung beim urteilsunfähigen Patienten

Beim urteilsunfähigen Patienten muss sich der Arzt an den mutmasslichen Patientenwillen halten. Die Angehörigen sind diesbezüglich wichtige Informanten. Aus ärztlicher Sicht sind Schwere und Stadium der Grundkrankheit zu berücksichtigen. Am Ende einer langjährigen, dementiellen Entwicklung wird man sich anders verhalten als an deren Beginn. Schmerzen, Atemnot oder andere störende Symptome sind wichtige Entscheidungskriterien für die medizinischen Massnahmen.

Willenserklärungen. – Im Enscheidungsfindungsprozess kommt den Patientenverfügungen ein besonderer Stellenwert zu. Je kürzer die Zeit zurückliegt, in der eine Verfügung formuliert wurde, desto mehr Gewicht kann ihr beigemessen werden. Patientenverfügungen geben den mutmasslichen Willen einer Patientin oder eines Patienten wieder. Sie ersetzen jedoch nicht das aktuelle Patienten-Assessment, bei dem nach dem gegenwärtigen Patientenwillen gefragt und nach einem Handeln gesucht wird, das der konkret vorliegenden Situation angemessen ist. Schriftliche Willensverfügungen sollten bei einer Entscheidungsfindung grundsätzlich grosses Gewicht erhalten; sie werden derzeit wohl zu wenig beachtet. Beim Verfassen einer Willensverfügung setzen sich die Menschen bewusst mit existentiellen Fragen über Krankheit, Leiden und Sterben auseinander. Eine solche Auseinandersetzung ist vor dem Hintergrund der Möglichkeiten der modernen Medizin unumgänglich.

Rechtsgrundlage der Willenserklärung[13]. – Vollmachten gegenüber Personen des Vertrauens sowie Willenserklärungen gegenüber Handlungen, medizinischer Therapie oder Pflege unterliegen verschiedenen Rechtsbereichen (Zivilrecht, Obligationenrecht, kantonale Gesundheitsgesetzgebung). Sie basieren allein auf dem freiwilligen Beschluss einer Person ohne Einbezug einer Behörde. Sie können zu jedem Le-

13 Die Ausführungen zu diesem Abschnitt entstammen der Broschüre der Schweizerischen Alzheimervereinigung für Ärztinnen, Pflegende, Angehörige und Interessierte, welche die Ethikkommission der Vereinigung erarbeitet hat. Frau Constance Gillioz de Lavallaz hat als Juristin an dieser Broschüre mitgearbeitet und ihr verdanken wir diese Ausführungen.

benszeitpunkt ergriffen werden und treten erst dann in Kraft, wenn eine Krankheit die Entscheidungsfähigkeit der betreffenden Person beeinträchtigt. Verliert diese Person ihre Urteilsfähigkeit, kann eine durch sie bevollmächtigte Vertrauensperson in ihrem Namen entscheiden. Anstehende Entscheidungen müssen unter Berücksichtigung der Willenserklärung des Patienten getroffen werden. Vormundschaftliche Massnahmen wie Beistandschaft, Beiratschaft und Entmündigung sind Bestandteil des öffentlichen Rechts. Ihre Durchführung erfordert das Eingreifen juristischer und staatlicher Behörden. Sie haben im Bereich der Demenzerkrankungen eine eher untergeordnete Bedeutung und werden nur im äussersten Fall eingesetzt. Die Gesetzesvorlage wird derzeit revidiert.

Vegetatives Stadium und künstliche Ernährung

Eine Sonderstellung bei der Urteilsbildung nimmt der andauernde vegetative Zustand (persistent vegetative state, PVS) eines Patienten ein, bei dem die Funktionen des Grosshirns irreversibel erloschen sind, der Körper aber weiter „funktioniert". Bei guter Pflege, Nahrungs- und Flüssigkeitszufuhr können Menschen im vegetativen Zustand über Jahre weiterleben. Falls der Wille des Patienten nicht bekannt ist, stellen sich in der Regel dann Fragen nach dem sinnvollen, patientengerechten weiteren Vorgehen, wenn auch für Angehörige (nach 3 bis 6 Monaten) klar wird, dass der Betroffene nie mehr erwachen wird und Komplikationen, wie beispielsweise Infekte, auftreten. In diesen Situationen ist es üblich, auf Antibiotika zu verzichten, was sowohl von den Angehörigen als auch vom Pflegepersonal verstanden und meist auch befürwortet wird. Schwieriger zu beantworten ist bei länger dauernder Krankheit die Frage nach der weiteren Ernährung oder Flüssigkeitszufuhr, die über eine Magensonde erfolgen. Letztlich hat die Einstellung dieser Massnahmen den Tod zur Folge, der ohne Kalorien innert Wochen bis Monaten, ohne Flüssigkeit innert Tagen bis Wochen eintritt.

Der Patient behält auch im Zustand ohne Grosshirnfunktion weiterhin seinen Würdeanspruch; und gerade im Hinblick auf die Bewahrung dieser Würde kann die Pflicht zum Unterlassen von lebenserhaltenden Mitteln entstehen. Dabei handelt es sich nicht um eine juristische, sondern um eine ethische Frage, die zwar vom betreuenden Arzt verantwortet werden muss, für deren Beantwortung aber ein interdisziplinäres Team, wie z. B. eine Ethikkommission, sehr hilfreich sein kann.

Lebenslänglich ein Objekt? – Das Unterlassen von künstlicher Ernährung und Hydrierung beim vegetativen Stadium oder bei einer Sterbenden ist moralisch sehr umstritten.[14] Folgende Argumentationsführungen erscheinen uns diesbezüglich angemessen: Ist ein Sterbender nicht mehr in der Lage, selber Nahrung oder Flüssigkeit aufzunehmen, oder verweigert er die Nahrungsaufnahme sogar, so wird mit einer künstlichen Ernährung allein der Sterbeprozess verzögert und, wie neuere Studien belegen, zusätzlich erschwert. Auf künstliche Ernährung ist deshalb zu verzichten. Mit einem Menschen im vegetativen Stadium kann keine Beziehung mehr aufgenommen werden, die Pflegenden und Ärzte können ihn nur noch wie ein Objekt pflegen und betreuen. Es widerspricht jedoch grundsätzlich dem Anspruch auf Würde und damit auf Subjekthaftigkeit eines Menschen, irreversibel wie ein Objekt behandelt zu werden. Liegt bei einem Patienten eindeutig ein vegetatives Stadium vor, so wird es deshalb nach unserer Argumentationsführung sogar zu einer moralischen Pflicht, die künstliche Ernährung einzustellen.[15]

14 Vgl. für diese Kontroverse folgende Publikationen: Grubb/Walsh/Lambe u. a., Survey of British clinicians' views on management of patients in persistent vegetative state. Lancet, 348: 35, 1996; The persistence of mind, editorial, Lancet, 348: 69, 1996; Payne/Taylor/Stocking/Sachs, Physicians' Attitude about the Care of Patients in the Persistent Vegetative State: A National Survey. Ann. Int. Med. 125: 104, 1996; E. J. Cassell, Clinical Incoherence about persons: The Problem of the persistent Vegetative State. Ann. Int. Med. 125: 146, 1996.

15 Vgl. Philipps/Rolls u. a., Reduced Thirst after Water Deprivation in Healthy Elderly Men, in The New England Journal of Medicine, Vol 311 No. 12, 20. Sept. 1984, S. 753–759; A. Leaf, Dehydration in the Elderly, in The New England Journal of Medicine, Vol 311 No. 12, 20. Sept. 1984, S. 791f; Gilt die Pflicht zu ernähren bis zum Tode? Schweiz. Rundsch. Med., PRAXIS, Sondernummer 38, 82: 1027–1053, 1993.

Abschliessende Bemerkungen

Die Betreuung von chronisch Kranken und Sterbenden kann sich nicht allein am Machbaren im Bereich der Lebensverlängerung orientieren. Zusammen mit den Patienten und ihren Angehörigen ist kommunikativ das ihrem individuellen Lebensentwurf angemessene medizinische und pflegerische Handeln zu erschliessen. Behandlungen sind nicht deshalb nicht mehr durchzuführen, weil der Mensch alt oder weil seine Lebenserwartung zu kurz ist, sondern weil sie seiner derzeitigen Lebenssituation mit ihrer ganz spezifischen Lebensgeschichte nicht angemessen sind. Damit wird medizinisches Handeln wieder „Praxis“ im ursprünglichen Sinn, welche das Handeln in der Medizin als kommunikatives Handeln versteht. Ärztliches Handeln erwächst aus dem Dialog zwischen den Betroffenen, wobei Ärzte und Pflegende primär dem Patienten gegenüber verantwortlich sind. Die Gesprächspartner haben bei diesem Dialog spezifische Rechte und Pflichten.

Die moderne Medizin hat riesige Fortschritte gemacht. Krankheiten, die früher unweigerlich zum Tod führten, können heute geheilt werden. Mittlerweile bedeutet der Tod für den Mediziner zunächst eine Niederlage, und er muss alles Erdenkliche zu dessen Verhinderung tun.

Der Tod als „conditio humana“ droht dabei vergessen zu gehen. Die Ärzte stellen höchste Ansprüche an sich und ihre Wissenschaft, deren Fortschritte sie mit Hilfe der Medien herausstreichen. Es ist darum nicht erstaunlich, dass eine derart aufgeklärte, anspruchsvolle Gesellschaft von ihnen auch eine in jedem Falle wirksame „Medizin“ gegen chronische Krankheiten und Tod erwartet. In der Ausbildung zum Mediziner wird den angehenden Ärzten vermittelt, dass Heilen und Lindern ihr erstes Ziel sei. Eine Auseinandersetzung mit Sterben und Tod findet kaum statt. Es wird verdrängt, dass sie wie Zeugung und Geburt zum Leben gehören und dass der Tod nicht nur ein medizinisches, sondern auch ein familiäres und soziales Ereignis ist, über das Ärzte nicht allein befinden können.

Gespräche mit chronisch Kranken und Sterbenden sind in einer Gesellschaft schwierig zu führen, deren Zeitgeist Krankheit, Leiden und Tod als vermeidbare Störfälle im Leben eines Menschen erachtet. Unrealistische Erwartungen von Patienten und Angehörigen, die Ansprüche, die Ärzte und Pflegende an sich selber stellen, und die Idee, dass Handeln in jedem Fall besser sei als Nicht-Handeln, erschweren die Entscheidungsfindung am Ende des Lebens und machen sie in einer pluralistischen Gesellschaft zum ethischen Problem.

Für das Gelingen eines Entscheidungsprozesses, wie er im ersten Teil skizziert wurde, haben sich die „Sieben Schritte ethischer Urteilsbildung“[16] als hilfreich erwiesen. Sie werden im nun folgenden zweiten Teil dieses Aufsatzes jeweils anhand eines Fallbeispieles vorgestellt. Grundsätzlich bleibt festzuhalten, dass in der Ausbildung der Ärzte vermehrt Gewicht auf den interdiziplinären Dialog zu legen ist und die Institutionen die entsprechenden Rahmenbedingungen, das heisst, Zeit, Geld und Räume zur Verfügung zu stellen haben.

Anhang: Ethische Urteilsbildung im Einzelfall

Einleitung

Die „Sieben Schritte ethischer Urteilsbildung“ sind ein Hilfsmittel für Fallbesprechungen. Sie wurden für den interdisziplinären Dialog entwickelt und werden heute sowohl bei anstehenden Entscheidungen als auch zu deren nachträglicher Evaluation verwendet. Auf diese Weise erhält das Gespräch in einer moralischen Konfliktsituation eine verbindliche Struktur, welche garantiert, dass die moralisch entscheidenden Güter zur Sprache gebracht werden.

Die Erfahrung bei der Anwendung der „Sieben Schritte ethischer Urteilsbildung“ zeigt, dass dieses bewusste moralische Abwägen auf einer Abteilung zu einem sittlichen Klima führt, welches konfliktmindernd wirkt, weil die Handlungsmotive transparent und die eigenen Wertvoraussetzungen reflektiert werden.

16 Die „Sieben Schritte ethischer Urteilsbildung“ sind eine Umsetzung der „Sechs Sachmomente“ einer Sittlichen Urteilsfindung von H.E. Tödt und W. Bender. Ebenfalls die „Sechs Sachmomente“ Tödts aufgenommen haben Gross/Schmidt. Ebenfalls berücksichtigt wurden dabei Überlegungen von H. Doucet, welche er an der Sommerschule für biomedizinische Ethik in Bellinzona im September 1996 vortrug.

Ausserdem kann die wiederholte Verwendung der „Sieben Schritte ethischer Urteilsbildung“ Zeiteinsparungen bewirken, da neue Selbstverständlichkeiten für die Betreuung entstehen. Die wichtigste Folge einer konsequenten Anwendung des Sieben-Schritte-Modells aber ist, dass in einem auf solche Art geschaffenen Klima das Vertrauen sowohl der Patientin / des Patienten ihren Betreuern und Betreuerinnen gegenüber als auch der Betreuenden untereinander wachsen kann.

Im Folgenden werden die „Sieben Schritte ethischer Urteilsbildung“ anhand eines Fallbeispiels vorgestellt.

Die „Sieben Schritte ethischer Urteilsbildung“

Erster Schritt: Erfahrung eines Sachverhaltes als sittliches Problem

Im ersten Schritt wird zuerst das notwendige Sachwissen eingeholt und das Problem gemeinsam von den Betroffenen formuliert. Dabei werden drei Erfahrungstypen berücksichtigt: (1.) die wissenschaftliche Erfahrung, (2.) die Lebenserfahrung und (3.) die Du-Erfahrung. Hier wird bewusst der Erfahrungsbegriff auch für das Aufnehmen von wissenschaftlichen Fakten verwendet, da sich immer wieder zeigt, dass gerade im Rahmen einer Arzt-Patient-Beziehung die Anamnese von der Begegnung mit dem Patienten stark beeinflusst wird.

Erfahrungstypen:

- *Wissenschaftliche Erfahrung:* Die wissenschaftliche Erfahrung gibt Auskunft über den messbaren Zustand eines Patienten. Im Hinblick auf das mögliche Unterlassen von medizinischen Massnahmen ist eine Urteilsbildung auf genaue Sachkenntnisse über eine bestimmte Krankheit angewiesen. Bereits hier kann sich jedoch die schwer zu beantwortende Frage stellen, inwieweit bestimmte Abklärungen bei einem Patienten überhaupt sinnvoll sind. Grundsätzlich hat ein Patient ein Recht auf Nichtwissen, welches es zu respektieren gilt.
- *Lebenserfahrung:* Die meisten Krankheitsbilder sind den Betreuenden bekannt. Die bis anhin gemachten Erfahrungen mit Patienten, welche an einer solchen Krankheit leiden, werden immer in den Urteilsbildungsprozess einfliessen. Sie sind deshalb bewusst zu machen und im Meinungsbildungsprozess zu berücksichtigen.

- *Du-Erfahrung:* Die Begegnung mit einem Patienten kann unter Umständen sowohl die wissenschaftliche Erfahrung als auch die Lebenserfahrung in Frage stellen, da die Krankheit bei ihm einen atypischen Verlauf nimmt. Bei der Erhebung der Du-Erfahrung kann auch der Grad der Autonomiefähigkeit des Patienten ermittelt werden. Es ist wichtig, herauszufinden, in Bezug auf welche Gegenstände ein Patient urteilsfähig ist und in Bezug auf welche nicht.

Die drei angeführten Erfahrungsebenen sind die Quelle sittlich relevanter Einsichten; durch das Zusammentragen der Erfahrungen sind jedoch noch keine sittlichen Urteile gefällt. Im medizinischen Alltag werden sittliche Entscheidungen oft aufgrund von empirischen Erkenntnissen, wie sie z.B. die Statistiken darstellen, getroffen. Dies ist jedoch eine unzulässige Vermischung der normativen mit der deskriptiven Ebene und muss daher vermieden werden.

Fragen zu Schritt 1:

a) *Worum geht es?* Wie lautet der medizinische Sachverhalt? Die Beantwortung dieser Fragen verlangt Sachkompetenz und interdisziplinäre Zusammenarbeit.
b) *Welches ist unser Problem?* Voraussetzung der Antwort auf diese Frage ist die Bereitschaft zum Diskurs.

Beispiel:

a) Medizinischer Sachverhalt. – Der 87-jährige Patient wird vom Notfallarzt wegen Bewusstseinstrübung und Fieber mit Verdacht auf Pneumonie aus dem Pflegeheim ins Akutspital eingewiesen. Vor zwei Jahren erlitt er einen Hirnschlag, von dem er sich bezüglich Lähmungen gut erholte. Allerdings nahm sein Gedächtnis seither kontinuierlich ab. Seine Ehefrau ist vor 20 Jahren gestorben. Seine drei Töchter sind verheiratet. Die älteste wohnt im gleichen Dorf wie er, die zweite in der Südschweiz und die jüngste im Ausland. Seit über 15 Jahren lebt Herr X mit einer jetzt 81-jährigen, ebenfalls verwitweten Frau zusammen. Zum gegenwärtigen Zeitpunkt hält er sich jedoch wegen seiner zunehmenden Demenz zur Entlastung der Partnerin für 2 Monate als Feriengast im Pflegeheim auf. Bis zum jetzigen Ereignis war der Patient mobil und mit seinem Leben zufrieden. Diagnosen bei Eintritt: (1.) akute, bakterielle Pneumonie rechts, (2.) dementielle Entwicklung bei Multiinfarkt-Syndrom.

b) Welches ist unser Problem? Die Therapie der bakteriellen Pneumonie besteht in der Verabreichung von Antibiotika, die in aller Regel sehr wirksam sind. Die Demenz wird natürlich bleiben. Die Behandlung der Lungenentzündung nimmt dem Patienten die Chance, durch einen voraussichtlich raschen Tod von seinem chronisch progredienten Leiden erlöst zu werden. Dabei ist grundsätzlich zu erwähnen, dass kaum ein Patient an der Demenz selber stirbt, sondern meist an einer durch sie begünstigten Komplikation, die als solche in der Regel behandelbar ist. Das Problem betrifft demnach die Frage, ob eine Behandlung mit Antibiotika und die damit mögliche Lebensverlängerung im Interesse des Patienten liegt oder nicht. Aufgrund seiner wegen des Infekts noch verstärkten Demenz kann er sich dazu nicht äussern und hat dies auch früher seinen Angehörigen oder dem Hausarzt gegenüber nie getan. Die älteste Tochter erwähnt sogar, dass er der Frage nach Sterben und Tod immer ausgewichen ist.

Zweiter Schritt: Kontextanalyse

Bei der Kontextnalyse wird nach dem zeitlichen, institutionellen und personellen Kontext eines sittlichen Problems gefragt. Zudem sollen im zweiten Schritt der Lebensentwurf und die Biographie eines Patienten herausgearbeitet werden. Bei der Kontextanalyse gilt es, vor allem darauf zu achten, welche Bereiche des Umfelds, in dem das sittliche Problem auftritt, noch nicht bekannt sind.

Fragen zu Schritt 2:

a) *Wie hat sich das Problem entwickelt und wie war sein Verlauf?* Für die Urteilsbildung lohnt es sich, eine genaue Beschreibung der geschichtlichen Entwicklung eines Problems zu geben, da sonst wichtige Details übergangen werden, welche den Ausgang massgeblich beeinflussen können.
b) *Wo findet das Problem statt?* Es ist ein Unterschied, ob ein Patient irgendwo in den Bergen, weit weg von einem Krankenhaus in eine problematische Situation gerät oder ob er auf der Intensivstation eines Universitätsspitals liegt. In einer Klinik spielen sich Konflik-

te oft auf verschiedenen Stationen ab. Zwischen den einzelnen Abteilungen können sich Brüche einschleichen, die es wahrzunehmen gilt.

c) *Wer ist am Problem beteiligt?* Auch autonome Menschen sind abhängige Menschen. An einem sittlichen Problem sind meist mehrere Menschen beteiligt. Es ist deshalb lohnenswert, ein Diagramm der beteiligten Personen zu erstellen. Genauso wichtig ist zum Schluss die Frage, wer in diesem Diagramm abwesend ist und nicht genannt wird.

Beispiel:

a) Problementwicklung: Die dementielle Entwicklung hat im Anschluss an einen Hirnschlag vor zwei Jahren langsam zugenommen (Multiinfarkt-Syndrom); die zur Hospitalisation führende Lungenentzündung ist akut innerhalb von 24 Stunden aufgetreten.

b) Wo findet das Problem statt? Herr X wird in ein öffentliches Krankenhaus eingewiesen, das als Schwerpunktspital für die Versorgung einer Region mit 60'000 Einwohnern zuständig ist. Es dient als Ausbildungsstätte für Ärzte und Krankenpflegeschülerinnen.

c) Wer ist am Problem beteiligt? Die engste Bezugsperson des Patienten ist seit 15 Jahren seine Lebenspartnerin, mit welcher er bis zu seinem Ferienaufenthalt im Pflegeheim zusammenwohnte. Sie ist bei Spitaleintritt anwesend. Mit Rücksicht auf ihren (unverheirateten) Status, die drei Töchter und die Tatsache, dass der Patient selber nie dazu Stellung genommen hat, wie er im Falle einer schweren Krankheit behandelt werden möchte, will sie sich nicht zum Problem „Behandlung oder Nicht-Behandlung" äussern. Die älteste Tochter kommt am Abend ins Krankenhaus. Auch sie möchte nicht allein entscheiden. Die eine ihrer Schwestern kann sie erst am folgenden Morgen erreichen, die andere weilt an einem unbekannten Ort in den Ferien. Das Personal des Pflegeheims kennt den Patienten erst seit einigen Wochen, der Hausarzt ist abwesend, der Notfallarzt hat Herrn X heute zum ersten Mal gesehen. Aus der Sicht der Spitalmitarbeiter können beide Entscheide, Therapiebeginn oder Zuwarten, gerechtfertigt werden.

Dritter Schritt: Formulierung des ethischen Dilemmas (Wertanalyse)

Die Formulierung des ethischen Dilemmas wird erleichtert, wenn die Analyse anhand der vier bioethischen Prinzipien vorgenommen wird: (1.) dem Autonomieprinzip, (2.) dem Prinzip, nicht zu schaden, (3.) dem Prinzip, Gutes zu tun, und (4.) dem Gerechtigkeitsprinzip.

Wird die Lebenserhaltung als oberster Wert angesehen, so fällt es leicht, in einer Situation zu bestimmen, was es heisst, das Gute zu tun oder nicht zu schaden. Heute wird das Autonomieprinzip als Primärprinzip verwendet, was in der Forderung nach „informed consent“ zum Ausdruck kommt. Das Autonomieprinzip verlangt, dass nach dem Willen oder dem mutmasslichen Willen des Patienten gefragt werden muss. Aus den bereits genannten Gründen kann in vielen Fällen auch bei so genannt „urteilsfähigen“ Patienten nicht von vornherein von einer Fähigkeit zur Wahrnehmung der Autonomieforderungen ausgegangen werden. Die entsprechenden Autonomiedefizite einer Patientin / eines Patienten sind wahrzunehmen und mittels geeigneter Massnahmen zu kompensieren.

Fragen zu Schritt 3:

a) *Was für Werthaltungen der Betroffenen stehen auf dem Spiel?*
b) *Welche Prinzipien geraten miteinander in Konflikt?*

Beispiel:

a) Werthaltungen. – Da der Patient entscheidungsunfähig ist und die nächsten Angehörigen nicht in den Entscheidungsprozess eingreifen wollen, ist es praktisch unmöglich, die seinen Wertvorstellungen entsprechende Vorgehensweise zu eruieren. Damit steht der Arzt vor der Frage, ob er für den Kranken alles tun soll (also Antibiotika verabreichen), um sein Leben zu verlängern, oder ob die Pneumonie für den Patienten eine Chance darstellt, ein langes, als glücklich empfundenes Leben abzuschliessen ohne längerdauernden Aufenthalt im Pflegeheim, dessen Notwendigkeit sich abzuzeichnen beginnt.
b) Prinzipien. – Da der Patient seinen Willen weder früher kundgetan hat noch jetzt äussern kann, erweist sich eine Orientierung am Autonomieprinzip als schwierig. Zwischen dem Autonomieprinzip und dem Prinzip, Gutes zu tun, könnten unter Umständen Spannungen auftreten.

Eine antibiotische Behandlung ist nur selten mit Nebenwirkungen verbunden und relativ billig, so dass sich auch kaum Fragen der Gerechtigkeit stellen. Damit entfällt die Notwendigkeit, das Gerechtigkeitsprinzip in den Entscheidungsprozess mit einzubeziehen. Der Konflikt für die Betreuenden besteht darin, entscheiden zu müssen, ob das Wohl des dementen, zunehmend pflegebedürftigen Patienten im Weiterleben oder in einem voraussichtlich raschen und schmerzlosen Tod liegt.

Vierter Schritt: Entwurf von mindestens drei Verhaltensmöglichkeiten

In einer Problemsituation entwerfen die Beteiligten oft zwei gegensätzliche Handlungsstrategien, welche zu einem Entweder-oder führen und sich gegenseitig ausschliessen. In einer solchen Situation einen Konsens zu finden, bei dem alle Beteiligten ihr Gesicht wahren können, ist sehr schwierig, da es zum Machtkampf um die „bessere" Lösung kommt. Formulieren die Beteiligten jedoch eine dritte oder sogar vierte und fünfte Verhaltensmöglichkeit, ist die Chance, zu einem Konsens zu kommen, viel grösser, da man sich nicht in einer Pattsituation gegenübersteht.

Die Verhaltensmöglichkeiten sind im Sinne eines „Brainstorming", noch ganz unabhängig von gesetzlichen Rahmenbedingungen und Ausführungsmöglichkeiten, in Erwägung zu ziehen. Nur so kann die Phantasie fliessen und es zu kreativen und manchmal sehr überraschenden Lösungen für den Einzelfall kommen.

Frage zu Schritt 4:

Was für Verhaltensmöglichkeiten gibt es?

Beispiel:

- *Antibiotika ja:* Therapie der Wahl einer bakteriellen Pneumonie sind Antibiotika. Wenn die ärztliche Pflicht einzig in der Verlängerung des Lebens besteht, müssen Antibiotika verabreicht werden.
- *Antibiotika nein:* Der Patient leidet an einer chronisch fortschreitenden Grundkrankheit, die Lungenentzündung ist eine Komplikation, die letztlich nicht zu verhindern ist. Dazu kommt, dass Antibiotika nicht in jedem Fall wirken und der Verzicht auf sie nicht unbedingt zum Tod führt. Der Standpunkt, keine Antibiotika zu verabreichen, sondern den Spontanverlauf abzuwarten, kann begründet werden.

- *Zuwarten und morgen entscheiden:* Der momentane Zustand des Patienten ist schlecht, das Gespräch mit ihm gar nicht und mit den Angehörigen nur unter Zeitdruck und unvollständig möglich. Es wird daher eine symptomatische Behandlung mit Flüssigkeitszufuhr und Medikamenten gegen das Fieber begonnen. Am folgenden Morgen wird neu entschieden. Im Falle einer Stabilisierung wird die antibiotische Behandlung eingeleitet.

Fünfter Schritt: Juristische und ethische Analyse der Verhaltensmöglichkeiten

Sobald die verschiedenen Verhaltensmöglichkeiten formuliert worden sind, sind sie (1) im Hinblick auf die Gesetzgebung in der Schweiz zu überprüfen, denn medizinisches und pflegerisches Handeln wird durch die Gesetzgebung beschränkt, und (2) auf ihren Ethikentwurf hin zu befragen, denn hinter jeder Verhaltensmöglichkeit stehen normative Ausgangspunkte, die spezifische Gefahren bergen. Orientiert sich die vorgeschlagene Lösung an einer Position der „Heiligkeit des Lebens“, so ist sofort zu fragen, ob sich dieser Handlungsentwurf nicht zu sehr am technischen Imperativ ausrichtet und der Patient übertherapiert wird; lassen sich eher folgenethische Überlegungen bei einem Lösungsvorschlag erkennen und werden Lebensqualitätsüberlegungen als Kriterien eingebracht, so ist zu untersuchen, ob der Patient nicht zu schnell aufgegeben wird und man ihn einem Lebensqualitätsdruck aussetzt.

Fragen zu Schritt 5:

a) *Was für Gesetzgebungen bestehen in der Schweiz in Bezug auf die vorgeschlagenen Handlungsmöglichkeiten?*
b) *Was für Ethikentwürfe stehen hinter den genannten Verhaltensmöglichkeiten?*

Beispiel:

– *Juristische Analyse.* – Für die Durchführung einer Heilbehandlung bestehen aus rechtlicher Sicht keine allgemeingültigen Regeln. Der Arzt muss lege artis vorgehen, den Patienten aufklären, seine Einwilligung einholen und darf sich keiner Sorgfaltspflichtverletzung schuldig machen.[17] Im konkreten Falle müsste eine Entscheidung auf den mutmasslichen Willen des Patienten abgestellt werden, der weder aufgrund einer Patientenverfügung noch durch die Angaben der Angehörigen in Erfahrung zu bringen ist. Der Arzt ist nach dem Fürsorgeprinzip auch rechtlich gehalten, für den Patienten das Beste zu tun. Der Versuch, das Leben mittels Antibiotika zu verlängern, ist rechtlich am einfachsten zu vertreten, muss aber nicht unbedingt im Interesse des Patienten liegen. Da das Recht dem Arzt einen grossen Handlungsspielraum zubilligt, würde in der Schweiz auch der Entscheid, in dieser Situation auf eine Behandlung zu verzichten oder damit bis zum nächsten Morgen zuzuwarten, kaum Anlass zu Klagen geben, sofern er im Gespräch mit den Angehörigen begründet wurde.

- *Wertanalyse. – Antibiotika ja:* Diesem Entscheid liegt die Einstellung zu Grunde, dass das Leben, wenn immer möglich, zu verlängern ist. Diese Alternative ist für den Arzt am einfachsten, da er damit offensichtlich keinen Fehler begeht. Entsprechend liegt das Ziel ärztlichen Tuns in der Lebensverlängerung (unter Umständen um jeden Preis), der Sinn des Lebens in seiner möglichst langen Dauer. Orientierung an der „Heiligkeit des Lebens"; Gefahr: technischer Imperativ. – *Antibiotika nein:* Der Leitgedanke hinter dieser therapeutischen Zurückhaltung ist die Vorstellung, dass das Leben unabhängig von den medizinischen Errungenschaften immer begrenzt bleiben wird und dass der Mensch am Ende des Lebens „reif für den Tod" wird. Man stirbt kaum je direkt an den Folgen des Alters oder einer chronischen Grundkrankheit, sondern meist an einer Komplikation, die medizinisch oft auf Zeit beeinflussbar ist. Die Behandlungsindikation der Lungenentzündung bei einer sonst gesunden 40-jährigen Frau muss anders gestellt werden als im vorliegenden Fall. Der Verzicht auf Antibiotika erlaubt dem Patienten unter Umständen einen raschen Tod. Umgekehrt ist zu bedenken, dass der Arzt mit seinem Entscheid für Antibiotika die Verantwortung für das weitere Schicksal des von der Pneumonie geheilten Patienten übernimmt. Orientierung an der Lebensqualität; Gefahr: Lebensqualitätsdruck. – *Zuwarten und am folgenden Tag neu ent-*

17 Honsell, H. (Hg.): Handbuch des Arztrechts. Schulthess Polygraphischer Verlag, Zürich 1994.

scheiden: Dieser Kompromissvorschlag wurde formuliert, weil der Arzt sich am Eintrittstag weder auf eine blinde Vorwärtsstrategie noch auf den definitiven Antibiotikaverzicht festlegen wollte. Damit wurde auch das Schicksal in den Entscheid mit einbezogen. Orientierung an der Lebensqualität; Gefahr: Lebensqualitätsdruck.

Sechster Schritt: Konsensfindung und Verhaltensentscheid

Bevor sich die Beteiligten für eine der Verhaltensmöglichkeiten entscheiden, ist ein Schritt weg von der konkreten Situation zu machen und allgemein nach dem sittlichen Klima zu fragen, in welchem man gerne arbeiten möchte. Mit der Beantwortung dieser Frage entstehen zusätzliche Kriterien für die Auswahl der Behandlungsmethode. So wird eine Abteilung, die sich generell gegen Zwangsmassnahmen ausspricht, auch im konkreten Fall nur als Ultima ratio Zwangsmassnahmen einsetzen usw. Mit der Klimadiskussion wird die zum Teil unbewusste Kultur einer Abteilung bewusst gemacht. Sie hilft auch mit, eine solche überhaupt entstehen zu lassen. Die Klimadiskussion muss nicht jedes Mal ausführlich geführt werden, denn bestimmte Handlungsmöglichkeiten werden mit der Zeit selbstverständlich. Trotzdem lohnt es sich, die Diskussion ab und zu wieder aufzunehmen. Hilfreich ist ausserdem, wenn eine Abteilung sich ein sogenanntes „Klimapapier" im Stationszimmer aufhängt.

Die Konsensfindung ist nicht mit einer demokratischen Abstimmung zu verwechseln. Ein Konsens muss sich unter den Beteiligten entwickeln und reifen. Dieser Prozess wird in der Krankengeschichte des Patienten dokumentiert.

Fragen zu Schritt 6:

Was für ein moralisches Klima wollen wir?
Was für einen Entscheid treffen wir in der bestimmten Situation?

Beispiel:

- *Klima:* Ziele des ärztlichen und pflegerischen Handelns sind Heilung, Symptomlinderung und, wo möglich, Lebensverlängerung. Dabei ist zu bedenken, dass auch der Tod als Abschluss zum Leben gehört und die Medizin letztlich am eigenen Ziel vorbeigeht, wenn sie ihre Aufgabe darin sieht, das Leben immer um jeden Preis verlängern zu wollen. Der ins Spital eingewiesene Patient muss sicher sein, dass er Hilfe erwarten kann, ohne sich vor einer Überbehandlung in der Situation, wo Lebensverlängerung nicht mehr seinem Bedürfnis entspricht, fürchten zu müssen.

- *Entscheid:* Mit dem Vorschlag, den Patienten über Nacht zu rehydrieren und über den Antibiotikaeinsatz erst am folgenden Morgen aufgrund des Verlaufes zu entscheiden, wurde eine Lösung gefunden, die das Schicksal mit einbezog. Sie wurde denn auch gewählt.

Siebter Schritt: Überprüfung des gefassten Entscheides

Einmal gefällte Entscheide müssen immer wieder überprüft werden. Situationen ändern sich ständig, und keine noch so sorgfältig ausgeführte Urteilsbildung garantiert die Richtigkeit eines gefassten Entscheides. Solche Evaluationen sind nicht nur in akuten Situationen angebracht, während sich der Patient noch im Krankenhaus befindet, sondern auch dann, wenn er gesund wurde oder verstorben ist. Für das Klima der Zusammenarbeit in einer Klinik förderlich sind halbjährliche Evaluationsrunden, bei welchen schwierige Entscheidungsprozesse noch einmal gemeinsam angesehen werden.

Fragen zu Schritt 7:

a) *In akuten Situationen: Stimmt die getroffene Entscheidung noch für den Patienten?*
b) *Halbjährliche Evaluationsrunden: Wie sind die getroffenen Entscheidungen aus zeitlicher Distanz zu beurteilen? Was hat sich bewährt, was könnte verbessert werden?*

Beispiel:

– *Richtigkeit der Entscheidung:* Der Patient litt am folgenden Morgen zwar weiter an Fieber und Husten, der Allgemeinzustand und die Verwirrung hatten sich dank der Flüssigkeitszufuhr aber gebessert. Die unter diesen Umständen vorgesehene antibiotische Behandlung wurde eingeleitet und führte innert weniger Tage zum Rückgang der Lungenentzündung. Der Patient realisierte seine Situation nicht, gab sich nach der Entfieberung aber sehr zufrieden. Der Ver-

lauf wurde von den Angehörigen, den Pflegenden und Ärzten ebenfalls als günstig beurteilt. Herr X konnte nach zehn Tagen ins Pflegeheim entlassen werden.
- *Evaluation:* Eine Rückfrage bei der Lebenspartnerin, acht Monate nach Spitalaustritt, ergab, dass der Patient inzwischen definitiv im Pflegeheim wohnt. Er ist zwar noch gehfähig, aber sehr vergesslich und oft verwirrt. Subjektiv scheint er zufrieden. Für die Partnerin, die ihn täglich besucht, ist die Situation allerdings eher belastend. Die Art der Entscheidungsfindung und den gefällten Entscheid in der akuten Situation betrachtete sie rückblickend als sehr gut.

Literatur:

14. Medical futility: CPR. In: Lee/Morgan, Saunders, J.: Death rites: law and ethics at the end of life. Routledge, London 1994. S. 72–90.

Bad News. Gespräche über Prognose, Leiden und Tod. Schweiz Rundschau Med Prax 1995; 85 (Sondernummer): 429.

Barry, R. L., Bradley, G. V.: Set no limits. A rebuttal to Daniel Callahan's proposal to limit health care for the elderly. University of Illinois Press, 1991.

Bender, W.: Ethische Urteilsbildung. Kohlhammer, Berlin 1988.

Birnbacher, D.: Tun und Unterlassen. Reclam, Stuttgart 1995.

Callahan, D.: Rationing medical progress. N Engl J Med 1990;322:1810–3.

Callahan, D.: Setting limits. Medical goals in an aging society. Simon and Schuster, New York 1987.

Callahan, D.: What kind of life. The limits of medical progress. Simon and Schuster, New York 1990.

Callahan, D.: The troubled dream of life. Living with mortality. Simon and Schuster, New York 1993.

Cassel, E. J.: Clinical incoherence about persons. The problem of the persistent vegetative state. Ann Intern Med 1996;125:146.

Gilt die Pflicht zu ernähren bis zum Tode? Schweiz Rundschau Med Prax 1993;82 (Sondernummer 38):1027.

Gross R., Schmidt, H.: Ärztliche Entscheidungsfindung. In: Eser, A., Lutteroti, M., Sporken, P., et al., (Hg.): Lexikon Medizin Ethik Recht. Herder, Freiburg u.a. 1989. S. 298.

Grubb, A., Walsh, P., Lambe, N., et al.: Survey of British clinicians' view on management of patients in persistent vegetative state. Lancet 1996;348:35.

Honsell, H. (Hg.): Handbuch des Arztrechts. Schulthess Polygraphischer Verlag, Zürich 1994.

Leaf, A.: Dehydration in the elderly. N Engl J Med 1984;311:791.

Levinsky, N. G.: Age as a criterion for rationing health care. N Engl J Med 990;322:1813.
Medizinisch-ethische Richtlinien für die ärztliche Betreuung sterbender und zerebral schwerst geschädigter Patienten. Schweizerische Ärztezeitung 1995;76:1223.
Sanderson, C., Hall, D.: Pulling the plug on futility. N Engl J Med 1992;326:1560.
Schöne-Seifert, B.: Verzicht auf Lebenserhaltung. Offene Fragen. Ethik in der Medizin 1989;1:143–61.
Schöne-Seifert, B., Eickhof, C.: Behandlungsverzicht bei Schwerstkranken. Ethik in der Medizin 1996; 8:183–216.
Schneiderman, L. J., Jecker, N. S., Jonsen, A. R.: Medical futility: Its meaning and ethical implications. Ann Intern Med 1990;112:949.
Schneiderman, L. J., Jecker, N. S., Jonsen, A. R.: Medical futility: response to critiques. Ann Intern Med 1996;125:669.
The persistence of mind [editorial]. Lancet 1996;348:69.
Troug, R. D., Brett, A. S., Frader, J.: The problem with futility. N Engl J Med 1992;326:1560.
Payne, K., Taylor, R. M., Stocking, C., Sachs, G. A.: Physicians' attitudes about the care of patients in the persistent vegetative state: A national survey. Ann Intern Med 1996;125:104.
Philipps, P. A., Rolls, B. J., et al.: Reduced thirst after water deprivation in healthy elderly men. N Engl J Med 1984;311:791.
Relman, A. S.: Is rationing inevitable? N Engl J Med 1990; 322:1809.
Tödt, H. E.: Perspektiven theologischer Ethik. Chr. Kaiser Verlag, München 1988.
Zweifel, P., Felder, S.: Eine ökonomische Analyse des Alterungsprozesses. Bern 1996.

Solidarität

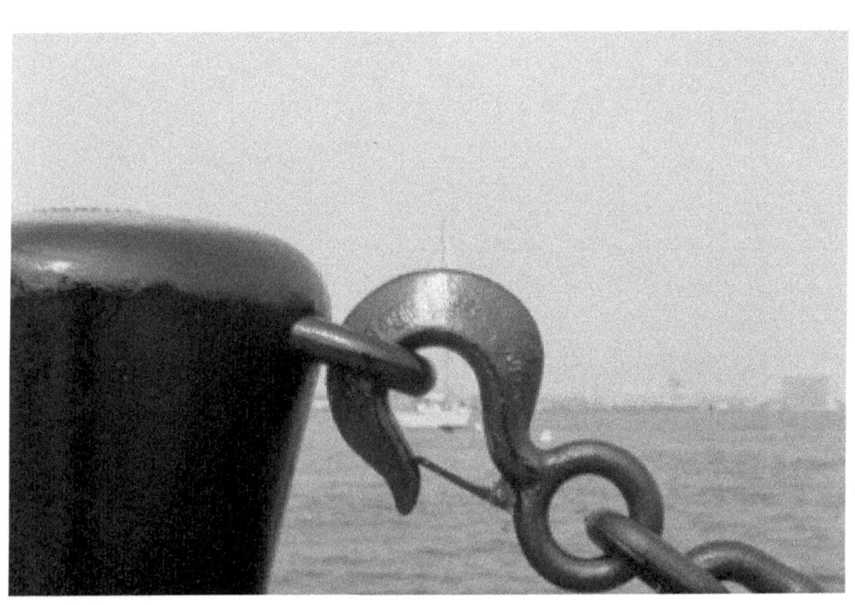

GLASNOST – SOLIDARNOŚĆ

Menschsein – lebendig in Abhängigkeit und Freiheit
Menschlichkeit – gelebt in Liebe und Freundschaft
Mitmenschlichkeit – verwirklicht in Solidarität und Fairness
Glasnost nicht ohne Solidarność!

Ruth Baumann-Hölzle
Winter 2000

Rationierung im Gesundheitswesen[1]

Rationierung im Einzelfall am Krankenbett nicht gefordert, sondern aufgedeckt

Eines gleich vorneweg: Die Arbeitsgruppe „Gerechte Ressourcenverteilung im Gesundheitswesen" hat in ihrem Manifest vom Januar 1999 „Faire Mittel im Gesundheitswesen" die Rationierung sinnvoller medizinischer und pflegerischer Behandlung und Betreuung im Einzelfall am Krankenbett nicht gefordert, sondern aufgedeckt. Diese zur Zeit herrschende und ethisch nicht vertretbare Situation der willkürlichen Rationierungsentscheide im Einzelfall am Krankenbett hat überhaupt zur Entstehung der Arbeitsgruppe geführt. Die daraus resultierende Gewissensnot der Ärzteschaft und der Pflegenden einerseits und der Verwaltungsökonomen andererseits war die Motivation, in einer Arbeitsgruppe an der Verteilungsproblematik im Gesundheitswesen zu arbeiten. Wie gross der persönliche Druck auf diese Menschen ist, zeigte sich an der konstanten Sitzungspräsenz und am enormen, freiwilligen und unentgeltlichen Arbeitsaufwand der Gruppenmitglieder. Die Gruppe traf sich alle drei Wochen zuerst zu zwei- und schon bald zu vierstündigen Sitzungen, wobei in der Zwischenzeit noch Literatur gelesen werden musste.

Das Thema einer fairen Leistungs- und Mittelverteilung kam in verschiedenen transdisziplinären, medizin-ethischen Arbeitskreisen, welche seit Jahren im Kanton Zürich bestehen, immer wieder zur Sprache. Den eigentlichen Anstoss zur Arbeitsgruppe „Gerechte Ressourcenverteilung im Gesundheitswesen" gab Dr. Werner Widmer. Als Verwaltungsdirektor am Universitätsspital Zürich erteilte er dem Ethik-Forum USZ den Auftrag, die Frage der Verteilungsproblematik unter ethischen Aspekten zu betrachten. Dieses Gremium war jedoch aus Kapazitätsgründen nicht in der Lage, diese Arbeit zu leisten. Ich organisierte deshalb im März 1998 einen Informationsabend, an dem

1 Veröffentlicht in: Schweizerische Ärztezeitung, Nr. 45, 10. November 1999, hier S. 2638–2642.

Dr. med. Max Giger und Prof. Dr. med. Oswald Oelz ein Referat zum Verteilungsproblem hielten. Eingeladen an diese Veranstaltung wurden alle Mitglieder der genannten Arbeitskreise. Wer Interesse hatte, sich vertieft mit der Frage auseinanderzusetzen, trug sich auf einer Liste ein. Die so konstituierte Gruppe traf sich im Mai 1998 zum ersten Mal. Sie entstand allein auf dem Hintergrund von persönlichem Engagement für die Fragestellung. Der Vorteil dieser Art von Gruppenbildung ist eine grosse Unabhängigkeit von Interessenvertretungen, ihr Nachteil die Willkür der Zusammensetzung. Die Gruppe, deren Mitglieder aus den Fachbereichen Ethik, Jurisprudenz, Medizin, Ökonomie, Pflege, Pharmazie, Philosophie und Theologie kamen, nahm ihre Arbeit ohne offiziellen Auftrag ins Blaue hinaus auf. Einzig meine Arbeit war bezahlt und vom Universitätsspital Zürich übernommen worden, welches auch Gastrecht bot.

Transdisziplinärer Diskurs

Die Gruppenarbeit strukturierte ich zum grössten Teil nach den „Sieben Schritten ethischer Urteilsbildung". Im ersten Schritt ging es darum, die Problemstellung zu formulieren, im zweiten, den gesellschaftlichen Kontext herauszuarbeiten, drittens das moralische Dilemma zu benennen, viertens Verhaltensoptionen zu entwerfen, fünftens diese auf ihre Ethikentwürfe hin zu prüfen und sechstens nach einem Konsens zu suchen. So klar, wie dieser Prozess im Nachhinein beschrieben werden kann, verlief er nicht. Zeitweise waren die Sitzungen recht chaotisch, und es zeigten sich alle Probleme des interdisziplinären und transdisziplinären Diskurses: Die Berufsgruppen haben verschiedene Denkmuster, sodass man zwar den gleichen Begriff verwendet, diesen aber völlig unterschiedlich auslegt; die Fachterminologie wird von den anderen Berufsgruppen gar nicht verstanden und die Handlungskontexte sind derart verschieden, dass Empathie verunmöglicht wird. Solche Empathie ist aber die Voraussetzung für jeden gelungenen Diskurs. Bevor also überhaupt inhaltlich irgendwelche Positionen ausgetauscht werden konnten, ging es darum, eine Gesprächskultur zu schaffen, die ein gegenseitiges Verstehen ermöglichte. Erst auf diesem Hintergrund konnte das Ringen um Positionen und Ansätze beginnen. Es wurde über die Verwendung von Begriffen wie z.B. „naturwissenschaftlich“ im Gegensatz zu „wissenschaftlich“ gestritten und es ging um deren Klärung. Die Positionen hätten zeitweise nicht weiter auseinander liegen können. Dass sich die Gruppe letztlich doch auf das Manifest einigen konnte, ist angesichts dieser Ausgangslage erstaunlich. Sie erklärt auch die Spannungen und Brüche, die das Manifest enthält. Es ist Ausdruck eines Kompromisses, der mühsam errungen worden war.

Der Begriff „Rationierung“

Das Manifest wendet sich dagegen, dass die Verteilungsproblematik an die Entscheidungsträger im Einzelfall am Krankenbett delegiert wird. Zu welchen Gerechtigkeitsproblemen dies führt, ist in meinem Artikel aufgezeigt.[2] Es bedarf struktureller Änderungen und einer klaren, transparenten Prioritätensetzung im schweizerischen Gesundheitswesen. Ob man diese Prioritätensetzung als „Rationierung“ bezeichnen will oder nicht, war auch in der Arbeitsgruppe umstritten. Die Tatsache aber, dass es auch in den Strukturen letztlich um den Verzicht auf unter bestimmten Umständen an und für sich sinnvolle Handlungen geht, hat die Gruppe bewogen, den Terminus „Rationierung“ zu verwenden. Der Brisanz der Thematik ist nur ein brisanter Terminus technicus angemessen. Und die Konsequenzen sind brisant, wenn es darum geht, die Ärztedichte zu beschneiden und deshalb ein Numerus clausus fürs Medizinstudium eingeführt werden soll, oder wenn eine Altersgrenze für das Praktizieren zuhanden der Grundversicherung bei der Ärzteschaft gesetzt wird, wie im Artikel von Dr. med. Max Giger ausgeführt wird, oder wenn das Tabu der sogenannten „Forschungsfreiheit“ in Frage gestellt und die Finanzierbarkeit einer neuen medizinischen Handlungsoption als Kriterium für die Verantwortbarkeit einer medizinischen Massnahme vorgetragen wird, wie es in den Aufsätzen von PD. Dr. med. Christian Kind und Dr. med. Urs Strebel geschieht.

2 Vgl. „Faire Leistungs- und Güterverteilung im Gesundheitswesen“.

Reaktionen

Die Reaktionen auf und der Diskurs rund um die Thesen des Manifestes zeigen, dass die Thematik überreif war. Schon einige Zeit vor seiner Publikation hatten verschiedene Exponenten des Gesundheitswesens, so u. a. auch die Gesundheitsdirektorin von Zürich, Verena Diener, und der FMH-Präsident, Dr. med. Hans-Heinrich Brunner, auf das Problem der knappen finanziellen Ressourcen hingewiesen. Der Zufall der Tagesaktualität des Interviews mit der Gesundheitsdirektorin Veronika Schaller in Basel und dem Fall „Novo Seven" im Januar 1999 ermöglichte es all diesen Initiativen, dass ihre Anliegen endlich von einer breiteren Öffentlichkeit und auch den entsprechenden Expertenkreisen wahrgenommen wurden. Diese verschiedenen Initiativen einigt die These, dass der Zwang zur Auswahl der zur Verfügung stehenden medizinischen und pflegerischen Leistungen und Mittel bei gleich bleibendem medizinischem Fortschritt unausweichlich ist oder sein wird. Auch stimmen wohl alle darin überein, dass die Rationalisierung ohne Qualitätseinbusse vor der Rationierung mit Qualitätseinbusse kommen muss und alle Anstrengungen für Rationalisierungen unternommen werden müssen. Dass das Rationalisierungspotential im Gesundheitswesen jedoch beschränkt ist, zeigen die Aufsätze von Barbara Brühwiler und Dr. med. Judith Pok deutlich. Auf die Verteilungsproblematik wird zur Zeit mit zwei Thesen reagiert. Sie werden im Überblick und mit den damit einhergehenden Problemen dargestellt:

These I: Rationierung ist vermeidbar, da ausreichend finanzielle Mittel zur Verfügung stehen
Im Kontext dieser These werden folgende Handlungsstrategien vorgeschlagen:

- Rationierung lässt sich mit einer Erhöhung der Geldmenge im Gesundheitswesen vermeiden. *Problem:* Wo soll das Geld abgezogen werden?
- Rationierung lässt sich mit Rationalisierungsmassnahmen vermeiden. *Problem:* Ab einem gewissen Punkt schlägt Rationalisierung in Rationierung um.
- Rationierung lässt sich mit Umverteilung vermeiden. *Problem:* Es gibt keine unbeschränkten Geldmengen.

- Rationierung lässt sich mit Wettbewerb vermeiden. *Problem:* Gesundheit und Krankheit sind nicht einfach Konsumgüter. Eine einseitige Bedürfnissteuerung führt zur Kostenspirale im Gesundheitswesen.
- Rationierung lässt sich mit freiwilliger Selbstbegrenzung der Patienten und Patientinnen vermeiden. *Problem:* Gesundheitsbedürfnisse sind grenzenlos.

These II: Rationierung ist unvermeidbar
Im Rahmen dieser These kommt es zu folgenden Handlungsvorschlägen:

- Auf individueller Ebene: Rationierung im Einzelfall am Krankenbett. *Probleme:* Entscheidungswillkür führt zu Gerechtigkeitsproblemen und zur illegitimen Beurteilung des Lebenswertes von einzelnen Menschen.
- Auf gesellschaftlicher Ebene:
  - Rationierung in den Strukturen des Gesundheitswesens. *Problem*: Wie lassen sich in einer pluralistischen Gesellschaft allgemeinverbindliche Kriterien formulieren?
  - Rationierung einzelner Mittel und Leistungen des Gesundheitswesens. *Problem:* Eine statistische Bewertung des menschlichen Lebens im Hinblick auf Lebensqualität kann auch so nicht vermieden werden.

Schuldzuweisungen

Der Finanzierungskrise des Gesundheitswesen wird mit Schuldzuweisungen und Verdrängungen begegnet. Dahinter steht die These, dass durch die Beseitigung von Missständen das Problem der Auswahl und der damit verbundene Zwang zur Selbstbeschränkung hinfällig werden würden. Niemand wird bezweifeln, dass es solche Missstände gibt und sie auch benannt und mit allen möglichen Mitteln bekämpft werden müssen. Sie sind Gegenstand der Artikel von Prof. Dr. med. Oswald Oelz und Dr. Werner Pletscher. Nur, das Problem der Schere zwischen Finanzierungsbereitschaft und -können einerseits und der sich ausweitenden Angebotspalette im Gesundheitswesen andererseits wird sich trotzdem weiter öffnen, wie im Aufsatz des Ökonomen Rolf Zehnder dargelegt wird. Es ist eine offene Frage, ob zur Zeit mit verschiedenen Massnahmen, wie sie von Dr. Gustav Egli vorgeschlagen werden, die Rationierung noch hinausgeschoben werden könnte oder nicht.

Selbstbegrenzung

Angesichts der existentiellen Begrenztheit des Menschen verhilft ihm paradoxerweise nur die Bereitschaft zur Selbstbegrenzung zur Autonomie. Diese Selbstbegrenzung ist die Voraussetzung dafür, dass Menschen in einer demokratisch organisierten Gesellschaft human zusammenleben können, die sich durch Fairness und Solidarität auszeichnet. Genau diese Werte stehen im Gesundheitswesen zur Zeit auf dem Spiel, wie Dr. Werner Widmer darlegt. Die Methoden dieser Selbstbegrenzung sind nach Prof. Dr. iur. Max Baumann justiziabel zu gestalten. Auf der individuellen Ebene wird diese Selbstbegrenzung vollzogen, wenn die Betroffenen eine Wahl zwischen den ihnen von der Gesellschaft zur Verfügung gestellten medizinischen und pflegerischen Leistungen und Mitteln treffen und Menschenverträglichkeit überprüfen. Auf der gesellschaftlichen Ebene findet diese Selbstbegrenzung statt, indem die Gesellschaftsverträglichkeit von medizinischen und pflegerischen Massnahmen im Hinblick auf Fairness und Solidarität abgewogen wird. Die von PD Dr. med. Johann Steurer vorgestellten Methoden der Evidence Based Medicine liefern hierfür wichtige Entscheidungsgrundlagen, ersetzen aber den persönlichen Dialog zwischen Arzt und Patient nicht.

Fazit

Das Fazit des Manifestes „Faire Mittelverteilung im Gesundheitswesen“ lässt sich wie folgt ziehen:

Ziel ist die Garantie, dass in der Schweiz allen Menschen den gesellschaftlichen Möglichkeiten entsprechend diejenigen medizinischen und pflegerischen Mittel und Leistungen zur persönlichen Auswahl zur Verfügung gestellt und zur Inanspruchnahme garantiert werden, welche eine möglichst optimale Behandlung und Betreuung im Einzelfall erlauben. Diese Mittel und Leistungen des Gesundheitswesens sind unter den Bedürftigen fair zu verteilen. Rationierungsentscheide im Einzelfall am Krankenbett sind grundsätzlich abzulehnen.

Hierfür bedarf es eines Minimums an Planung, welches ein Optimum an Konkurrenz unter den Anbietern fördert, eine faire Verteilung des Angebotes unter den Menschen (Verteilungsgerechtigkeit) garantiert und ein Optimum und nicht ein Maximum an Ressourcen für die Bedürftigen zur Verfügung (Solidargerechtigkeit) stellt.

Es sind konkurrenzfördernde Massnahmen von allen beteiligten Parteien (Bürgerinnen und Bürger, Fachverbände, Industrie, Leistungserbringer, Patientenvertreter, Politikerinnen und Politiker, Versicherungen) in einem transparenten, unabhängigen, interdisziplinären Dialog festzulegen. Dabei geht es darum, die Qualität, die Wirksamkeit, die Zweckmässigkeit, die Effizienz und die Wirtschaftlichkeit der Leistungen zu eruieren und zu bestimmen. Auf dem Hintergrund dieser Erkenntnisse ist das schweizerische Gesundheitswesen zu durchleuchten und neu zu strukturieren.

Für diesen interdisziplinären Dialog, an dem sich alle Interessierten beteiligen können, wurden mit „Dialog Ethik" Gesprächsgefässe geschaffen. Bereits haben sich mehr als siebzig Leute in den Projektgruppen eingeschrieben. Sie alle sind eingeladen, sich in diesen Fragen zu engagieren.

Faire Leistungs- und Güterverteilung im Gesundheitswesen[1]

Zusammenfassung

Der folgende Artikel gibt einen Überblick über die ethische Problematik der Leistungs- und Güterverteilung im Gesundheitswesen und fasst die ethischen Kernaussagen des Manifestes zusammen. Das derzeitige Grunddilemma im Gesundheitswesen ist die weltweite Explosion des Wissens und der Handlungsmöglichkeiten in Medizin und Pflege, welche zu einer Kostenspirale führen, für welche die finanziellen Ressourcen nicht mehr ausreichen. In der Schweiz wird versucht, dieser Situation mit Kostendeckel beizukommen. Dadurch entsteht für die Behandelnden und Betreuenden eine künstliche Notfallsituation mit inhärentem Zwang zur Auswahl zwischen Patientinnen und Patienten. Dies führt zu einer willkürlichen „Problemlösung" im Einzelfall am Krankenbett, bei welcher die Verteilungsgerechtigkeit unter den Kranken nicht mehr gewährleistet ist. Gegen diese unfaire Situation schlägt das Manifest als Massnahmen Beschränkungen und eine veränderte Prioritätensetzung im Sinne von einer strukturellen Rationierung in den Strukturen des Gesundheitswesens vor. Die notwendigen Entscheidungen können nur im interdisziplinären Diskurs erarbeitet werden.

Gedankenexperiment

Lassen Sie mich diesen Artikel mit einem Gedankenexperiment beginnen! Stellen Sie sich eine Gruppe von Menschen vor, deren Mitglieder nur überleben könnten, wenn die Gruppe bereit wäre, eine Per-

1 Veröffentlicht in: Schweizerische Ärztezeitung, Nr. 45, 10.11.1999, S. 2638–2642.

son von ihnen zu opfern. Bevor Sie weiterlesen, überlegen Sie sich bitte, nach welchen Kriterien Sie in dieser Situation eine Auswahl treffen würden.

Die in diesem Gedankenexperiment dargestellte Problematik des Zwangs zur Auswahl von Menschen zugunsten des Überlebens von anderen entsteht für Helferinnen und Helfer in Notfallsituationen wie Unfallstellen, Umweltkatastrophen oder Kriegssituationen, wenn zu wenige helfen können oder wenn das notwendige Material fehlt. In einer Notsituation besteht wegen mangelnder Ressourcen gar keine andere Möglichkeit, als zwischen den notleidenden Menschen eine Wahl treffen zu müssen. Die Handlungsmöglichkeiten sind beschränkt. Im Notfall wird die bestmögliche Schadensbegrenzung zum Auswahlkriterium. Die Notfallsituation ist aus ethischer Sicht eine Situation ultima ratio.

Weltweite Explosion des Wissens und der Handlungsmöglichkeiten in Medizin und Pflege und die Kostenspirale

Im schweizerischen Gesundheitswesen herrscht kein Mangel an Handlungsmöglichkeiten für kranke Menschen. Im Gegenteil: Es findet eine Explosion des Wissens und der Handlungsmöglichkeiten statt, und die damit verbundene Kostenspirale kann weniger und weniger finanziert werden. Obwohl mehr und mehr Gelder ins Gesundheitswesen fliessen, entsteht eine Finanzknappheit. Mit dieser Situation steht die Schweiz nicht alleine da, sondern teilt sie mit den meisten westlichen Ländern. Das medizinisch Mögliche übersteigt zunehmend die Finanzierungsbereitschaft und die Finanzierungsfähigkeit der Gesellschaften.

Da die finanziellen Ressourcen für das grosse Angebot der medizinischen und pflegerischen Handlungsmöglichkeiten nicht mehr für alle Menschen ausreichen, wird entsprechend dem Gedankenexperiment versucht, Kriterien entweder für die Auswahl der Menschen, wie z.B. das Alter, oder für die Auswahl der einzelnen Leistung und Mittel, wie z.B. in Oregon, zu formulieren.

Verdeckte Rationierung in Form von Qualitätseinbusse bei der Behandlung und Betreuung der Patientinnen und Patienten

Im schweizerischen Gesundheitswesen wird versucht, der Kostenexplosion mit Globalbudgets beizukommen. Sie sollen zu Rationalisierungsmassnahmen führen, bei denen Handlungsabläufe effizienter und unnötige, wirkungslose Handlungen ausgeschaltet werden sollen. Solche Rationalisierungsmassnahmen führen zu Qualitätsverbesserungen bei der Behandlung und Betreuung von kranken Menschen. Das Rationalisierungspotential ist aber begrenzt. Ab einem gewissen Mass wird die Rationalisierung zur Rationierung, und es kommt zu Qualitätseinbussen für den einzelnen Patienten, wenn Stellenpläne nicht mehr besetzt werden, längere Wartezeiten für Allgemeinpatientinnen und -patienten entstehen, Teile von Intensivpflegestationen geschlossen werden. Diese Rationierungsmassnahmen werden aber nicht offen deklariert, sondern verdeckt im Namen der Rationalisierung durchgeführt.

Das Problem der Verteilungsgerechtigkeit[2]

Der Kostendeckel des Globalbudgets vesetzt die Behandelnden und Betreuenden mit den Patienten künstlich in eine Notfallsituation. Angesichts des Überangebots medizinischer und pflegerischer Handlungsmöglichkeiten einerseits und des Mangels an finanziellen Ressourcen andererseits werden die Behandelnden und Betreuenden gezwungen, zwischen Patientinnen und Patienten eine Auswahl treffen zu müssen.

Wohl geht es im schweizerischen Gesundheitswesen noch kaum um das nackte Überleben einzelner Menschen, welches aufgrund fehlender finanzieller Möglichkeiten in Gefahr wäre. Aber bereits können an und für sich sinnvolle Leistungen und Mittel Patientinnen und Patienten aus Kostengründen nicht mehr immer zur Verfügung gestellt

2 Vgl. Rawls, J.: Eine Theorie der Gerechtigkeit.

werden. Mit der Entscheidung darüber, bei wem auf an und für sich sinnvolle Massnahmen verzichtet werden soll, werden Ärztinnen und Pflegende von der Gesellschaft alleine gelassen.

Innerhalb der Gesellschaft findet weder ein Dialog über die Notwendigkeit einzelner Leistungen und Mittel im Gesundheitswesen und deren faire Verteilung, noch über die Gründe der nicht ausreichenden Finanzen statt. Die Gesellschaft, welche einer Auseinandersetzung mit diesen Fragen ausweicht, trifft die anstehenden Entscheidungen nicht, und zuletzt zahlt stets das schwächste Glied einer Gemeinschaft den Preis: Patientinnen und Patienten werden bestimmte, sinnvolle Leistungen und Mittel willkürlich vorenthalten, und häufig sind Langzeitpatientinnen von einem Pflegenotstand betroffen, d.h. die Verteilungsgerechtigkeit ist nicht mehr gewährleistet.

Manifest für eine faire Leistungs- und Mittelverteilung im Gesundheitswesen

Auf dem Hintergrund dieser ethisch nicht vertretbaren Notsituation im Einzelfall am Krankenbett konstituierte sich im Mai 1998 die unabhängige, interdisziplinäre Arbeitsgruppe für faire Mittelverteilung im Gesundheitswesen. Die Gruppe setzte sich vorwiegend aus Leistungsanbieterinnen und -anbietern zusammen, welche sich schon seit einigen Jahren in medizin-ethischen Arbeitsgruppen getroffen hatten. Sie veröffentlichten im Februar 1999 das Manifest für eine faire Leistungs- und Mittelverteilung im schweizerischen Gesundheitswesen. In diesem Manifest wird die Rationierung im Gesundheitswesen nicht ethisch gefordert, sondern festgestellt, und gegen verdeckte Rationierung im Einzelfall am Krankenbett wird Einspruch erhoben. Weshalb?

Zwei Arten von ethischen Güterabwägungen beim einzelnen Patienten

Die Güterabwägung bei der Frage, ob sich eine medizinische oder pflegerische Massnahme bei einem Patienten lohnt oder nicht, ist eine Güterabwägung zwischen Menschen. Dadurch werden die Menschen zum Objekt der Urteilsbildung, d.h. es wird, wie in der Notfallsituation, der Lebenswert eines Menschen zu bestimmen versucht und dann diesem Wert entsprechend ihm bestimmte Leistungen und Mittel zugeteilt, d.h. faktisch werden nicht die Leistungen und Mittel des Gesundheitswesens rationiert, sondern die Kranken. Diese Art der Güterabwägung im Einzelfall am Krankenbett, welche der Auswahl von Menschen dient, ist strikte abzulehnen und von derjenigen der Menschenverträglichkeit zu trennen.

Diese Art der Güterabwägung, welche beim einzelnen Kranken die Menschenverträglichkeit medizinischer und pflegerischer Massnahmen eruiert, gehört angesichts der zunehmenden Handlungsmöglichkeiten der modernen Medizin und Pflege zum Arzt- wie zum Pflegeberuf. Bei der Abwägung der Menschenverträglichkeit bestimmt die kranke Person als Subjekt das Mass des medizinischen Einsatzes. Diese Art der Güterabwägung steht im Dienste der Patientenautonomie. Abbildung 1 (s. S. 346) verdeutlicht diesen Unterschied.

Faire Auswahl

Die Explosion des Wissens und der Handlungsmöglichkeiten in Medizin und Pflege und die Kostenexplosion versetzen die Behandelnden und Betreuenden in einen dauerhaften Notfallzustand. Diese Situation ist ethisch nicht haltbar. Die Gesellschaft kommt nicht darum herum, Grundsatzentscheide zu fällen: Entweder sorgt sie dafür, dass diese Situation nicht entsteht, oder sie hat – wenn sie dazu nicht in der Lage ist – den Behandelnden und Betreuenden Auswahlkriterien für die Leistungen und Mittel oder für die Menschen vorzugeben. In letzterem Fall entspricht die Notfallsituation der Situation unseres eingangs

Abbildung 1
Rationierungsentscheide

Kollektive Güterabwägung

Strukturelle Rationierungsentscheide
und individuelle Leistungs- und
Mittelrationierung (Qualys)

Regel:
Allen die gleichen Wahlmöglichkeiten
Gerechte Verteilung

Individuelle Güterabwägung

Nur Rationalisierung,
keine Rationierungsentscheide

Regel: Jedem das Seine
Persönlicher Freiraum

Arzt-Patient-Beziehung
frei von ökonomischen
Überlegungen

dargestellten Gedankenexperimentes. Hier stehen folgende Handlungsmöglichkeiten zur Wahl: Die Gruppe kann ihre Gruppenmitglieder nach dem Lebenswert, wie z. B. sozialer Status und Alter, klassifizieren. Die Wahl des Opfers fällt dann auf denjenigen, welcher für die Gruppe den geringsten Wert zu haben scheint und auf welchen die Gruppe am besten verzichten zu können glaubt. Wird hingegen allen Beteiligten der gleiche Lebenswert zugestanden, kann die Gruppe einen Freiwilligen suchen oder gemeinsam das Los entscheiden lassen. Das System „Freiwillige vor!" wäre in einer idealen Welt ohne Gruppendruck sicher das moralisch am höchsten stehende Entscheidungsverfahren, da jemand sein Leben aufgrund einer freien Entscheidung in einer ausweglosen Situation für das Überleben von anderen Menschen hingibt. In einer Welt der sozialen Druckmechanismen kann sich eine solche freie Entscheidung rasch in Zwang verwandeln, den die Gruppe auf einen Ungeliebten ausübt. Will man allen Mitgliedern der Gruppe aufgrund ihrer Menschenwürde den gleichen Lebenswert mit den daraus entstehenden Pflichten und Rechten zusprechen, ist nur das Losverfahren – vorausgesetzt, es findet von allen die Zustimmung –, legitim, indem es allen Beteiligten die gleichen Chancen und Risiken einräumt.

Welche der Handlungsoptionen hatten Sie zu Beginn des Aufsatzes formuliert? Diese Art der Auswahl ist nur in Notfallsituationen ethisch vertretbar und darf nicht künstlich erzeugt werden.

Das Problem der Solidargerechtigkeit[3]

Die Frage nach dem Wert menschlichen Lebens stellt sich unausweichlich, solange die Problemlösung für die Finanzierbarkeit des medizinischen Fortschrittes und der Mengenausweitung der Handlungsoptionen auf der Ebene des Einzelfalls gesucht wird, auch dann, wenn individuelle Leistungs- und Mittelrationierung betrieben wird. Denn auch bei dieser Beurteilung wird menschliches Leben in irgendeiner Form, wenn auch statistisch[4], dahingehend klassifiziert, als das Mittel bei so genannten QUALYS im Hinblick auf eine bestimmte Lebensqualität hin beurteilt wird. Damit wird aber auch menschliches Leben indirekt nach seinem Wert quantifiziert, indem sich die Gesellschaft entscheiden muss, wieviel ihr ein statistisches Lebensjahr mit einer bestimmten Lebensqualität wert ist. Damit umgeht man wohl die ad hoc zu treffende Einzelfallentscheidung am Krankenbett. Von der Struktur her ist dies die Losentscheidung. Sie ist wohl noch die fairste, wenn sie demokratisch festgelegt ist. Denn sie orientiert sich an den Menschenrechten.

Stellt sich bei der Auswahl der Menschen v.a. die Frage der Verteilungsgerechtigkeit der Kranken, so steht beim Verfahren der QUALYS die Solidargerechtigkeit zwischen Gesunden und Kranken einerseits und zwischen Reichen und Armen andererseits zur Diskussion. Die Solidargerechtigkeit hilft naturgegebene Ungerechtigkeiten auszugleichen. Die Gesellschaft muss hier entscheiden, wieviel sie sich ihre Solidarität kosten lassen will.

3 Vgl. Zwiefelhofer, H.: Der Beitrag der Soziallehren der Kirchen zum Aufbau einer neuen Weltwirtschaftsordnung.

4 Kliemt, H.: Rechtsstaatliche Rationierung.

Innerhalb der Arbeitsgruppe bestand ein Konsens, dass das Gesundheitswesen so zu organisieren ist, dass QUALYS möglichst vermieden werden können. Die Problemlösung für die Kostenexplosion im Gesundheitswesen darf nicht auf der Einzelfallebene, sondern muss in den Strukturen des Gesundheitswesens gesucht werden. Die Arbeitsgruppe schlägt deshalb eine strukturelle Rationierung vor, welche die Situation des Gedankenexperimentes gar nicht erst entstehen lässt.

Strukturelle Rationierung[5]

Die Gruppe vertritt die Meinung, dass sich Rationierungen im Gesundheitswesen im Kontext des medizinisch-technischen Fortschritts nicht vermeiden lassen. Es wurde lange darüber debattiert, ob der Begriff der Rationierung für das, was die Gruppe aussagen möchte, überhaupt angemessen sei oder nicht, und ob nicht besser die Begrifflichkeit der Prioritätensetzung verwendet werden sollte. Die Gruppe hat sich trotzdem für den Begriff „Rationierung" entschieden, weil er eine grundsätzliche Begrenzung und Einschränkung zum Ausdruck bringt. Grund für die Kostenexplosion im Gesundheitswesen ist vor allem die Explosion des Wissens und der Handlungsmöglichkeiten in Medizin und Pflege. Es wäre naiv zu denken, dieser Mengenausweitung wäre allein mit Rationalisierungsmassnahmen beizukommen. Nur wenn die strukturelle Rationierung, d. h. Beschränkungen in den Strukturen des Gesundheitswesens, vorgenommen werden, kann die Situation des Gedankenexperiments vermieden werden. Die Manifestregeln sind als erste Vorschläge für strukturelle Rationierungsmassnahmen zu verstehen.

Für solche Beschränkungen bevorzugt die Gruppe das Anreizsystem und nicht das Planungssystem. Trotzdem kommt man im Gesundheitswesen letztlich nicht um eine gewisse Planung herum, denn die Bedürfnissteuerung geht eindeutig vom Anbieter aus. Diese einseitige Bedürfnissteuerung verlangt nach Transparenz und einer ge-

5 Vgl. Daniels, N., Light, D. W., Caplan, R. L.: Benchmarks of fairness for health care reform.

wissen staatlichen Regulierung schon wegen des Machtgefälles, das zwischen den Leistungsanbietern und den Empfängern, den kranken Menschen, besteht. Eine Regelung drängt sich dem Staat aus seiner Schutzverpflichtung dem Schwachen gegenüber auf.

Reaktionen

Die Gruppe hat mit ihren Vorschlägen eine heftige Kontroverse entfacht. Für die Finanzknappheit werden „Schuldige" gesucht und auch bezeichnet: verschreibende Ärztinnen und Ärzte, welche mit ihren industriellen Bindungen die Kosten in die Höhe treiben würden; Alternativmediziner; Patientinnen und Patienten mit ihren überzogenen Anspruchshaltungen; Administratoren, die das Potential an Rationalisierungsmassnahmen noch nicht ausgeschöpft hätten; Politikerinnen und Politiker, die keine Entscheidung fällen würden; alte Menschen; teure Einzelfälle, die zuviel kosten würden. Sogar die Asylanten wurden in einer Diskussion für die Kostenexplosion im schweizerischen Gesundheitswesen verantwortlich gemacht. Als weitere „Lösungsmöglichkeiten" wurden vorgebracht, „der reichen Schweiz würden sich solche Finanzierungsprobleme des Gesundheitswesens nie stellen"[6], „das Problem lasse sich lösen allein mit Umverteilungen des Geldes, welches sonst für Ferien und Kinobesuche ausgegeben wird, zugunsten des Gesundheitswesens". Es wurde auch vorgeschlagen, diese Diskussion sei möglichst nicht öffentlich zu führen, weil die Öffentlichkeit überfordert sei. Andere hoffen auf die Selbstbegrenzung der Kranken.

6 Weyermann, U.: Ethisch verantwortbare Rationierung?

Alle diese „Lösungsansätze“ drücken auch den verzweifelten Versuch des modernen Menschen aus, die Illusion der Grenzenlosigkeit retten zu wollen. Selbstverständlich gibt es noch Möglichkeiten zu rationalisieren, etwa bei den manchmal überzogenen Ansprüchen der Patientinnen und Patienten oder bei zu engen Bindungen der Leistungsanbieter an die Industrie. Es ist Konsens der Gruppe, dass diese Schwachpunkte möglichst behoben werden müssen. Trotzdem stellt sich über kurz oder lang die Frage, wie angesichts beschränkter finanzieller Möglichkeiten der medizin-technische Fortschritt aufrechterhalten werden kann und wie weit nicht. Dabei stellt sich das Fehlen eines verbindlichen Massstabs als Grundproblem heraus. Gesundheit und Krankheit entziehen sich objektiven Bestimmungen. Der Konflikt rund um die Verteilungsproblematik führt – auf einer tieferen Ebene – zu einer Auseinandersetzung mit dem Menschenbild. Eine pluralistische, demokratische Gesellschaft zeichnet sich gerade durch eine Vielfalt der Menschenbilder und den daraus resultierenden Lebensentwürfen aus. Die Menschenrechte sind Abwehrrechte, welche den individuellen Freiraum des Menschen zum eigenen Lebensentwurf schützen. Sie enthalten aber keine positiven Bestimmungen über das Menschsein. Entsprechend werden die Güterabwägungen über die Menschenverträglichkeit einer medizinischen oder pflegerischen Massnahme im persönlichen Kontext der Betreuerbeziehung vollzogen. Die Grenze der Finanzierbarkeit des Gesundheitswesens fordert die Gesellschaft heraus, nicht nur auf der individuellen Ebene nach dem Menschenverträglichen zu suchen, sondern auch auf der gesellschaftlich-sozialen. Dies ist eine enorme Herausforderung, zeigen doch Untersuchungen, dass Menschen, solange sie so genannt „gesund“ sind, zu Einschränkungen bereit sind. Tritt hingegen eine Krankheit ein, wird meist Anspruch auf alle möglichen Handlungsoptionen erhoben.[7] Die Manifestgruppe strebt ein auf seine Wirksamkeit hin überprüftes Basispaket an medizinischen und

7 Vgl. Domenighetti, G., Grilli, R., Liberati, A.: Promoting consumers’ demand for evidence-based medicine.

pflegerischen Leistungen für alle an, welches allen Kranken in gleicher Art und Weise zur Auswahl zur Verfügung gestellt wird. Das Basispaket soll eine optimale Behandlung und Betreuung im Rahmen vorhandener Möglichkeiten garantieren. Wer eine maximale Behandlung und Betreuung will, soll sich diese selber finanzieren müssen. Während das optimale Basispaket die Angemessenheit der einzelnen Leistungen und Mittel auszuweisen hat, ist dies bei der Maximalvariante nicht der Fall. Es ist eine Frage der Terminologie, ob man in diesem Fall von „weicher Rationierung" im Einzelfall sprechen will oder nicht. Im Rahmen unserer Definition, welche Rationierung mit Qualitätseinbusse verbindet, würde dieses Basispaket im Einzelfall keine Rationierungsmassnahmen darstellen. Geht man hingegen von einer absoluten Wahlfreiheit aus, dann handelt es sich hier um eine weiche Rationierungsmassnahme. Sie wird deshalb „weich" genannt, weil ein Zukauf trotzdem erlaubt ist.[8]

Dass sich die Weltgemeinschaft auf die Menschenrechte einigen konnte, sollte zumindest dazu anregen, die Grundbedürftigkeit des Menschen entsprechend zu bestimmen versuchen. Hierzu ist der interdisziplinäre Dialog unabdingbar. Angesichts der unzähligen Fachsprachen und Denkweisen der Menschen heute ist dies ein schwieriges Unterfangen. So gestaltete sich die Arbeit in der unabhängigen, interdisziplinären Arbeitsgruppe immer wieder als schwierig. Es brauchte eine beträchtliche Zeit, bis man sich auf eine gemeinsame Terminologie einigen konnte. Zum Konsens geführt hat die Bereitschaft, den eigenen Standpunkt zu relativieren und Eigeninteressen in den Hintergrund treten zu lassen. Das Manifest ist an Form und Inhalt als Kompromisspapier erkennbar. Es ist nicht aus einem Guss, es enthält Spannungen und Brüche. Dass das Manifest trotzdem als Gruppenkonsens akzeptiert worden ist, ist vielleicht ein Hinweis dafür, dass sich auch in der Gesellschaft ein minimaler Konsens über das Menschenverträgliche finden lassen könnte.

> „Some men (and women) see things and ask why, I dream things that never were and say why not?"
>
> Robert Kennedy

8 Kliemt, H.: Rechtsstaatliche Rationierung.

Literatur

Daniels, N., Light, D.W., Caplan, R.L.: Benchmarks of fairness for health care reform. Oxford University Press, New York, Oxford 1996.

Domenighetti, G., Grilli, R., Liberati, A.: Promoting consumers' demand for evidence-based medicine. Int J Technol Assessment Health Care 1997, 14:1.

Kliemt, H.: Rechtsstaatliche Rationierung. In: Kirch, W., Kliemt, H. (Hg.): Rationierung im Gesundheitswesen. S. Roderer Verlag, Regensburg 1996, S. 21–43.

Rawls, J.: Eine Theorie der Gerechtigkeit. Suhrkamp Taschenbuch Wissenschaft, Frankfurt am Main 1979, S. 291–367.

Weyermann, U.: Ethisch verantwortbare Rationierung? Krankenpflege/Soins infirmiers, 1999.

Zwiefelhofer, H: Der Beitrag der Soziallehren der Kirchen zum Aufbau einer neuen Weltwirschaftsordnung. In: Hertz, A., Korff, W., Rendtorff, T., Ringeling, H. (Hg.): Handbuch der christlichen Ethik. Bd 3, Herder Verlag, Freiburg u.a. 1982, S. 349–364. (S. 354 ff.: zum Problem der Spannung zwischen Gerechtigkeit und Fürsorge, vgl. Held, V.: Justice and Care. Westview Press, Colorado 1995).

Gerechte Verteilung der Mittel im Gesundheitswesen[1]

Grundsatzentscheide vor Einzelfalllösungen

Im Mai 1998 hat sich eine interdisziplinäre Arbeitsgruppe konstituiert, deren Mitglieder den Fachbereichen Jurisprudenz, Medizin, Ökonomie, Pflege, Pharmazie, Philosophie und Theologie angehören, um die Problematik der Rationierung in der Medizin zu diskutieren. Schon zuvor hatten sich deren Mitglieder während Jahren in medizin-ethischen Arbeitskreisen getroffen. Im Zentrum der Arbeit stand das Engagement für medizin-ethische Fragestellungen und nicht eine irgendwie geartete Interessenvertretung. Dadurch war ein unabhängiges Arbeiten ohne Rücksichten auf Interessenverflechtungen möglich. Die Gruppe hat vor kurzem das „Manifest für eine faire Mittelverteilung im Gesundheitswesen" präsentiert. Die Präsidentin stellt im Folgenden dessen Entwicklung und Inhalt vor.

In vielen Bereichen des schweizerischen Gesundheitswesens hat sich die Rationalisierung, mit der eine Effizienzsteigerung ohne Qualitätseinbusse angestrebt wird, verdeckt zur Rationierung gewandelt, so dass etablierte, medizinische Leistungen zunehmend nicht mehr erbracht werden können. Weil heute auf der politischen Grundsatzebene von Bund und Kantonen keine oder wenn, dann widersprüchliche Prioritäten gesetzt werden, wird die nicht vermeidbare Rationierung auf der Ebene der Leistung den Spitalökonomen und der Ärzteschaft auf Kosten der Patientinnen und Patienten zugeschoben. Ohne öffentlichen Diskurs über die Notwendigkeit einer Rationierung und ohne verbindliche Regeln werden die Rationierungsmassnahmen ad hoc im Einzelfall am Krankenbett unter dem ökonomischen Druck beschlossen.

1 Veröffentlicht in: Neue Zürcher Zeitung vom 13. Februar 1999.

Gegen Ad-hoc-Entscheide am Krankenbett

In der Rationierungsdiskussion gilt es zuerst die derzeitige Situation zu analysieren und auf ihre Wertkonflikte hin zu befragen. Die Verteilung von an sich wünschbaren, aber knappen Mitteln ist ein Gerechtigkeitsproblem. Wenn man verschiedene Gerechtigkeitstheorien und bereits bestehende Vorschläge im Ausland im Hinblick auf Lösungsmöglichkeiten überprüft, wird sehr bald klar, dass die Problemlösung nicht auf der Einzelfallebene ad hoc am Krankenbett zu suchen, sondern die gesamte Mittelverteilung im Gesundheitswesen genauer anzusehen ist. Die individuelle Einzelfallrationierung ad hoc ist eine Ultima Ratio, die nur in Ausnahmesituationen wie Krieg oder an der Unfallstelle zu tolerieren ist, nie aber für eine faire Regulierung der Mittelverteilung im Normalfall beigezogen werden kann. Sie führt immer dazu, dass menschliches Leben in lebenswertes und nichtlebenswertes eingeteilt wird, was sich nicht mit den Menschenrechten vereinbaren lässt.

Die Prioritäten für eine faire Mittelverteilung im Gesundheitswesen sind auf der politischen Grundsatzebene von Bund und Kantonen zu setzen. Diese Prioritätensetzung ist de facto heute immer eine Rationierung, weil die Handlungsmöglichkeiten der modernen Medizin die Finanzierungsbereitschaft und die Finanzierungsmöglichkeiten der Gesellschaft übersteigen. Diese Situation ist neu, denn früher waren die medizinischen Handlungsmöglichkeiten derart beschränkt, dass kaum eine Wahl zwischen medizinischen Handlungsoptionen bestand. Insofern stellt sich der modernen Gesellschaft nicht die Frage, ob überhaupt zu rationieren sei oder nicht, sondern wann, wie und wo.

Dabei sind strukturelle Rationierungsmassnahmen zuerst auszuschöpfen, bevor individuelle Rationierungsentscheide getroffen werden. Diese drängen sich um so mehr auf, je weniger die Verantwortung für die unbequemen Entscheide der strukturellen Rationierung wahrgenommen wird. Die individuelle Rationierung kann entweder statistisch über die Mittel oder so wie heute konkret ad hoc im Einzelfall am Krankenbett über die Menschen vorgenommen werden. Letztere Variante hat willkürliche Entscheide und Ungerechtigkeiten zur Folge. Dieser Willkür ist mit demokratisch festgelegten Rationierungsmassnahmen entgegenzutreten.

Die strukturelle Rationierung

Für die strukturelle Rationierung können acht Rationierungsregeln mit den daraus folgenden Handlungsoptionen genannt werden. Diese Regeln ihrerseits stehen im Kontext von siebzehn Grundsätzen, welche einen Wertehorizont darstellen. Die Solidarität der Gesunden mit den Kranken soll Grundlage aller Rationierungsentscheide sein. Krankheit darf nie zur Schuld werden, d.h. deren Kosten sind von der Gesellschaft gesamthaft solidarisch zu tragen, andererseits ist die Eigenverantwortung der Gesunden zur Erhaltung derselben zu betonen. Eine gewichtige Forderung ist diejenige nach Transparenz zwischen Leistungsanbietern und Industrie, deren enge Verflechtungen in vielerlei Hinsicht zu unangemessenen Behandlungs- und Betreuungsentscheiden führt. Einer Verfilzung ist mit politischen Mitteln zu begegnen. Ein schwieriges und weites Feld ist die Überprüfung der bestehenden medizinischen Handlungsoptionen auf die tatsächliche Wirksamkeit dieser Handlungen hin. Hier sind besondere Forschungsanreize zu schaffen.

Der kranke Mensch, der der Hilfe bedarf, soll im Zentrum sein. Entsprechend ist eine institutionenübergreifende Gestaltung der Handlungsabläufe bei seiner Behandlung und Betreuung anzustreben. Auch zwischen akut erkrankten und chronisch kranken oder sterbenden Menschen sind die Mittel fair aufzuteilen. Erst wenn die strukturelle Rationierung für eine Kosteneindämmung nicht ausreicht, sind die Mittel individuell zu rationieren.

Die individuelle Mittelrationierung

Auch die individuelle Mittelrationierung ist von der Grundsatzebene allgemein und unabhängig vom Einzelfall festzulegen. Dabei sind die Mittel und nicht die Menschen als Kostenfaktoren zu evaluieren. Diese Evaluation der Mittel hat nach der Regel: „Für alle das Gleiche“ und methodisch mit QUALYS zu erfolgen. Die QUALYS bestimmen, wie viel an statistischen Lebensjahren bei guter Lebensqualität mit einem Mittel erreicht werden kann. Bei den QUALYS besteht die

Schwierigkeit, dass Lebensqualität objektiv zu erheben ist. Die individuelle Mittelrationierung ist möglichst zu vermeiden.

Lebensgeschichte und Lebenssituation

In welcher Art und Weise die von der Gesellschaft allgemein zur Verfügung gestellten Mittel im konkreten Einzelfall am Krankenbett eingesetzt werden oder nicht, ist Gegenstand der individuellen medizin-ethischen Urteilsbildung aller Betroffenen. Dabei liegt die letzte Entscheidungskompetenz beim Patienten. Hier gilt die Regel „Jedem das Seine!". Diese Urteilsbildung bedarf des Raumes und der Zeit für das Nacherzählen der Lebensgeschichte und das Erzählen der konkreten Lebenssituation des Patienten und setzt den Willen der Beteiligten voraus, den Kranken mit seinen Geschichten ernst zu nehmen. Zwischen verschiedenen medizinischen Handlungsoptionen kann nur in einem solchen narrativen Kontext verantwortlich ausgewählt werden. Bei dieser Auswahl dürfen ökonomische Kostenüberlegungen keine Rolle mehr spielen. Hingegen ist mit der Verletzlichkeit und der Begrenztheit der menschlichen Existenz zu rechnen.

Sechs Thesen zum fairen Mitteleinsatz aus rechtlicher Sicht

Die folgenden Ausführungen sind bewusst pointiert. Sie geben die persönliche Ansicht des Autors[2] wieder. Sie sind in dieser Form nicht in der Arbeitsgruppe, die das „Manifest für eine faire Mittelverteilung im Gesundheitswesen" erarbeitet hat, thematisiert und diskutiert worden.

2 Max Baumann, Rechtsanwalt und Universitätsdozent.

1. Rationierung führt (auch) zu juristischen Auseinandersetzungen.

Mit der Rationierung von Leistungen des Gesundheitswesens muss auch mit offenen Konflikten über die Verteilung knapper Mittel gerechnet werden. Werden die grundsätzlichen Verteilungskriterien nicht auf politischer Ebene in allgemein verbindlicher Form festgelegt, sind vermehrt individuell-konkrete Verteilungskämpfe vor den Gerichten zu erwarten.

2. Es besteht das Risiko einer Umverteilung knapper Mittel von der Medizin zur Justiz.

Juristische Streitigkeiten über die Verteilung knapper Mittel können im Einzelfall leicht Kosten verursachen, welche die umstrittenen medizinischen Kosten um ein Vielfaches übersteigen. Im juristischen Streit über die Leistungspflicht der Sozialversicherung wird es keine „Sieger“ geben: Statt den Arzt bezahlt man die Anwälte und das Gericht.

Präzedenzfälle können zudem falsche Zeichen setzen für weitere ähnliche (oder auch nur scheinbar ähnliche) Fälle. Die im Einzelfall entscheidenden Gerichte sind nicht zuständig (und auch nicht kompetent), die „Signalwirkung“ eines Einzelfallentscheides bzw. dessen Kostenfolgen für das Gesundheitswesen im Ganzen abzuschätzen.

3. Rationierung verschärft die Haftungsfragen.

Rationierung – als Verweigerung medizinisch an sich sinnvoller Leistungen – akzentuiert Haftungsfragen. Kann jemand – wer? – zur Verantwortung gezogen werden, wenn es deswegen zu Gesundheitseinbussen, eventuell gar zu bleibenden Schäden oder zu Todesfällen kommt? Es darf keinen Zweifel geben, dass diese Verantwortung – der Rationierung aus Kostengründen – von der gesamten Gesellschaft getragen werden muss und nicht den Behandelnden am Krankenbett aufgebürdet werden darf (wie im Globalbudget-Modell).

Ohne entsprechende juristische Klarstellungen vergrössert sich das Risiko der Kostenverschiebung zur Justiz. Hinzu kommt das Risiko einer Medizin, bei der nicht das Wohl des Patienten, sondern die Minimierung des Haftungsrisikos für die Behandelnden im Vordergrund steht.

4. Fairness verträgt sich nicht mit Globalbudgets.

Globalbudgets für einzelne Institutionen lassen es für die Patienten zum Glücksspiel werden, ob ihr Spital (noch) genügend Budgetreserven verfügbar hat, um die für sie angemessene Behandlung zu erbringen, oder nicht.

Eine faire Mittelverteilung, die (mindestens in der Tendenz) allen Behandlungsbedürftigen eine gleiche (oder doch annähernd gleiche) Behandlungschance einräumt, setzt einen Verteilungsmechanismus voraus, bei welchem sich die Risikogemeinschaft der Versicherten mit jener der Behandlungsbedürftigen deckt. Anders ausgedrückt: Die Sozialversicherung hat nicht nur die Lasten, sondern auch die Leistungen fair zu verteilen.

5. „Si vis pacem para bellum" oder: Recht zur Vermeidung von Rechtsstreitigkeiten.

Irgendwo, irgendwie und irgendwann müssen die Entscheidungen über die Verteilung der knapperen Mittel getroffen werden. Geschieht dies nicht in einer politischen Ausmarchung, bleibt nur der langwierige Weg durch die (Gerichts-)Institutionen mit unabsehbaren Folgen für das gesamte Gesundheitswesen und unzumutbaren Opfern für die Betroffenen des Einzelfalles (und zwar für Patienten und Patientinnen wie für Behandelnde).

Entscheidungen auf der politischen Ebene sind so auszugestalten, dass die Verteilungsregeln für die Beteiligten verständlich und handhabbar, im Streitfalle mit vernünftigem Aufwand justitiabel (Vermeidung der „battle of experts") und als Entscheide vollstreckbar sind. Gewarnt wird vor den in der Politik so beliebten „Formelkompromissen", der ausufernden Verwendung von „Generalklauseln" und der Delegation heikler Entscheidungen an die Justiz.

6. Das Gesundheitswesen geht alle an und erfordert interdisziplinäre Anstrengungen.

Die Ausarbeitung solcher Regeln darf nicht den medizinischen Berufen allein überlassen werden, sondern ist interdisziplinär zu erarbeiten. Soll (muss) gespart werden, ist unter anderem immer auch die Ökonomie zu fragen: Was kostet das? Und: Können/wollen wir uns das leisten? Sollen unnötige Prozesse vermieden werden, ist schliesslich auch juristischer Sachverstand gefragt, und zwar vorab, nicht erst im Streitfalle.

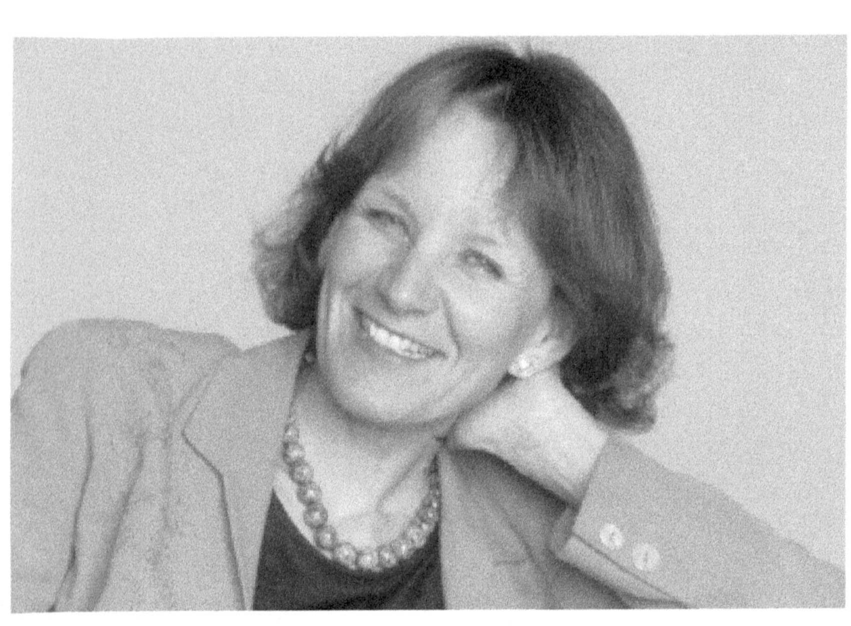

Ruth Baumann-Hölzle leitet seit 1999 das „Interdisziplinäre Institut für Ethik im Gesundheitswesen“, Dialog Ethik. Sie ist Dozentin für Ethik in Medizin und Pflege sowie Autorin verschiedener Publikationen. Für ihre Dissertation „Human-Gentechnologie und moderne Gesellschaft“ hat sie 1991 den Hauptpreis des Stehr-Boldt-Fonds der Universität Zürich, eine Auszeichnung für interdisziplinäre Forschung, erhalten. Seit zehn Jahren ist sie Präsidentin des Vereins „Ganzheitliche Beratung und kritische Information zu pränataler Diagnostik“. Für ihr Engagement in vielen Bereichen des Gesundheitswesens verlieh ihr die „Zentralstelle für Heilpädagogik (SHZ)“ im Jahre 2000 den Schweizer Heilpädagogikpreis. Sie ist verheiratet und Mutter von zwei Kindern. Ihre Freizeit verbringt sie als leidenschaftliche Läuferin vorwiegend in den Bergen und mit Fotografieren.

Interdisziplinärer Dialog - Ethik im Gesundheitswesen

In der modernen Medizin und Pflege nimmt der Wissenszuwachs über den Menschen rasant zu und ständig eröffnen sich neue Handlungsmöglichkeiten. Moralische Fragen werden dabei auf der individuellen und sozialen Ebene aufgeworfen: Welche der zur Verfügung stehenden Handlungsmöglichkeiten ist die einem Menschen angemessene? Wie weit soll der medizin-technische Fortschritt gehen, und wie lässt er sich von der Gesellschaft finanzieren und fair verteilen? Antworten auf diese den Menschen und die Gesellschaft in ihrem moralischen Kern betreffenden Fragen zu suchen, ist eine grosse ethische Herausforderung für die Menschen in der Postmoderne im Kontext einer pluralistischen Gesellschaft. Auf diesem Hintergrund ist der interdisziplinäre Dialog aller Betroffenen heute besonders dringlich. Er ist Voraussetzung für verantwortliches Handeln in Medizin und Pflege. Die vorliegende Buchreihe *Interdisziplinärer Dialog – Ethik im Gesundheitswesen* soll zu diesem Dialog einen aktiven Beitrag leisten. Publiziert werden Kongressberichte, Tagungsbände, Dissertationen, Festschriften etc., welche sich interdisziplinär mit moralischen Problemen und Fragestellungen des Gesundheitswesens auseinander setzen. Ausserdem bietet die Reihe Platz für konkrete Handlungsvorschläge zu einzelnen Krankheitsbildern und verschiedenen Problemfeldern des Gesundheitswesens. Theorie und Praxis sollen gleichgewichtig zu Wort kommen. Es werden Manuskripte in deutscher, französischer und englischer Sprache aufgenommen.

Herausgegeben und wissenschaftlich verantwortet wird die Buchreihe vom *Interdisziplinären Institut für Ethik im Gesundheitswesen*, DIALOG ETHIK. Zu dessen Institutsteam gehören: Prof. Dr. iur. Max Baumann, Barbara Brühwiler (Pflege), Rita Estermann (Pflege), Dr. sc. nat. Francesca Giuliani, Ruth Herzog Diem (Supervisorin BSO), Käthi Koblet (Pflege), Dr. med. et VDM Diana Meier-Allemendinger, Lisa Palm-Senn (Pflege und lic. theol.), Dr. med. Judith Pòk, Dr. theol. Heinz Rüegger, Dr. med. Kurt von Siebenthal und Rolf Zehnder (Pflege und lic. oec.). Das Institut wird geleitet von Dr. theol. VDM Ruth Baumann-Hölzle.

DIALOG ETHIK
Das Interdisziplinäre Institut für Ethik im Gesundheitswesen stellt sich vor.

Angesichts des medizin-technischen Fortschritts kommt es im Gesundheitswesen zunehmend zu ethischen Dilemmasituationen. Die Auseinandersetzung mit diesen Dilemmasituationen ist dringlich und bedarf der interdisziplinären Bearbeitung. Auf dem Hintergrund dieser Problematik wurde 1999 der gemeinnützige Verein für interdisziplinäre Ethik DIALOG ETHIK gegründet, der das *Interdisziplinäre Institut für Ethik im Gesundheitswesen* betreibt. Das interdisziplinär zusammengesetzte Institutsteam arbeitet an einer Kultur bewussten, interdisziplinären, ethischen Urteilsbildung, indem die persönlichen Kompetenzen der Handelnden, der interdisziplinäre Austausch im Gesundheitswesen und der öffentliche Diskurs zu den ethischen Fragen rund um Gesundheit und Krankheit gefördert, unterstützt und begleitet werden. Hierfür macht das Institut verschiedenste Angebote.

DIALOG ETHIK
Interdisziplinäres Institut für Ethik im Gesundheitswesen
Gloriastrasse 18
8006 Zürich
Tel. 01 252 42 01
Fax 01 252 42 13
Internet: www.dialog-ethik.ch; E-Mail: info@dialog-ethik.ch

www.ingramcontent.com/pod-product-compliance
Ingram Content Group UK Ltd.
Pitfield, Milton Keynes, MK11 3LW, UK
UKHW022028190726
13853UKWH00005B/2158